JN033135

くるみぱんの薬学×付箋ノートBOOK

PHARMACY ×
STICKY NOTES
BOOK
by kurumipan

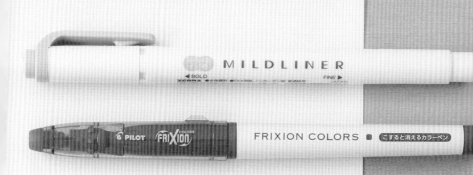

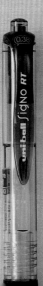

はじめに

くるみぱんの「薬学×付箋ノートBOOK」を手に取っていただき，ありがとうございます．

はじめましての方もいらっしゃると思うので簡単に自己紹介をします．薬学部3年生のときにInstagramで勉強アカウントと付箋ノートを知りました．ノートを作ることや文房具が好きなわたしには，とても魅力的に映り，付箋ノートを作りはじめました．あるとき，ノートをみた友だちに「Instagramに投稿したらどう？」と勧められたのをきっかけに付箋ノートの勉強アカウントをスタートしました．軽い気持ちで始めましたが，今ではたくさんの方々にフォローしていただき，さらには本が出版されるまでになりました．驚きと感謝でいっぱいです．

さて，勉強に楽しさを見出したことはありますか？
ひたすら文章が書かれているだけの教科書を見て，つまらないなと感じたことがある方も少なくないのではないでしょうか．せっかく勉強するのであれば楽しく勉強したいですよね．

本書は付箋を用いた「付箋ノート」によって見ているだけで楽しく，簡単に内容を理解できるものを目指しました．付箋ノートのメリットはカラフルで勉強が楽しくなるだけでなく，自らの知識の整理にも役立つことだと考えています．覚えるべきことが山ほどある中で，自分の知識として，しっかり身についているもの，あやふやだから確認したいもの，苦手で覚えられていないから何度も見返したいもの，色々でてきます．日頃から付箋を用いて勉強していると，付箋を貼り変えるだけで苦手をまとめたノートを作ることができ，試験前に見直すのに役立ちます．また，付箋は行にとらわれることなく大事なところを大きな文字で書いたり，自分で付箋の色にルールを決めたり使い方はたくさんあります．

手書きというアナログな方法で一生懸命書きました．この本が少しでも多くの方の勉強の参考となれば幸いです．

PROFILE

学生時代に勉強のために作成した付箋ノートを投稿するInstagramアカウント「@kurumipan.773」を開設．可愛らしく，分かりやすいノートが人気を博している．第105回薬剤師国家試験に合格し，現在は薬剤師として活躍中．

くるみぱん

くるみぱんの
付箋ノートBOOKの使い方

USER'S MANUAL

要点

各項目のキーワードや
ポイント,
補足情報などを記載
しています

▶ #うつ病（大うつ病性障害）

CHECK!

付箋ノートマーク

付箋ノートに
詳細がある目印です

CHECK!

KeyWord

各ページのキーワードです
ポイントとなる単語が一目で
わかります

CHECK!

【機序】【症状】
【その他】など

薬物の作用機序や
疾患の症状,補足情報などを
記載しています

CHECK!

MEMO

関連情報や追加情報を
記載しています

▶ うつ病（大うつ病性障害）

□ 気分障害のうち,うつ病相のみが現れるもの
→【症状】精神症状

▶ 三環系抗うつ

□ 3級アミン:イミ〜〜〜〜ミプラミン, アミ
　トリプチリン, ロフェプラミン, トリミプラミン
□ 2級アミン:ノルトリプチリン, アモキサピン
→【機序】5-HTとNAの再取り込みを阻害し,抗
　〜2C19にて〜〜〜〜はCYP1A2, CYP3A4,
　※イミプラミンおよ〜〜〜代謝物となる
　るのはCYP2D6　　　〜物の消失に関わ

▶ 四環系抗うつ薬

□ マプロチリン, ミアン〜〜〜〜チプチリン
【機序】
　〜〜〜〜〜〜みを選択的に阻害
　　マプロチリン〜プチリン:シナプス前α₂受
　　容体の遮断によりNA遊離を増強する
→【その他】三環系抗うつ薬と異なり5-HT再取
　り込み阻害作用や抗コリン作用をほとんど示さ
　ないが緑内障や尿閉患者には禁忌

▶ 非三環系抗うつ薬

□ トラゾドン
→【機序】5-HT再取り込み阻害, 5-HT₁受容体
　部分刺激作用, 5-HT₂受容体遮断作用により抗
　うつ効果を示す

（MEMO）

▶ セロ〜〜　作動性抗不安薬
〜〜ピロン
→【機序】5-HT₁ₐ受容体刺激作用により抗不安作用を示す

▶ 選択的セロトニン
　再取り込み阻害薬（SSRI）

□ フルボキサミン, パロキセチン, セルトラリン, エスシタロプラム
→【機序】5-HT再取り込み阻害により抗うつ作用を示す

▶ セロトニン・ノルアドレナリン
　再取り込み阻害薬（SNRI）

□ デュロキセチン, ミルナシプラン, ベンラファキシン
→【機序】5-HTおよびNAの再取り込みを阻害
　し,抗うつ作用,神経障害性疼痛の抑制作用
　（下行性痛覚抑制系の賦活による）を示す

▶ ノルアドレナリン作動性・
　〜〜〜〜〜トニン作動性
　〜〜〜〜〜　ssA）

□ ミルタザピ〜
→【機序】NA〜〜〜経終末のα₂自己受容体
　遮断, 5-HT〜〜経終末のα₂ヘテロ受容体
　　　　　　〜₂, 5-HT₃受容体遮断作用によ
　遮断作用〜〜〜不眠の改善作用を示す

本書は，薬剤師国家試験の受験に向け著者が作成したノートを基にしています
【要点】と【付箋ノート】の2つの要素からなり，
1ページまたは見開きページで完結するよう構成しています

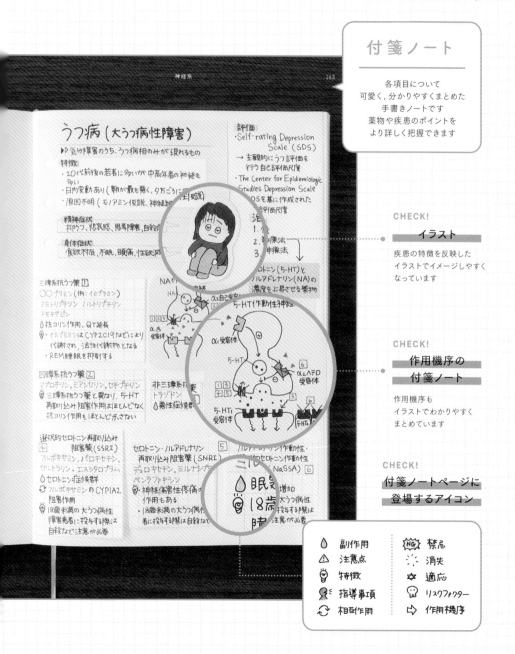

付箋ノート

各項目について
可愛く，分かりやすくまとめた
手書きノートです
薬物や疾患のポイントを
より詳しく把握できます

CHECK!
イラスト

疾患の特徴を反映した
イラストでイメージしやすく
なっています

CHECK!
作用機序の
付箋ノート

作用機序も
イラストでわかりやすく
まとめています

CHECK!
付箋ノートページに
登場するアイコン

🜄 副作用		👺 禁忌	
⚠ 注意点		☼ 消失	
💡 特徴		✿ 適応	
🗣 指導事項		☠ リスクファクター	
♻ 相互作用		➡ 作用機序	

CONTENTS　目次

PHARMACY
×
STICKY NOTES
BOOK

▶ 本書のご利用にあたって

本書は,第105回薬剤師国家試験の受験に向け
著者が作成したノートを基に構成しています,こ
のため,最新の知見や実際の医薬品の使用方法
と異なる場合があります,また,各医薬品情報
の全てを網羅しているわけではありません,実
際に医薬品の使用や取り扱いをおこなう際は,
最新の知見や医薬品添付文書などをご確認い
ただき,ご自身の判断のもと十分に注意を払っ
てご使用いただきますようお願い申し上げます.

株式会社じほう

Instagramは米国およびその他の国における
Instagram, LLCの商標です.

#中枢神経と末梢神経

▶大脳 📝
- □ 大脳皮質
- □ 大脳辺縁系

▶脳幹 📝
- □ 中脳, 橋, 延髄

▶間脳 📝
- □ 視床
- □ 視床下部

▶小脳 📝
- □ 運動の調節

▶脊髄 📝
- □ 頸髄, 胸髄, 腰髄, 仙髄, 尾髄

▶末梢神経 📝

□ 体性神経
- ・運動神経
- ・知覚神経

□ 自律神経
- ・交感神経
- ・副交感神経

(MEMO)

▶迷走神経　□ 別名 第Ⅹ脳神経. 副交感神経線維を主体とする

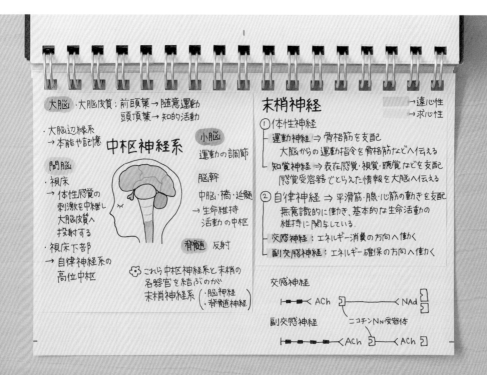

#ニューロンとグリア細胞

▶ ニューロン 📝

- ☐ 細胞体
- ☐ 樹状突起
- ☐ 軸索
- ☐ 神経終末
- ☐ シナプス

▶ グリア細胞（神経膠細胞） 📝

- ☐ オリゴデンドログリア
- ☐ ミクログリア（小膠細胞）
- ☐ アストロサイト（星状膠細胞）

(MEMO)

▶ 髄鞘

- ☐ 神経細胞の軸索を取り囲む膜構造
- ☐ 末梢神経系の場合はシュワン細胞が髄鞘を形成

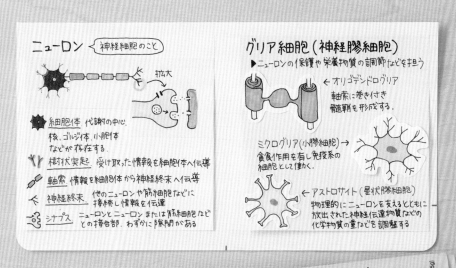

#神経伝達物質

▶ アミノ酸系

☐ 興奮性アミノ酸
- グルタミン酸
☐ 抑制性アミノ酸
- γ-アミノ酪酸(GABA)
- グリシン

▶ モノアミン系

☐ カテコールアミン
- ドパミン(DA)
- ノルアドレナリン(NA)
- アドレナリン
[分解酵素]
- モノアミンオキシダーゼ(MAO)
- カテコール-O-メチルトランスフェラーゼ
（COMT）
☐ インドールアミン
- セロトニン(5-HT)
☐ アセチルコリン(ACh)
[分解酵素]
- アセチルコリンエステラーゼ(AChE)
- ブチリルコリンエステラーゼ(BuChE)

(MEMO)

▶ コリン作動性シナプス

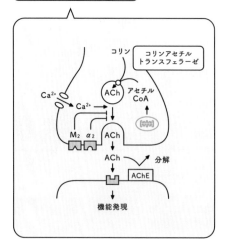

アミノ酸系

① 興奮性　グルタミン酸
[合成] オキサロ酢酸 → α-ケトグルタル酸
　　　　　　　　　　　→ グルタミン酸

> ・中枢神経系における興奮性
> 　シナプス伝達
> ・記憶、学習、神経回路の形成、
> 　痛覚過敏 など

② 抑制性
GABA [合成] L-グルタミン酸 —脱炭酸→ GABA

グリシン [合成] セリン —セリンヒドロキシメチル—→ グリシン
　　　　　　　　　　トランスフェラーゼ

> ・GABAは放出後、神経終末
> 　およびグリア細胞に取り込まれる

モノアミン系

① カテコールアミン　[合成] チロシン
　　　　　　　　　　　　↓ チロシン水酸化酵素
　　　　　　　　　　　レボドパ
　　　　　　　　　　　　↓ ドパ脱炭酸酵素
　　　　　　　　　　　ドパミン　ドパミン-β-
　　　　　　　　　　　　↓　　水酸化酵素
　　　　　　　　　　　ノルアドレナリン
カテコール骨格　　　　　　↓ PNMT
[分解酵素]　　　　　　　アドレナリン
MAO. COMT

第二級アミン

② インドールアミン　セロトニン
[合成] トリプトファン ——→ 5-ヒドロキシトリプトファン → セロトニン
　　　　トリプトファン　　　　　　　　　　　　脱炭酸
　　　　ヒドロキシラーゼ

③ アセチルコリン
[合成]　　　　　　　　　　　[分解酵素]
アセチルCoA + コリン　　　　ChE: コリンエステラーゼ
　　↓ コリンアセチル　　　　　　┌ AChE (シナプス間隙)
　　　トランスフェラーゼ　　　　└ BuChE (血漿、肝)
　アセチルコリン

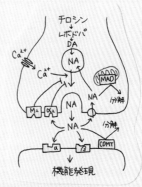

アドレナリン作動性シナプス

機能発現

MAO: モノアミンオキシダーゼ
　→ 酸化的脱アミノ化
MAOAの基質
　ノルアドレナリン、アドレナリン、セロトニン
MAOBの基質
　ドパミン、ヒスタミン

COMT: カテコール-O-メチル
　　　　　　トランスフェラーゼ
　→ メチル化
基質　レボドパ、ドパミン、
　　　　アドレナリン、ノルアドレナリン

神 経 伝 達 物 質 と 受 容 体 ①

＊ 神経伝達物質

▶ グルタミン酸

☐ AMPA／カイニン酸型受容体
（陽イオンチャネル内蔵型）
➡ 【作用】中枢神経系における興奮性シナプス
伝達
☐ N-メチル-D-アスパラギン酸（NMDA）受容体
（陽イオンチャネル内蔵型）
➡ 【作用】記憶, 学習 など

▶ γ-アミノ酪酸（GABA）

☐ GABA$_A$受容体
（Cl$^-$チャネル内蔵型）
➡ 【作用】中枢および末梢神経系の抑制性シナ
プス伝達
☐ GABA$_B$受容体
（Giタンパク質共役型）
➡ 【作用】脊髄反射の抑制性調節

▶ グリシン

☐ グリシン受容体
（Cl$^-$チャネル内蔵型）
➡ 【作用】中枢神経系にてニューロンを抑制

▶ ドパミン

☐ ドパミンD$_1$受容体
（Gsタンパク質共役型）
➡ 【作用】神経細胞の成長を調節
☐ ドパミンD$_2$受容体
（Giタンパク質共役型）
➡ 【作用】統合失調症に関連. ドパミンの産生・
放出制御に関与

▶ ノルアドレナリン（NA）

☐ アドレナリンα$_1$受容体
（Gqタンパク質共役型）
➡ 【作用】血管平滑筋収縮, 瞳孔散大筋収縮, グ
リコーゲン分解と糖新生促進 など
☐ アドレナリンα$_2$受容体
（Giタンパク質共役型）
➡ 【作用】消化管分泌抑制, NAの放出制御 など
☐ アドレナリンβ$_1$受容体
（Gsタンパク質共役型）
➡ 【作用】心拍数増加, 心収縮力増加, レニン分
泌増加 など
☐ アドレナリンβ$_2$受容体
（Gsタンパク質共役型）
➡ 【作用】血管平滑筋弛緩, 気管支平滑筋弛緩,
排尿筋弛緩, 骨格筋収縮力増大, 振戦 など
☐ アドレナリンβ$_3$受容体
（Gsタンパク質共役型）
➡ 【作用】排尿筋弛緩, 脂肪分解促進 など

▶ アセチルコリン（ACh）

☐ ムスカリンM$_1$受容体
（Gqタンパク質共役型）
➡ 【作用】胃酸分泌
☐ ムスカリンM$_2$受容体
（Giタンパク質共役型）
➡ 【作用】心筋収縮力ならびに心拍数低下
☐ ムスカリンM$_3$受容体
（Gqタンパク質共役型）
➡ 【作用】平滑筋収縮, NO産生
☐ ニコチンN$_N$受容体
（陽イオンチャネル内蔵型）
➡ 【作用】節後ニューロン脱分極, アドレナリン
分泌
☐ ニコチンN$_M$受容体
（陽イオンチャネル内蔵型）
➡ 【作用】骨格筋収縮

#神経伝達物質と受容体②

▶ オピオイド

- ☐ オピオイドμ受容体
  （Giタンパク質共役型）
- ☐ オピオイドδ受容体
  （Giタンパク質共役型）
- ☐ オピオイドκ受容体
  （Giタンパク質共役型）
- → 【作用】痛覚の情報伝達を抑制

▶ タキキニン（サブスタンスP）

- ☐ ニューロキニン1NK₁受容体
  （Gs, Gqタンパク質共役型）
- → 【作用】
  ・脊髄：痛覚の情報伝達を行う
  ・末梢：抗がん薬投与により生じる遅発性嘔吐
  　に関与

＊ 神経調節物質

▶ アデノシン

- ☐ プリンP₁受容体
- 〈 P₁受容体のサブタイプ 〉
- ☐ アデノシンA₁受容体
- → （Giタンパク質共役型）
- ☐ 【作用】心拍数低下
- → アデノシンA₂受容体
- ☐ （Gsタンパク質共役型）
- → 【作用】血管平滑筋弛緩
  アデノシンA₃受容体
  （Giタンパク質共役型）
  【作用】ケミカルメディエーター遊離抑制

(MEMO)

▶ Gタンパク質共役型の細胞内情報伝達

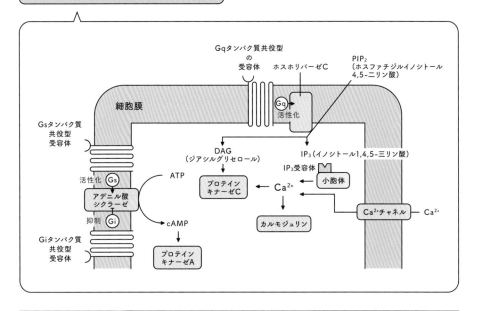

#オータコイドと受容体

＊ オータコイド

▶ **セロトニン（5-HT）**

□ セロトニン5-HT$_1$受容体
（Giタンパク質共役型）
➔【作用】
・5-HT$_{1A}$：精神機能，睡眠
・5-HT$_{1B/1D}$：脳血管収縮
□ セロトニン5-HT$_2$受容体
（Gqタンパク質共役型）
➔【作用】平滑筋収縮，精神機能，睡眠，血小板凝集
□ セロトニン5-HT$_3$受容体
（陽イオンチャネル内蔵型）
➔【作用】疼痛，悪心（CTZ・嘔吐中枢刺激）
□ セロトニン5-HT$_4$受容体
（Gsタンパク質共役型）
➔【作用】精神機能，睡眠，心臓興奮，腸管運動亢進

▶ **ヒスタミン**

□ ヒスタミンH$_1$受容体
（Gqタンパク質共役型）
➔【作用】平滑筋（気管支，腸管）収縮，血管透過性亢進，かゆみ，覚醒 など
□ ヒスタミンH$_2$受容体
（Gsタンパク質共役型）
➔【作用】胃酸分泌促進，心拍数増加，血管平滑筋弛緩 など

▶ **トロンボキサンA$_2$（TXA$_2$）**

□ プロスタノイドTP受容体
（Gqタンパク質共役型）
➔【作用】平滑筋（気管支，血管）収縮，血小板凝集 など

▶ **プロスタグランジンE$_2$（PGE$_2$）**

□ プロスタノイドEP$_1$受容体
（Gqタンパク質共役型）
➔【作用】平滑筋（気管支，腸管）収縮 など
□ プロスタノイドEP$_3$受容体
（Gq, Giタンパク質共役型）
➔【作用】平滑筋（腸管，子宮）収縮，発熱，知覚神経感受性増大 など

▶ **プロスタグランジンF$_{2α}$（PGF$_{2α}$）**

□ プロスタノイドFP受容体
（Gqタンパク質共役型）
➔【作用】平滑筋（気管支，子宮）収縮 など

▶ **プロスタグランジンI$_2$（PGI$_2$）**

□ プロスタノイドIP受容体
（Gsタンパク質共役型）
➔【作用】血管拡張，血小板凝集抑制，胃酸分泌抑制 など

▶ **ロイコトリエンB$_4$（LTB$_4$）**

□ ロイコトリエンB$_4$受容体（BLT$_1$）
（不明）
➔【作用】白血球遊走促進と活性化

▶ **ロイコトリエンC$_4$（LTC$_4$），
ロイコトリエンD$_4$（LTD$_4$）**

□ システイニルロイコトリエン1型（CysLT$_1$）受容体
（Gqタンパク質共役型）
➔【作用】気管支収縮，血管透過性亢進

▶ **アンジオテンシンII**

□ アンジオテンシンAT$_1$受容体
➔【作用】血管収縮，心筋肥大 など
□ アンジオテンシンAT$_2$受容体
➔【作用】血管拡張，心筋肥大抑制 など

#アラキドン酸カスケード

▶ アラキドン酸

□ 炭素数20のω-6系多価不飽和脂肪酸. ホスホリパーゼA_2により細胞膜から遊離される

▶ アラキドン酸カスケード

□ アラキドン酸からエイコサノイド生成の代謝経路のこと

（ MEMO ）

▶ エイコサノイド

□ アラキドン酸から生合成される生理活性物質の総称. プロスタノイドやLT など

▶ プロスタノイド

□ シクロオキシゲナーゼ（COX）によりアラキドン酸から産生される生理活性物質. PG, TXの総称

アラキドン酸カスケード

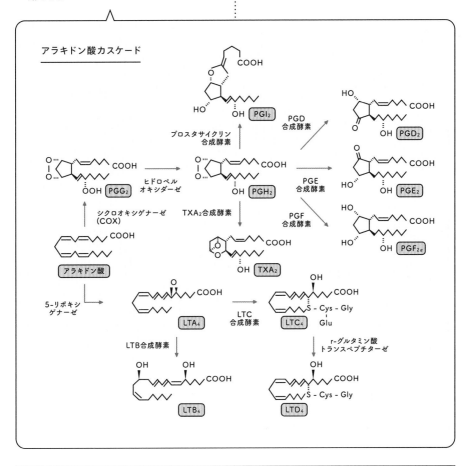

#ステロイド構造を持たない抗炎症薬（NSAIDs）

▶ 非ステロイド性抗炎症薬（NSAIDs）

- □ ステロイド構造を持たない抗炎症薬
- → 【機序】COX阻害作用（塩基性NSAIDs除く）により解熱（PGE_2の産生抑制），鎮痛，抗炎症作用を示す
  - ・サリチル酸系：COX活性部位のセリン残基をアセチル化し不可逆的にCOX を阻害する
  - ・その他（塩基性NSAIDs除く）：アラキドン酸と競合しCOXを阻害する

（MEMO）

▶ シクロオキシゲナーゼ（COX）

- □ COX-1：構成（常在）型（全身に分布）．胃酸分泌の低下，止血，腎血流維持などに関与する
- □ COX-2：刺激誘導型（炎症依存性に誘導）．炎症反応促進，痛みなどに関与する

▶ ライ（Reye）症候群

- □ 感染後に起こる原因不明の急性脳症．肝機能障害も認められ死に至ることもある
- → 【症状】意識障害，けいれん，高アンモニア血症，凝固能異常 など
- → 【その他】
  - ・インフルエンザや水痘の感染に続発する
  - ・サリチル酸系を治療に使用した場合のリスクが高い（その他のNSAIDsも注意）

非ステロイド性抗炎症薬（NSAIDs）

▶ ステロイド構造を持たない抗炎症薬

[目的] 疼痛・熱感・発赤などの症状緩和

主な副作用　COX-1阻害により必要なPGも減少してしまうことによるものが多い

- ◊ 消化性潰瘍
  胃粘膜保護作用の低下
- ◊ 喘息発作
  相対的なロイコトリエンの産生増大
- ◊ 腎障害
  腎血流量の低下
- ◊ 出血傾向
  TXA_2産生抑制による

投与禁忌

- ・胃潰瘍・十二指腸潰瘍　・アスピリン喘息
- ・妊婦：胎児の動脈管閉鎖リスク
- ・小児のウイルス性疾患に伴う発熱　　など

作用機序

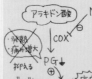

アラキドン酸 → NSAIDs（酸性・中性）

発熱・疼痛増大 ← COX → PGE↓ + ブラジキニン → 疼痛 抑える

サリチル酸系はCOXのセリン残基のアセチル化により不可逆的なCOX阻害作用を示す．その他はアラキドン酸と競合してCOXを阻害する．

服薬指導など

「今までに胃潰瘍・十二指腸潰瘍になったことはありますか？」

「湿布などでも胃腸障害を起こすことがあるので注意してください」

「空腹時の服用は避けてください」

◎ NSAIDsの漫然投与に気をつけ，場合により受診勧奨を行う

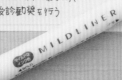

#NSAIDsの詳細

▶ 酸性NSAIDs 📝

- □ サリチル酸系:アスピリン(アセチルサリチル酸),エテンザミド
- □ オキシカム誘導体:ピロキシカム,メロキシキカム
- □ アントラニル酸系:メフェナム酸
- □ インドール酢酸系:インドメタシン,アセメタシン,スリンダク
- □ フェニル酢酸系:ジクロフェナク,フェルビナク
- □ プロピオン酸系:イブプロフェン,ロキソプロフェン,ナプロキセン,フルルビプロフェン,ケトプロフェン
- □ ピラノ酢酸系:エトドラク
- □ ナフタレン系:ナブメトン

▶ 中性NSAIDs 📝

- □ セレコキシブ

▶ 塩基性NSAIDs 📝

- □ チアラミド

(MEMO)

▶ アセトアミノフェン

- □ アセトアミノフェン
- → 【機序】COX阻害作用をもたず,中枢に作用し解熱鎮痛作用を示す
- → 【その他】NSAIDsに比べ消化管障害などは起こしにくい

酸性NSAIDs

サリチル酸系
アスピリン、エテンザミド
- COX-1阻害作用が強い
  → 低用量でTXA₂産生を抑制し血小板凝集を抑制する
  → 術前は7日間休薬
- 小児のインフルエンザ,水痘にはNG

アリール酢酸系① インドール酢酸
インドメタシン、アセメタシン、スリンダク
- 強力なCOX阻害作用
- 胃粘膜障害などの副作用軽減のためプロドラッグ
- インドメタシンファルネシルは高脂肪食により吸収が増大

アリール酢酸系③ ピラノ酢酸系
エトドラク
- COX-2選択性が高い

アリール酢酸系④ ナフタレン系
ナブメトン
- 副作用軽減のためプロドラッグ

オキシカム誘導体
ピロキシカム、メロキシカム
- メロキシカムはCOX-2に対し選択性を示す
- インドメタシンとほぼ同等の強いCOX阻害作用

アリール酢酸系② フェニル酢酸
ジクロフェナク、フェルビナク
- インドメタシンと同等の強さ
- 中枢性の副作用を起こしにくい
- ロイコトリエンの生成も減少させる

中性NSAIDs
セレコキシブ
- COX-2選択性
- 胃粘膜障害などの副作用を起こしにくい
- ヒスタミン遊離抑制作用あり

アントラニル酸系
メフェナム酸
- 鎮痛作用が強いのに対し抗炎症作用は弱い

プロピオン酸系
イブプロフェン、ロキソプロフェンナプロキセン、フルルビプロフェンケトプロフェン
- アスピリンとインドメタシンの中間くらいの強さ
- 中枢性の副作用を起こしにくい
- ロキソプロフェンはプロドラッグ

塩基性NSAIDs
チアラミド
- COX阻害作用は極めて弱く酸性NSAIDsのような副作用はりない
- 喘息患者に比較的投与しやすい

#ステロイド

▶ 副腎皮質ステロイド

□ 糖質コルチコイド, 鉱質コルチコイド
→【機序】細胞質内に存在する受容体に結合し核内へ移動して作用を発揮する
　※一部は核内受容体

▶ 糖質コルチコイド関連薬

□ ヒドロコルチゾン, プレドニゾロン, トリアムシノロン, デキサメタゾン, ベタメタゾン
→【機序】グルココルチコイド受容体に結合し複合体を形成後, 核に移行し転写を調節することで好酸球の浸潤抑制, NF-κBを抑制しサイトカイン産生抑制, LT, PGの産生抑制作用などを示す
→【その他】
　・ヒドロコルチゾンなどは鉱質コルチコイド作用を有しNa⁺再吸収促進, K⁺排泄促進作用も示す
　・急な中断や減薬はおこなわない

(MEMO)

▶ ステロイドホルモン

□ 副腎皮質ステロイド, 性ホルモン
　・プレグナン骨格(C21ステロイド):鉱質コルチコイド, 糖質コルチコイド, 黄体ホルモン
　・アンドロスタン骨格(C19ステロイド):アンドロゲン
　・エストラン骨格(C18ステロイド):エストロゲン

▶ 鉱質コルチコイド

□ アルドステロン
→【作用】集合管でNa⁺, K⁺-ATPaseとNa⁺チャネルを活性化しNa⁺再吸収とK⁺排泄を促進する

ステロイドとは
基本骨格にステロイド骨格をもつホルモン

作用機序

細胞質内にある受容体と結合し、核へ移動力
↓
作用発現

⚠ 一部、核内受容体に結合する。

原料
コレステロール

↓ 副腎皮質、性腺などで合成

ステロイド骨格

(⑪)の水酸基
糖質コルチコイド作用 発現

(⑨)のフッ素
糖質コルチコイド作用 増強
鉱質コルチコイド作用 増強

①と②の間の二重結合
糖質コルチコイド作用 増強
鉱質コルチコイド作用 減弱

(⑯)のメチル基 または 水酸基
鉱質コルチコイド作用 減弱

A/B、C/D 環 → cis
B/C 環 → trans

(⑥)のメチル基
鉱質コルチコイド作用 減弱

糖質コルチコイド関連薬

	半減期	糖質コルチコイド作用	鉱質コルチコイド作用
ヒドロコルチゾン	1.2h	1	1
プレドニゾロン	2.5h	4	0.8
トリアムシノロン	―	5	0
デキサメタゾン	3.5h	25	0
ベタメタゾン	3.3h	25	0

※ ヒドロコルチゾンを1としたときの力価の比

作用① 抗炎症作用
アラキドン酸カスケードを抑制し、炎症物質の産生を抑制する。

作用② 免疫抑制作用
マクロファージの貪食作用、肥満細胞の脱顆粒
抗体産生などを抑制する。

🔍 下垂体に作用し、副腎皮質刺激ホルモンの分泌を抑制する作用もある（ネガティブフィードバック）

主な副作用
💧 感染症の誘発 および 増悪
💧 消化性潰瘍
　→ 胃酸分泌増加による。
💧 糖尿病
💧 クッシング症候群
💧 骨粗鬆症
　→ タンパク質異化作用による。
💧 脂質異常症
　→ 脂肪分解促進作用による。

⚠ 注意点 ⚠
・急な中断や減薬は行わない
　→ 副腎不全を招くリスク
・漫然投与は避ける

#免疫戦隊マモルンジャー

▶ 免疫戦隊マモルンジャー 📝

〈 骨髄系マモルンジャー 〉

□ マクロファージ
- 自己と非自己の判別方法はToll様受容体／Fc受容体
- ヘルパーT 細胞（Th1）が産生するインターフェロン-γ（IFN-γ）で活性化する

□ 樹状細胞
□ 好中球
□ 好酸球
□ 好塩基球
□ マスト細胞（肥満細胞）

〈 リンパ系マモルンジャー 〉

□ B細胞
- 形質細胞
- 記憶細胞

□ ヘルパーT細胞（CD4陽性T細胞）
□ キラーT細胞（細胞傷害性T細胞, CTL）
□ NK細胞（ナチュラルキラー細胞）

（ MEMO ）

▶ サイトカイン

□ 特異的な受容体に結合し作用を発揮する小型のタンパク質のこと

▶ ケモカイン

□ サイトカインの1つ
□ 白血球の炎症部位遊走作用や白血球活性化作用などをもつ

▶ インターフェロン（IFN）

□ サイトカインの1つ
□ 抗ウイルス作用や免疫調節作用がある

▶ 腫瘍壊死因子-α（TNF-α）

□ 炎症性サイトカインの1つ
□ 発熱（内因性発熱物質）作用 など

▶ インターロイキン（IL）

□ 白血球から分泌され主に白血球に作用する物質
□ IL-1：リンパ球活性化作用や発熱（内因性発熱物質）作用 など
□ IL-6：リンパ球活性化作用や抗体産生促進作用, 発熱（内因性発熱物質）作用 など

▶ 主要組織適合性複合体（MHC）

Major Histocompatibility Complex

□ 細胞の身分証明書のようなもの
□ MHCクラスⅠ（全ての有核細胞に発現）とMHCクラスⅡ（樹状細胞, マクロファージなど）がある

▶ Toll様受容体／ Fc受容体

□ Toll様受容体（TLR）：細菌細胞壁（ペプチドグリカンなど）を非自己と認識する
□ Fc受容体：IgE抗体などのFc部分が結合する受容体で抗原が架橋され非自己を認識する

▶ ナイーブ細胞とエフェクター細胞

□ ナイーブ細胞：活性化されていない免疫細胞
□ エフェクター細胞：活性化した免疫細胞

▶ ケミカルメディエーター

□ 細胞間の情報伝達に作用する化学物質
□ 5-HT, ヒスタミン, TX, PG, LT など

マクロファージ

役割：貪食・殺菌・
抗原提示・サイトカイン産生

MHCクラスⅡ 分子を介して ヘルパーT細胞 に提示する。	炎症性のサイト カインを産生。 IL-1, 6) 内因性 TNF-α 発熱 ケモカイン 物質

樹状細胞

役割：ヘルパーT細胞
への抗原提示・貪食

自己と非自己の判別方法：
Toll様受容体 / Fc受容体

 樹状細胞
活性化
ナイーブ → エフェクター
T細胞 T細胞

マスト細胞
（肥満細胞）

役割：ケミカルメディエーターの
遊離化、合成、放出
→ Ⅰ型アレルギーに関与する

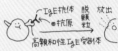
IgE抗体 脱 放出
顆粒
抗原 粒
高親和性IgE受容体

免疫戦隊マモルンジャー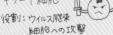

ヘルパーT細胞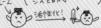

役割：免疫部隊の
司令塔 ピーッ

目印：CD4分子

Th1細胞 → マクロファージの活性
化など、細胞性免疫
に関与

Th2細胞 → 寄生虫の排除、
アレルギー反応

好酸球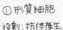

役割：寄生虫に対する
生体防御

特技：主要塩基性蛋白(MBP)
の分泌

気管支喘息、アトピー性皮膚炎
などに関与

骨髄系の免疫細胞

リンパ系の免疫細胞

好中球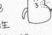

役割：貪食・殺菌

特技：血管内皮への接着と
血管壁をすり抜けること

体中をパトロールして （遊走）
敵をみつけたらとにかく食べる！

好塩基球

役割：ヘルパーT細胞
への伝達

特技：ケミカルメディエーターの
放出

Ⅰ型アレルギーに関与

キラーT細胞

役割：ウイルス感染
細胞への攻撃

目印：CD8分子

産生物質：サイトトキシン
（標的的細胞のアポトー
シスを誘導

IL-2
活性化！

B細胞

①形質細胞

役割：抗体産生
目印：CD38 / CD138

②記憶細胞
役割：抗原の記憶
目印：CD10 / CD19
CD20 / CD22

NK細胞

役割：非自己やがん
細胞などに対する
非特異的な攻撃
抗原感作を必要としない

目印：CD16 / CD56

抗 体 の 機 能

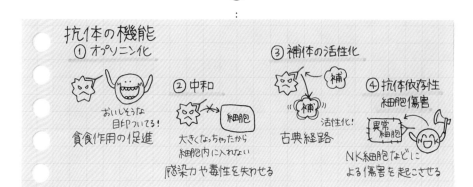

▶ 抗体

☐ 免疫グロブリン
　（γ-グロブリン分画に属する血清タンパク質）

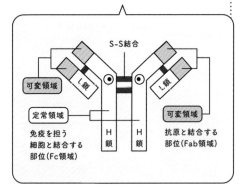

S-S結合

可変領域　|　L鎖
定常領域
免疫を担う
細胞と結合する
部位(Fc領域)

H鎖　H鎖

L鎖　|　可変領域
抗原と結合する
部位(Fab領域)

▶ 抗体の機能

☐ **オプソニン化**：貪食作用の促進
☐ **中和**：感染力や毒性を失わせる
☐ **補体の活性化**：古典経路
☐ **抗体依存性細胞傷害（ADCC）**：NK細胞やマクロファージなどによる傷害を起こさせる

(MEMO)

▶ オプソニン

☐ 食菌促進物質

▶ 補体成分（C3b）

☐ 病原体の存在により働きはじめる血漿タンパク質
☐ 病原体の表面に結合し，好中球やマクロファージがもつ補体レセプターに対し貪食の目印として働く
☐ 産生部位：肝臓

#抗体の種類

▶IgG抗体
- ☐ オプソニン化作用が強く，中和，補体活性化作用も有する
- ☐ 新生児の免疫に関与
- ☐ 二次応答で迅速かつ大量に産生される

▶IgA抗体
- ☐ 強い中和作用をもつ
- ☐ 腸液や母乳などと一緒に分泌され局所粘膜の免疫として働く

▶IgM抗体
- ☐ 補体活性化作用が強い
- ☐ 一次応答の際に最初に分泌される

▶IgD抗体
- ☐ 詳細は不明

▶IgE抗体
- ☐ オプソニン化作用などはもたない
- ☐ Ⅰ型アレルギーに関与

IgG
- 分子量が小さく血管内外に分布する
- 胎盤透過性で新生児の免疫に関与する
- 二次応答では迅速かつ大量に産生される

IgA
- 血液中では単量体、粘液・母乳中では二量体として存在する
- 強い中和作用をもつ

IgM
- 補体活性化作用が強く、初感染（一次応答）の際に最初に分泌される

IgD
- B細胞分化過程で細胞表面に現れる
- 詳細は不明

IgE
- 皮膚や粘膜の見張り役でマスト細胞に結合している
- Ⅰ型アレルギーに関与する

#アレルギーの種類

▶ アレルギー　□ 免疫反応が病的に機能して生体に不利に働くもの

▶ I型アレルギー（即時型）

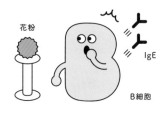

【疾患】気管支喘息, アナフィラキシーショック, アトピー性皮膚炎, 花粉症, アレルギー性鼻炎 など
【因子】IgE 抗体
【補体】関与なし
【機序】マスト細胞にIgEが結合することで, ケミカルメディエーターが遊離され症状が出現する

▶ II型アレルギー（細胞障害型）

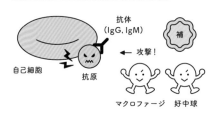

【疾患】自己免疫性溶血性貧血, 特発性血小板減少性紫斑病 など
【因子】IgG抗体, IgM抗体
【補体】関与あり
【機序】抗体が自己細胞に結合し, 補体の活性化やADCCにより細胞を傷害する

▶ III型アレルギー（免疫複合型）

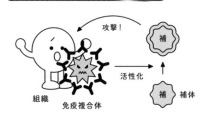

【疾患】急性糸球体腎炎, 全身性エリテマトーデス（SLE）, 関節リウマチ など
【因子】IgG 抗体, IgM 抗体（免疫複合体）
【補体】関与あり
【機序】組織に沈着した免疫複合体（抗原抗体複合体）が補体を活性化し組織を傷害する

▶ IV型アレルギー（ツベルクリン反応）

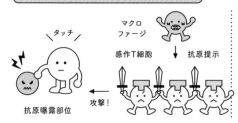

【疾患】アレルギー性接触皮膚炎, 移植片対宿主病（GVHD）など
【因子】感作T 細胞
【補体】関与なし
【機序】侵入してきた抗原を記憶し, 免疫反応を起こしやすくなったT細胞が抗原曝露部位へと遊走し組織を傷害する（ツベルクリン反応）

#自然免疫と獲得免疫

▶ **免疫**

□ 病原微生物（非自己）などから身体（自己）を守るシステム

▶ **自然免疫**

□ マクロファージ, 樹状細胞, 好中球などによる貪食を中心に異物を排除する免疫応答のこと
□ あらかじめの抗原感作などは必要ない

▶ **獲得免疫**

□ T細胞やB細胞などを中心に無数の異物に対し特異的で強力な免疫を発揮する免疫応答のこと
  ・細胞性免疫と液性免疫

▶ **細胞性免疫**

□ マクロファージ, キラーT細胞などが抗原に対し**直接攻撃するタイプ**
→ 【機序】
  (1)抗原提示細胞が外来性抗原ペプチド（特異抗原）を提示
  (2)提示された抗原をTh1細胞などが認識
  (3)Th1細胞がサイトカイン（IFN-γなど）を産生
  (4)マクロファージ, キラーT細胞などを活性化し抗原に対し攻撃

▶ **液性免疫**

□ 抗体や補体が中心となって**抗原を排除するタイプ**
→ 【機序】
  (1)抗原提示細胞やB細胞が抗原の取り込み・認識、抗原提示
  (2)提示された抗原をTh2細胞が認識
  (3)Th2細胞がサイトカイン（IL-4,5など）を産生しB細胞を活性化・増殖
  (4)B細胞が形質細胞へ分化・抗体産生、一部のB細胞は記憶細胞へ分化

細胞性免疫と液性免疫

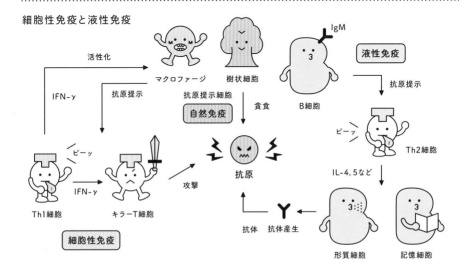

#アナフィラキシーショック

▶ アナフィラキシーショック

- □ 全身性にアレルギーが生じ, 生命に危機を与える病態
- □ I型アレルギー
- → 【症状】蕁麻疹, 呼吸困難, 血圧低下, 意識障害
- → 【その他】遅発型反応が起こることがあるので24時間は注意する

(MEMO) ＊ その他のアレルギー疾患 1

▶ 食品アレルギー

- □ 食品がアレルゲンとなり健康被害を及ぼすもの. 重篤な場合(アナフィラキシー), 生命に関わる
- → 【その他】発症数, 重篤度の高いもの:えび, かに, 小麦, そば, 卵, 乳, 落花生
  ※乳児期に最も多いのは鶏卵

▶ スティーブンス・ジョンソン症候群(SJS)
　／中毒性表皮壊死症(TEN)

- □ 医薬品などがアレルゲンとなりおこる薬疹
- → 【症状】全身性紅斑, 粘膜症状(口唇, 眼など)など
- → 【その他】
  〈 分類 〉SJS:びらんが体表面積の10%未満
  　　　　　TEN:びらんが体表面積の30%以上

アナフィラキシーショック ▶▶ 多臓器にわたり全身性にアレルギー反応が生じ, 生命に危機を与える病態

病因
　特定のアレルゲンの再曝露

非経口　　　　経口
(蜂に刺される)↓　↓(食物, 薬)

数分で発症　　〜数時間で発症

全身性の血管拡張と　　I型
血管透過性の亢進　　　アレルギー

症状
　呼吸困難　　　　意識障害
　蕁麻疹
　　　　　　　　血圧低下

治療薬　(第一選択)
アドレナリン筋注 → 血圧上昇
アミノフィリン → ぜん鳴, 呼吸困難の改善
※症状により 抗ヒスタミン薬や
　副腎皮質ステロイドなどを追加

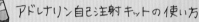 アドレナリン自己注射キットの使い方

- ・ショック症状が発現する前に投与を行う.
- ・太もも前外側に垂直になるように強く押しつける.
- ・衣服の上からでも注射可能
- ・反復投与可能
  (1度使用したキットは再使用不可)

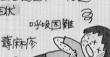
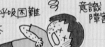

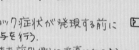

#アレルギー性皮膚炎

▶ アトピー性皮膚炎 📝

- ☐ 強いかゆみを伴う湿疹が増悪・寛解を繰り返す慢性の炎症性疾患. 皮膚のバリア機能が低下しており, 汗の多い夏や乾燥しやすい冬に増悪しやすい
- ☐ I型アレルギー＋IV型アレルギー
- ➡【症状】かゆみ, 左右対称性の湿疹

（MEMO）＊ その他のアレルギー疾患 2

▶ アレルギー性鼻炎

- ☐ I型アレルギー
- 〈分類〉
- ☐ 季節性鼻炎：スギ花粉（最多）などが原因. アレルギー性結膜炎を合併しやすい
- ☐ 通年性鼻炎：ハウスダストやダニなどが原因. 気管支喘息を合併しやすい
- ➡【症状】三主徴（くしゃみ, 水様性の鼻汁, 鼻づまり）

アトピー性皮膚炎▶▶ 強いかゆみを伴う湿疹が増悪・寛解を繰り返す慢性の炎症性皮膚疾患. 皮膚のバリア機能が低下しており, 汗の多い夏や乾燥しやすい冬に増悪しやすい.

疫学
乳幼児期から思春期の
アトピー素因をもつ人

病態
I型アレルギー
＋
IV型アレルギー

症状
かゆみ
左右対称性の湿疹
（好発部位
顔面、頸部、四肢屈曲部）

食物抗原
ダニ、ハウスダスト

治療　対症療法
①湿疹
ベタメタゾン（副腎皮質ステロイド）の外用
タクロリムス軟膏 ➡ 💡顔面などで有効性が高いが、刺激性があり傷やただれているところはNG
※内服は用いられない

②かゆみ
抗ヒスタミン薬などの抗アレルギー薬

③スキンケア
保湿剤（ヒルドイドローション）など
↳ 💡入浴直後に使用すると効果的

#抗アレルギー薬

▶ケミカルメディエーター遊離抑制薬

- □ クロモグリク酸，トラニラスト，ペミロラスト，アンレキサノクス
- ➡ 【機序】マスト細胞の膜を安定化するなどし，IgE依存性のケミカルメディエーターの遊離を抑制する
- ➡ 【その他】効果発現までに時間がかかるため，気管支喘息ではコントローラーとして使用される

▶H₁受容体遮断薬

- □ 第一世代：ジフェンヒドラミン，クレマスチン，シプロヘプタジン，クロルフェニラミン，プロメタジン，ヒドロキシジン，アリメマジン，ホモクロルシクリジン
- □ 第二世代：アゼラスチン，ケトチフェン，オキサトミド
- □ 非鎮静性第二世代：メキタジン，エバスチン，フェキソフェナジン，セチリジン，レボセチリジン，エピナスチン，オロパタジン，ロラタジン，ベポタスチン，エメダスチン，ビラスチン，ルパタジン
- ➡ 【機序】H₁受容体を遮断する．第二世代はケミカルメディエーター遊離抑制作用もある

▶トロンボキサンA₂（TXA₂）合成酵素阻害薬

- □ オザグレル
- ➡ 【機序】TXA₂合成酵素を選択的に阻害しTXA₂の産生を抑制する

▶TP受容体遮断薬（TXA₂受容体遮断薬）

- □ セラトロダスト，ラマトロバン
- ➡ 【機序】TP受容体を遮断する

▶LT遊離抑制薬

- □ イブジラスト
- ➡ 【機序】ホスホジエステラーゼ（PDE）阻害作用によりLT遊離を抑制する

▶LT受容体遮断薬

- □ プランルカスト，モンテルカスト，ザフィルルカスト
- ➡ 【機序】LT受容体を遮断する
- ➡ 【その他】即効性はなく，喘息発作を緩解する薬ではない

▶Th2サイトカイン阻害薬

- □ スプラタスト
- ➡ 【機序】Th2細胞によるIL-4，IL-5の産生を抑制し，IgE抗体産生を抑制する
- ➡ 【その他】即効性はなく，喘息発作を緩解する薬ではない

▶副腎皮質ステロイド

- □ ベクロメタゾン，フルチカゾン，ブデソニド，シクレソニド，モメタゾン
- ➡ 【機序】好酸球の浸潤抑制，NF-κBを抑制しサイトカイン，LT，PGの産生抑制作用などを示す
- ➡ 【その他】
  - ・内服と比較して全身性の副作用を生じにくい
  - ・口腔内カンジダ症や嗄声などの副作用を回避するために服用後，うがいをする

抗アレルギー薬とは
気管支喘息、アトピー性皮膚炎、アレルギー性
鼻炎などのⅠ型アレルギー疾患に使用する薬.
主な副作用 → 眠気、口渇

その他の副作用
・トラニラスト → 出血性膀胱炎
・ヒスタミンH₁受容体遮断薬
 → 抗コリン作用、無顆粒球症、
  尿が出にくい

ヒスタミン、トロンボキサン (TX)、ロイコトリエン (LT) 関連薬

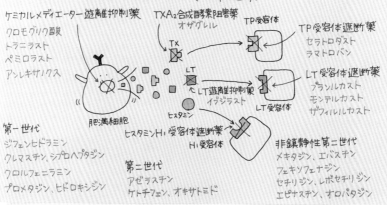

ケミカルメディエーター遊離抑制薬
クロモグリク酸
トラニラスト
ペミロラスト
アンレキサノクス

TXA₂合成酵素阻害薬
オザグレル

TP受容体

TP受容体遮断薬
セラトロダスト
ラマトロバン

LT遊離抑制薬
イブジラスト

LT受容体遮断薬
プランルカスト
モンテルカスト
ザフィルルカスト

肥満細胞
ヒスタミン
LT受容体

ヒスタミンH₁受容体遮断薬
H₁受容体

第一世代
ジフェンヒドラミン
クレマスチン、シプロヘプタジン
クロルフェニラミン
プロメタジン、ヒドロキシジン

第二世代
アゼラスチン
ケトチフェン、オキサトミド

非鎮静性第二世代
メキタジン、エバスチン
フェキソフェナジン
セチリジン、レボセチリジン
エピナスチン、オロパタジン

● 第二世代はヒスタミンH₁受容体遮断作用に加えて
　ケミカルメディエーター遊離抑制作用もある

非鎮静性だと
眠くなりにくい!
→「自動車運転等
危険作業には
注意してください」
という記載がない
薬もある

副腎皮質ステロイド
ベクロメタゾンプロピオン酸
エステル

😊 鼻腔内噴霧の場合、
全身性の副作用を
ほとんど起こさない

😣 ・1年間に1ヶ月を超えて
使用しない。
(1日4回まで)

・症状が緩和したら
減量する

● H₁受容体遮断作用 POINT
末梢H₁受容体 → 抗アレルギー
中枢H₁受容体 → 眠気・制吐

Th2サイトカイン阻害薬
スプラタスト

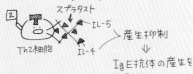

Th2細胞　IL-4　IL-5 → 産生抑制
⇓
IgE抗体の産生を
抑制する

😊 既に起こっている喘息発作を
緩解する薬ではない。
即効性はない。

#呼吸器系と換気障害

▶ 呼吸の概要

- □ **外呼吸**:肺胞内でガス交換行われる
- □ **内呼吸**:血液と細胞間でガス交換が行われる

▶ 呼吸器系

- □ **上気道**:鼻腔・咽頭・喉頭
- □ **下気道**:気管・気管支・細気管支
- □ **肺**
  - ・右肺:3葉(上葉,中葉,下葉)
  - ・左肺:2葉(上葉,下葉)
- □ **肺胞**
  - ・Ⅰ型肺胞上皮細胞
  - ・Ⅱ型肺胞上皮細胞

▶ 換気障害

- □ **拘束性換気障害**:間質性肺炎
- □ **閉塞性換気障害**:慢性閉塞性肺疾患(COPD),
  気管支喘息 など

(MEMO)

▶ 肺サーファクタント

- □ 表面活性物質
- □ 界面活性作用を有する分泌物で組織間液による肺胞内の表面張力を低下させ,肺胞形を保つ

＊ 湿性咳嗽と乾性咳嗽

▶ 湿性咳嗽

- □ 痰を喀出するために起こる咳嗽
  - ・急性:細菌性肺炎,気管支炎,副鼻腔炎,胸膜炎
  - ・慢性:肺結核,肺がん,COPD,気管支拡張症,
    肺水腫

▶ 乾性咳嗽

- □ 気道上皮などの咳受容器が直接刺激を受けるために起こる咳嗽.痰の喀出はないか少量のみ
  - ・急性:気胸,肺血栓塞栓症,過敏性肺炎
  - ・慢性:咳喘息,胃食道逆流症,間質性肺炎,薬剤性咳嗽(アンジオテンシン変換酵素(ACE)阻害薬,β受容体遮断薬)

＊ 関連疾患

▶ 慢性閉塞性肺疾患(COPD)

- □ タバコの煙などの有害物質に長期曝露することで生じる肺の炎症性疾患
- □ 喫煙歴のある40歳以上に多い
- ➡ 【 症状 】慢性の咳嗽,喀痰,労作時呼吸困難,呼気性アシドーシス,チアノーゼ,重症例では低酸素血症や高炭酸ガス血症 など
- ➡ 【 その他 】肺炎球菌やインフルエンザワクチンの接種が推奨される

呼吸の概要

O₂を取り込み、CO₂を排出するガス交換のこと。
ガス交換は拡散によりおこる。

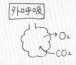

外呼吸

→ O₂
→ CO₂

肺胞内で行われる
O₂とCO₂のガス交換.

内呼吸

CO₂ → → O₂

血液中のO₂を細胞が
取り込み、細胞は不要な
CO₂を血液中に排出する

呼吸器系

上気道：吸気の加温・加湿、
大きな塵埃の捕捉を行う

下気道：細胞表面の線毛の運動で
異物を口腔側へ排出する

薬物などの
吸収の場でもある
(単純拡散)

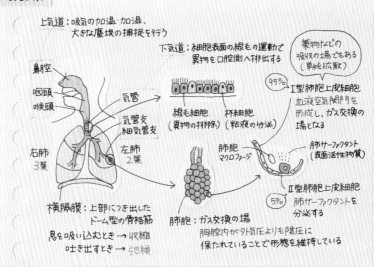

鼻腔
咽頭
喉頭
気管
気管支
細気管支
右肺
3葉
左肺
2葉

線毛細胞
(異物の排除)
杯細胞
(粘液の分泌)

95% I型肺胞上皮細胞
血液空気関門を
形成し、ガス交換の
場となる

肺胞
マクロファージ

肺サーファクタント
(表面活性物質)

II型肺胞上皮細胞
肺サーファクタントを
分泌する
5%

横隔膜：上部につき出した
ドーム型の骨格筋

息を吸い込むとき → 収縮
吐き出すとき → 弛緩

肺胞：ガス交換の場
胸腔内が外気圧よりも陰圧に
保たれていることで形態を維持している

換気障害

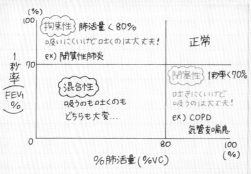

拘束性 肺活量く80%
吸いにくいけど吐くのは大丈夫!
ex) 間質性肺炎

正常

混合性
吸うのも吐くのも
どちらも大変...

閉塞性 1秒率く70%
吐きにくいけど
吸うのは大丈夫!
ex) COPD
気管支喘息

(%)
100
70
0

1秒率
(FEV₁%)

80 100 (%)
%肺活量(%VC)

※ 1秒率 (FEV₁%)

$$1秒率 = \frac{1秒量}{努力肺活量} \times 100$$

1秒量：1秒間にどれだけ吐けるか
努力肺活量：最大吸気位から最後
まで一気に吐いたときの呼出量

※ 肺活量 (%VC)

最大吸気位からゆっくりと最後
まで吐いたときの呼出量

#中枢性鎮咳薬, 去痰薬, 呼吸興奮薬

▶ 麻薬性鎮咳薬

- □ ジヒドロコデイン, オキシメテバノール, コデイン
- ➡ 【機序】オピオイド受容体刺激作用により咳中枢を抑制し咳反射を抑制する
- ➡ 【その他】
  - ・ジヒドロコデインの鎮咳, 鎮静作用はモルヒネの1/4倍
  - ・閉塞性肺疾患に適応なし：気道分泌抑制作用により痰が粘稠化や気管収縮作用を有するため

▶ 非麻薬性鎮咳薬

- □ デキストロメトルファン, チペピジン, エプラジノン, ペントキシベリン, クロペラスチン, ジメモルファン, ベンプロペリン, ノスカピン, グアイフェネシン
- ➡ 【機序】咳中枢を抑制し咳反射を抑制する

▶ 去痰薬

> 気道粘液溶解薬
- □ アセチルシステイン, L-エチルシステイン, L-メチルシステイン
- ➡ 【機序】痰に含まれるタンパク質のジスルフィド結合を切断する

> 気道粘液修復薬
- □ L-カルボシステイン, フドステイン
- ➡ 【機序】喀痰中のフコムチンを減少させシアロムチンを増加させシアル酸／フコース比を正常化する
- ➡ 【その他】フドステインには過形成状態の気道杯細胞を正常レベルに戻し粘性の高い粘液(ムチンを含む)の量を減らす作用もある

> 気道分泌促進薬・気道潤滑薬
- □ ブロムヘキシン, アンブロキソール
- ➡ 【機序】
  - ・漿液性粘液分泌促進作用：漿液細胞からの分泌を促進し, 痰の粘度を下げる
  - ・肺サーファクタント分泌促進作用：気道のすべりをよくし, 痰を排出しやすくする
  - ・線毛運動促進作用：痰などの異物を排出しやすくする

▶ 呼吸興奮薬

- □ アセタゾラミド
- ➡ 【機序】炭酸脱水酵素阻害により血液pHが低下し化学受容器が刺激され代償性に呼吸が促進する
- □ ドキサプラム
- ➡ 【機序】頸動脈小体・大動脈小体の化学受容器刺激, 血管運動中枢の刺激, 呼吸促進, 覚醒促進作用を示す
- □ ジモルホラミン
- ➡ 【機序】延髄の呼吸中枢を直接刺激, 血管運動中枢の刺激, 呼吸促進作用は強いが, 覚醒促進作用は弱い

> その他
- □ ナロキソン
- ➡ 【機序】μ受容体, κ受容体, δ受容体を遮断し麻薬による呼吸抑制を解除する
- □ フルマゼニル
- ➡ 【機序】ベンゾジアゼピン受容体を遮断しベンゾジアゼピン系薬による呼吸抑制を解除する

(MEMO)

▶ マクロライド系抗菌薬 (14員環, 15員環)

- □ エリスロマイシン, クラリスロマイシン, アジスロマイシン
- ➡ 【機序】気道上皮の粘液分泌抑制作用, 好中球遊走因子の機能抑制作用があり去痰作用を示す

中枢性鎮咳薬

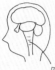

咳中枢を直接抑制して
遠心路の反応を起こさないように
することで咳反射を抑制

咳中枢（延髄）

麻薬性鎮咳薬

鎮咳作用
強 モルヒネ
ジヒドロコデイン
オキシメテバノール
コデイン

⇒ オピオイド受容体刺激
NG 重篤な呼吸抑制
気管支喘息発作中

特徴

- 非特異的治療
- 依存性、耐性を生じる
- 鎮咳作用は強い
- 眠気、便秘、呼吸抑制などの副作用が強い
- 気道分泌抑制作用、気管支収縮作用を有する

去痰薬

痰の性状を変化させたり
気道粘膜を潤滑にしたり
することで痰を喀出しやすくする薬

気道粘液溶解薬

痰を細かくして
出しやすくする
アセチルシステイン
L-エチルシステイン
L-メチルシステイン
⇒ ジスルフィド
結合を切断

気道粘液修復薬

痰の成分のバランスを
調整して出しやすくする
L-カルボシステイン
フドステイン

↳ フドステイン
⇒ 過形成状態の気道杯細胞を正常レベルに
戻すことで粘性の高い粘液の分泌量を
減らす作用を持っている

気道分泌促進薬
気道潤滑薬

気道のすべりを良くして
痰をサラサラにすることで
出しやすくする
ブロムヘキシン
アンブロキソール → 活性化

漿液性粘液や
肺サーファクタントの
分泌促進
線毛運動促進

シアル酸（サラサラ）→ 増やす
フコース（ネバネバ）→ 減らす

非麻薬性鎮咳薬

特徴
- 非特異的治療　・依存性なし

デキストロメトルファン、チペピジン、エプラジノン
- コデインとほぼ同程度の鎮咳作用

ペントキシベリン、クロペラスチン
- 抗コリン作用を有する

ジメモルファン
- 副作用として下痢があるため、便秘が問題となる患者に使用する

ベンプロペリン
- 比較的安全性が高いが、可逆性の音程障害を生じることがある

ノスカピン
- アヘンに含まれるイソキノリン系アルカロイド（麻薬ではない）

グアイフェネシン
- 気道分泌促進

鎮咳作用と去痰作用を併せ持つもの
- グアイフェネシン
- チペピジン、エプラジノン

呼吸興奮薬

過度な呼吸抑制が生じたときに
呼吸を回復させる目的で使用する

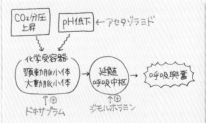

CO₂分圧上昇　pH低下 ← アセタゾラミド

化学受容器
頸動脈小体
大動脈小体 ↑⊕ ドキサプラム

延髄
呼吸中枢 ↑⊕ ジモルホラミン → 呼吸興奮

その他

ナロキソン ⇒ オピオイド μ.κ.δ 受容体遮断
▶ 麻薬による呼吸抑制解除

フルマゼニル ⇒ 選択的BZ受容体遮断
▶ BZ系薬による呼吸抑制解除

#気管支喘息

▶ 気管支喘息 📝

□ 慢性の気道炎症, 気道過敏性の亢進, 可逆性の
　気道閉塞を特徴とする

〈 分類 〉
□ アトピー型(外因型)
□ 非アトピー型(内因型)
➡ 【症状】夜間から早朝に発作性の呼吸困難,
　喘鳴, 咳嗽, 呼気時間の延長, (聴診)連続性ラ
　音
➡ 【その他】喘息日記(ピークフローメーターの
　測定値と症状を記載)の記載を促す

(MEMO)

▶ ピークフローメーター

□ 最大呼気流量を測定する. 気道閉塞状態の客
　観的な指標

▶ アセチルコリン吸入負荷試験

□ 気道過敏性が亢進しているため, ACh吸入する
　と健常人よりも低濃度で気道収縮がみられる

▶ アスピリン喘息(NSAIDs喘息)

□ PGE_2産生抑制ならびに相対的なLT産生亢進
　により生じる気管支収縮が原因
➡ 【症状】NSAIDsにより誘発される強い喘息発作
➡ 【その他】すべてのNSAIDsで起こる可能性が
　ある

＊ 長期管理薬と発作治療薬

▶ 長期管理薬(コントローラー)

□ 症状の寛解, 増悪の予防を目的に非発作時に
　用いる

▶ 発作治療薬(リリーバー)

□ 気管支けいれんの抑制を目的に発作時に用い
　る

気管支喘息

▶▷ 慢性の気道炎症、気道過敏性の亢進、可逆性の気道閉塞を特徴とする。
閉塞性換気障害をきたし、発作性の呼吸困難、喘鳴、咳嗽を
繰り返し起こすことを主徴とする。

アトピー型（外因型）		非アトピー型（内因型）
ほとんどが小児期	発症年齢	多くは成人
ハウスダストやダニなどに対する I型アレルギー	発生因子	喫煙と肥満、気道感染に引き続いて発症することも
証明できる	特異的IgE抗体	証明できない
・小児では軽症なことが多い ・成人では治癒しない ・アレルゲン吸入後、短時間のうちに1秒量・1秒率の低下が認められる	特徴	中等度から重症であることが多い

病態

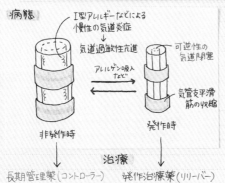

I型アレルギーなどによる
慢性の気道炎症
↓
気道過敏性亢進

アレルゲン吸入
など

可逆性の
気道閉塞

気管支平滑
筋の収縮

非発作時　　発作時

症状

夜間から早朝に
発作性の呼吸困難

喘鳴

咳嗽

呼気時間の延長

聴診
連続性ラ音

ぜーぜー

治療

↓　　　　　　　↓
長期管理薬（コントローラー）　　発作治療薬（リリーバー）

・吸入副腎皮質ステロイド
・長時間作用型β₂刺激薬
・LT受容体拮抗薬
・徐放性テオフィリン製剤
・長時間作用型抗コリン薬
・抗IgE抗体

・短時間作用型β₂刺激薬
・副腎皮質ステロイド
・アドレナリン皮下注
・アミノフィリン

検査

・1秒量、1秒率の低下などの
　閉塞性換気障害の所見
・喀痰中の好酸球増加

アトピー型のみ
血清IgE高値
血中の好酸球増加

#気管支喘息の治療薬

▶ 気管支喘息の治療薬

> ### Th2サイトカイン阻害薬
> □ スプラタスト
> → 【機序】Th2細胞によるIL-4, IL-5の産生を抑制し, IgE抗体産生を抑制する

> ### 抗IgE抗体
> □ オマリズマブ
> → 【機序】IgE抗体に結合し, IgE抗体がマスト細胞に結合することを阻害する結果, ケミカルメディエーターの遊離を抑制する

> ### LT遊離抑制薬
> □ イブジラスト
> → 【機序】PDE阻害作用によりLT遊離を抑制する

> ### ケミカルメディエーター遊離抑制薬
> □ クロモグリク酸, トラニラスト, ペミロラスト, アンレキサノクス
> → 【機序】マスト細胞の膜を安定化するなどし, IgE依存性のケミカルメディエーターの遊離を抑制する

> ### LT受容体遮断薬
> □ プランルカスト, モンテルカスト, ザフィルルカスト
> → 【機序】LT受容体を遮断する

> ### TP受容体遮断薬（TXA₂受容体遮断薬）
> □ セラトロダスト, ラマトロバン
> → 【機序】TP受容体を遮断する

> ### 抗IL-5抗体
> □ メポリズマブ
> → 【機序】IL-5に特異的に結合し, IL-5の好酸球増殖作用を抑制する

> ### 抗IL-5受容体抗体
> □ ベンラリズマブ
> → 【機序】IL-5受容体に特異的に結合し, IL-5受容体を発現する好酸球や好塩基球のアポトーシスを誘導する

> ### 副腎皮質ステロイド
> □ ベクロメタゾン, フルチカゾン, ブデソニド, シクレソニド, モメタゾン
> → 【機序】好酸球の浸潤抑制, NF-κBを抑制しサイトカイン, LT, PGの産生抑制作用などを示す

> ### β₂受容体刺激薬
> □ 選択的β₂受容体刺激薬（長時間作用型）：クレンブテロール, ホルモテロール, サルメテロール, インダカテロール, ツロブテロール
> □ 選択的β₂受容体刺激薬（短時間作用型）：サルブタモール, テルブタリン, フェノテロール, プロカテロール
> □ 非選択的β受容体刺激薬：イソプレナリン, トリメトキノール, メトキシフェナミン
> □ αβ受容体刺激薬：アドレナリン, エフェドリン, メチルエフェドリン
> → 【機序】β₂受容体刺激によりアデニル酸シクラーゼを活性化しcAMP濃度を増加させ平滑筋を弛緩させる

> ### 抗コリン薬
> □ 長時間作用型：チオトロピウム, グリコピロニウム, アクリジニウム
> □ 短時間作用型：イプラトロピウム
> → 【機序】M₃受容体遮断により, 細胞内Ca²⁺濃度の上昇を抑え気管支平滑筋収縮を抑制する
> → 【その他】緑内障, 前立腺肥大症に禁忌

> ### キサンチン誘導体
> □ テオフィリン, アミノフィリン, プロキシフィリン, ジプロフィリン
> → 【機序】
> ・PDEを阻害しcAMP分解を抑制することでcAMP濃度を上昇させ, 気管支平滑筋弛緩作用を示す
> ・アデノシンA₁受容体遮断作用によりcAMP濃度が上昇し気管支平滑筋収縮抑制作用を示す

気管支喘息の治療薬

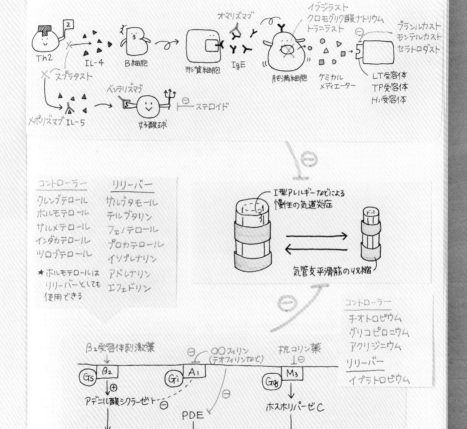

コントローラー
クレンブテロール
ホルモテロール
サルメテロール
インダカテロール
ツロブテロール

★ホルモテロールは
リリーバーとしても
使用できる

リリーバー
サルブタモール
テルブタリン
フェノテロール
プロカテロール
イソプレナリン
アドレナリン
エフェドリン

I型アレルギーなどによる
慢性の気道炎症

気管支平滑筋の収縮

コントローラー
チオトロピウム
グリコピロニウム
アクリジニウム

リリーバー
イプラトロピウム

β₂受容体刺激薬　○○フィリン（テオフィリンなど）　抗コリン薬

Gs β₂　⊕　Gi A₁　⊖　Gq M₃

アデニル酸シクラーゼ　⊖

ホスホリパーゼC

ATP → cAMP → AMP　PIP₂ → DG + IP₃

PDE

プロテインキナーゼA

気管支拡張

プロテインキナーゼC → 細胞内Ca²⁺増加

タンパク質のリン酸化

気管支収縮

#細菌の構造と毒素

▶ 細菌

□ 基本構造：リボソーム, 核様体, 細胞壁, 細胞膜, 細胞質
□ 特殊付属器官：莢膜, 芽胞, 線毛, 鞭毛
　※細菌の種類による

▶ グラム陽性菌 🗒

□ 細胞壁が厚いペプチドグリカン層
□ 黄色ブドウ球菌, レンサ球菌, ジフテリア菌, セレウス菌, 放線菌, ボツリヌス菌, ディフィシル菌など

▶ グラム陰性菌 🗒

□ 外膜（リポ多糖＆リン脂質）＋薄いペプチドグリカン層
□ 淋菌, 大腸菌, カンピロバクター, ビブリオ属, インフルエンザ菌, セラチア, 赤痢菌, レジオネラ・ニューモフィラ, サルモネラ属, アシネトバクター, トレポネーマ属, リケッチア など

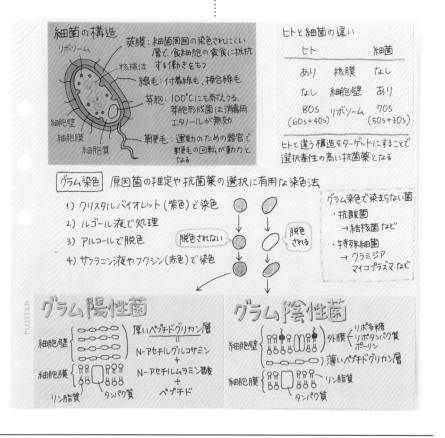

#細菌の構造と毒素

▶ **外毒素（エキソトキシン）** 📝

□ 菌体内で産生し，菌体外へ分泌する

▶ **内毒素（エンドトキシン）** 📝

□ 菌体が壊れた際に放出される

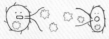

外毒素 (エキソトキシン)

一般的に熱に弱い

菌体内で産生し、菌体外へ分泌するタンパク質
菌種ごとに異なる毒素が産生され
様々な症状を引き起こす
ex) ボツリヌス毒素 → 麻痺
破傷風毒素 → 神経障害
ジフテリア毒素 → 心筋炎
末梢神経障害

Aフラグメントは ADP
リボシル化活性を有する

内毒素 (エンドトキシン)

壊れる → 外膜構成分
(リポ多糖の リピドA 部分)

グラム陰性菌   耐熱性

菌体が壊れた際にヒトの体内に放出
されて毒性を発揮する。
毒素の種類などは特になく、
敗血症性ショックなどを引き起こす。

(MEMO)

▶ **ペプチドグリカン**

□ N-アセチルグルコサミン＋N-アセチルムラミン酸＋ペプチド

→ 【役割】細菌の形態維持および浸透圧からの菌体保護

→ 【その他】リゾチーム（涙，鼻汁，卵白などに含まれる）により分解される

▶ **細胞内寄生菌**

□ 食細胞（主にマクロファージ）に寄生する菌
結核菌，らい菌，レジオネラ・ニューモフィラ，ブルセラ菌，チフス菌，リステリア菌，リケッチア

→ 【特徴】貪食された後，食細胞内で殺菌されずそのまま増殖するため，抗体が届かず免疫から逃れやすい

□ 粘膜上皮細胞に寄生する菌
赤痢菌，腸管組織侵入性大腸菌，クラミジア

→ 【特徴】細菌自ら細胞内へ入り込み，細胞質内で増殖する

□ 細胞内でしか増殖できない菌（偏性細胞内寄生菌）
リッケチア，クラミジア

✱ 細菌の酸素要求性による分類

▶ **偏性好気性菌**

□ 酸素存在化でなければ増殖・生存できない

▶ **通性嫌気性菌**

□ 酸素の有無にかかわらず増殖可能（酸素存在化の方が増殖しやすい）

▶ **偏性嫌気性菌**

□ 酸素存在化では増殖・生存できない

#抗菌薬の分類と細胞壁合成阻害薬

▶ 細胞壁合成阻害薬 📝

> ホスホマイシン系抗菌薬
□ ホスホマイシン
➡【機序】UDP-*N*-アセチルムラミン酸の生合成を抑制することで細胞壁ペプチドグリカン合成初期のUDPサイクルを阻害し細胞壁合成を阻害する

> グリコペプチド系抗菌薬
□ バンコマイシン, テイコプラニン
➡【機序】ムレインモノマーのペプチド鎖のD-アラニル-D-アラニン部分に結合し, ペプチドグリカン鎖の末端へ取り込まれ, トランスペプチダーゼ反応を阻害することで細胞壁合成を阻害する

> β-ラクタム系抗菌薬
□ ペニシリン系抗菌薬:ベンジルペニシリン, アンピシリン, アモキシシリン など
□ セフェム系抗菌薬:セフメタゾール, セフジニル など
□ カルバペネム系抗菌薬:イミペネム, メロペネム など
□ ペネム系抗菌薬:ファロペネム
□ モノバクタム系:アズトレオナム
➡【機序】β-ラクタム環が開裂し, 細菌のペプチドグリカン層を構成するD-アラニル-D-アラニンの構造類似物質となり, ペニシリン結合タンパク質(PBP)に共有結合しトランスペプチダーゼ活性を阻害する結果, 細胞壁合成を阻害する
➡【その他】細胞膜透過性が低く細胞内寄生菌に無効また細胞壁をもたないマイコプラズマにも無効

(MEMO)

▶ β-ラクタマーゼ

□ β-ラクタム環を加水分解し抗菌薬を失活させる酵素の総称
□ ペニシリナーゼ, セファロスポリナーゼ, メタロβ-ラクタマーゼ など

▶ β-ラクタマーゼ阻害薬

□ クラブラン酸, スルバクタム, タゾバクタム
□ βラクタマーゼを不可逆的に阻害しβ-ラクタム系抗菌薬の治療効果を高める

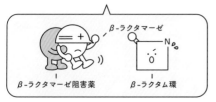

▶ 偽膜性大腸炎

□ 菌交代症の一種. 腸内細菌が死滅し, 抗菌薬が無効であるディフィシル菌が生き残る結果, 異常増殖, 毒素産生し感染性大腸炎(ディフィシル菌関連下痢症)となる
➡【症状】水様性下痢

抗菌薬の分類

細胞壁合成阻害薬
・β-ラクタム系
・グリコペプチド系
・ホスホマイシン系

核酸合成阻害薬
・ニューキノロン系

葉酸合成阻害薬
・サルファ剤
・ST合剤

5-ニトロイミダゾール系
・メトロニダゾール

タンパク質合成阻害薬
・マクロライド系
・リンコマイシン系
・オキサゾリジノン系
・アミノグリコシド系
・テトラサイクリン系
・グリシルサイクリン系
・クロラムフェニコール系
・ストレプトグラミン系
・鼻腔内MRSA除菌

細胞膜機能阻害薬
・リポペプチド系
・ポリペプチド系

濃度依存と時間依存

濃度

MIC

↑↑　↑　　　↑ 時間

濃度依存型
Cmax(最大血中濃度)が
抗菌作用に影響するタイプ
→ 1日数回にわけるよりも
　　1回で投与したほうが効果的
ex)ニューキノロン系、アミノグリコシド系

時間依存型
MIC(最低発育阻止濃度)以上の
血中濃度である時間が
抗菌作用に影響するタイプ
→ 分割して投与したほうが効果的

細胞壁合成阻害薬

Ⓖ：N-アセチルグルコサミン　　Ⓜ：N-アセチルムラミン酸

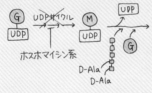
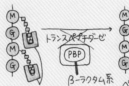

UDPサイクル　　　　　　　　　　　　　　トランスペプチダーゼ

ホスホマイシン系

D-Ala
D-Ala

グリコペプチド系　　PBP
β-ラクタム系

ペプチドグリカン

ホスホマイシン系
ホスホマイシン
⇨ ペプチドグリカン合成初期の UDPサイクルを阻害し細胞壁合成を阻害する

グリコペプチド系
バンコマイシン、テイコプラニン
◊ 腎障害、第VIII脳神経障害、
　レッドネック症候群

予防のために バンコマイシンは60分以上かけて
テイコプラニンは30分以上かけて点滴静注

β-ラクタム系　〈 β-ラクタム環 〉

・ペニシリン系
ベンジルペニシリン、アンピシリン、アモキシシリンなど

・セフェム系　　　　　　　第一〜第四世代にわけられる
セフメタゾール、セフジニルなど多数

・カルバペネム系
イミペネム、メロペネムなど

・ペネム系
ファロペネム

・モノバクタム系　　隣に環なし!
アズトレオナム

#タンパク質合成酵素阻害薬

▶ タンパク質合成酵素阻害薬 📝

> マクロライド系抗菌薬
□ 14員環系:エリスロマイシン, クラリスロマイシン
□ 15員環系:アジスロマイシン
➜ 【機序】細菌のリボソーム50Sサブユニットに結合することでペプチジルトランスフェラーゼ活性を阻害し, タンパク質合成を阻害する

> アミノグリコシド系抗菌薬
□ ゲンタマイシン, トブラマイシン, アミカシン, フラジオマイシン, ストレプトマイシン, カナマイシン, アルベカシン
➜ 【機序】50Sおよび30SのrRNAに結合し, mRNAの読み取りエラーを起こしタンパク質合成を阻害する
➜ 【その他】腎障害, 第Ⅷ脳神経障害などの副作用に注意

> テトラサイクリン系抗菌薬
□ テトラサイクリン, ドキシサイクリン, ミノサイクリン
➜ 【機序】30SのrRNAに結合し, アミノアシルtRNAがmRNAと結合することを阻害する結果タンパク質合成を妨げられる
➜ 【その他】歯牙着色, 光線過敏症, 菌交代症などの副作用に注意

> オキサゾリジノン系抗菌薬
□ リネゾリド
➜ 【機序】50Sサブユニットに結合し70Sリボソーム複合体の形成を阻害しタンパク質合成を阻害する
➜ 【その他】MRSA(メチシリン耐性黄色ブドウ球菌)に適応あり

> 鼻腔内MRSA除菌剤
□ ムピロシン
➜ 【機序】イソロイシルtRNA合成酵素を阻害しタンパク質合成を停止させる

(MEMO)

▶ リンコマイシン系抗菌薬

□ リンコマイシン, クリンダマイシン
➜ 【機序】細菌のリボソーム50Sサブユニットに結合することでペプチジルトランスフェラーゼ活性を阻害し, タンパク質合成を阻害する

▶ グリシルサイクリン系抗菌薬

□ チゲサイクリン
➜ 【機序】テトラサイクリン系と同様であるが, 30Sリボソームとの結合様式が異なるなどテトラサイクリン系耐性菌に効果が期待できる

▶ クロラムフェニコール系抗菌薬

□ クロラムフェニコール
➜ 【機序】細菌のリボソーム50Sサブユニットに結合しタンパク質合成を阻害する
➜ 【その他】グレイ症候群, 再生不良性貧血などが主な副作用

タンパク質合成阻害薬

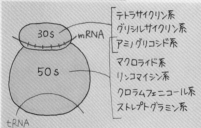

- テトラサイクリン系
- グリシルサイクリン系
- アミノグリコシド系
- マクロライド系
- リンコマイシン系
- クロラムフェニコール系
- ストレプトグラミン系

オキサゾリジノン系
リネゾリド

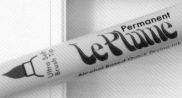

鼻腔内 MRSA除菌剤
ムピロシン
↓⊟
イソロイシルtRNA合成酵素

マクロライド系
- ↻ エリスロマイシン、クラリスロマイシン
  → CYP3A4、P-糖タンパク質
  　阻害作用がある
- ⬤ QT延長、偽膜性大腸炎など
- ⬤ 酸性飲料と服用すると苦味⬆

アミノグリコシド系
- ⚠ TDMの対象
  → ピーク値とトラフ値を測定
  　（濃度依存型）
  治療効果の指標：Cmax/MIC
  副作用回避の観点から間欠投与

テトラサイクリン系
- ↻ 2価または3価の金属
  イオンと難溶性キレート
  を形成し吸収低下
- ⚠ 妊婦、8歳以下の小児
  では歯や骨の発達障
  害を起こすことがある

#核酸合成阻害薬，細胞膜機能阻害薬

▶核酸合成阻害薬

> ニューキノロン系抗菌薬
- □ シプロフロキサシン，レボフロキサシン，モキシフロキサシン，ノルフロキサシン，パズフロキサシン
- → 【機序】トポイソメラーゼ（主にグラム陰性菌ではDNAジャイレース，グラム陽性菌ではトポイソメラーゼIV）を阻害することで，DNAの複製を阻害
- → 【その他】中枢神経症状（頭痛，めまい，けいれんなど），光線過敏症などの副作用がある

> 葉酸合成阻害薬
- □ サルファ剤：スルファジアジン銀，サラゾスルファピリジン など
- □ トリメトプリム：ST合剤（スルファメトキサゾール・トリメトプリム）
- → 【機序】パラアミノ安息香酸と競合的に拮抗することで葉酸合成経路を阻害し，細菌のDNA合成やアミノ酸合成を阻害する
- → 【その他】低出生体重児・新生児に禁忌（高ビリルビン血症を起こすことがある）

> 5-ニトロイミダゾール系抗菌薬
- □ メトロニダゾール
- → 【機序】細菌や原虫細胞内で還元されニトロソ化合物やヒドロキシラジカルが生じDNAを切断する
- → 【その他】トリコモナスや赤痢アメーバなどの原虫にも有効

▶細胞膜機能阻害薬

> リポペプチド系抗菌薬
- □ ダプトマイシン
- → 【機序】Ca^{2+}濃度依存的に結合し細胞膜の構造を変えK^+流出路を形成し殺菌的に作用する
- □ コリスチンメタンスルホン酸
- → 【機序】ペプチドに脂肪酸が結合した構造で外膜の透過性を亢進させ殺菌的に作用する

> ポリペプチド系抗菌薬
- □ ポリミキシンB
- → 【機序】
  - ・細菌の細胞膜内に侵入し膜の透過性を変化させ，細菌の細胞内成分が漏出して細菌を溶解する
  - ・リポ多糖に結合し内毒素を中和する

核酸合成阻害薬

ニューキノロン系
○○キサシン（レボフロキサシン など）
$\downarrow \ominus$
DNAジャイレース（グラム陰性菌）
トポイソメラーゼIV（グラム陽性菌）
切断

⇨ 切断をできなくすることでDNAの複製を阻害

↻ 酸性NSAIDs
　→ ニューキノロン系の副作用（けいれん）増強
2価または3価の金属カチオン
　→ キレート形成
CYP1A2で代謝される薬物
　→ ニューキノロン系がCYP1A2を阻害
NG 妊婦

5-ニトロイミダゾール系
メトロニダゾール
⇨ ニトロソ化合物となって細菌や原虫のDNAを切断

葉酸合成阻害薬
サルファ剤 / ST合剤 ＝ スルファメトキサゾール ＋ トリメトプリム

競合 ⇨ 合成酵素 ⊣ テトラヒドロ葉酸
パラアミノ安息香酸

NG 低出生体重児、新生児

細胞膜機能阻害薬

リポペプチド系
ダプトマイシン、コリスチンメタンスルホン酸
↓
細胞内のK⁺を流出させる

ポリペプチド系
ポリミキシンB
⇨ 細胞膜の透過性を亢進し
　細胞内成分を漏出させる

#肺炎（市中肺炎，病院内肺炎）

▶肺炎 📝

☐ 肺の炎症性疾患
➔ 【症状】全身症状（発熱, 悪寒, 関節痛, 全身倦怠感など）, 咳嗽, 呼吸困難, 胸痛 など

▶市中肺炎

☐ 日常生活していた人が発症するもの

▶病院内肺炎

☐ 入院後48時間以降に新たに発症したもの

肺炎 ▶▷ 肺の炎症性疾患

市中肺炎
日常生活していた人が発症するもの
原因 🦠 肺炎球菌, インフルエンザ菌, 肺炎マイコプラズマ など
治療 💊 重症度, 原因菌に合わせる. 小児の細菌性肺炎 → ペニシリン系. セフェム系

病院内肺炎
入院後48時間以降に新たに発症したもの
原因 🦠 黄色ブドウ球菌(MSSA, MRSA) 緑膿菌, 真菌 など
治療 💊 耐性菌の可能性を見極め, 重症度を考慮して選ぶ

(MEMO)

▶院内感染

☐ 院内で患者が原疾患とは別に新たに罹患した感染症
☐ 医療従事者の感染も含まれる

▶レジオネラ肺炎

☐ レジオネラ・ニューモフィラに汚染されたエアロゾルを吸入することで感染する
☐ ヒトからヒトへの感染はないとされる
☐ エアロゾルが生じやすい場所（入浴施設や噴水など）で集団発生がみられる
☐ 多彩な全身症状
☐ 第一選択薬はニューキノロン系

▶エアロゾル

☐ 気体中に浮遊する微小な液体または固体の粒子と周囲の気体の混合体. ミスト, 霧 など

#間質性肺炎

▶ 間質性肺炎 📝

□ 肺胞上皮細胞の傷害を原因とし肺胞隔壁に炎症や線維化などが認められる炎症性疾患
→【症状】発熱, 乾性咳嗽, 呼吸困難症状

▶ 特発性肺繊維症 📝

□ 慢性かつ進行性の線維化, 蜂巣肺形成を特徴とする
→【症状】拘束性換気障害, 拡散障害
> 抗線維化薬
□ ピルフェニドン
→【機序】TNF-α, IL-1, IL-6の発現減弱作用と抗炎症性サイトカインであるIL-10の発現を促進する

□ ニンテダニブ
→【機序】血小板由来増殖因子受容体(PDGFR), 線維芽細胞増殖因子受容体(FGFR), 血管内皮細胞増殖因子受容体(VEGFR)の細胞内領域のチロシンキナーゼを阻害するマルチキナーゼ阻害薬
> 好中球エステラーゼ阻害薬
□ シベレスタット
→【機序】好中球のエステラーゼを阻害することで, 肺の組織破壊を抑制する

▶ 2次性間質性肺炎 📝

□ 薬物や放射線治療などが原因となり生じる間質性肺炎

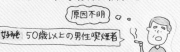

間質性肺炎 ▶▷ 肺胞隔壁に炎症や線維化などが認められる炎症性疾患

原因 肺胞上皮細胞の傷害
症状 発熱, 乾性咳, 呼吸困難症状
検査 胸部X線CT検査: モザイク状のすりガラス陰影
　　 血液検査: シアル化糖鎖抗原 KL-6 の上昇
　　　　　　 動脈血酸素分圧(PaO₂)の低下
　　 胸部聴診: 捻髪音

正常な肺胞
間質
線維化

特発性肺線維症
▶▷ 慢性かつ進行性の線維化, 蜂巣肺形成を特徴とする予後不良の肺疾患
　　　　　　原因不明
好発 50歳以上の男性喫煙者
症状
・拘束性換気障害
　→肺活量の低下
・拡散障害
　→間質の肥厚・線維化により酸素が毛細血管に達しにくい
治療 安定期と増悪期で治療が異なる

2次性間質性肺炎
▶▷ 原因が明らかな間質性肺炎
　↳ 薬物(サプリメントなど含む), 放射線治療
　　↳ アミオダロン, イリノテカン, インターフェロン製剤
　　　ゲフィチニブ, 小柴胡湯, メトトレキサート など

安定期
⬤ ピルフェニドン, ニンテダニブ,
　N-アセチルシステイン吸入療法
　在宅酸素療法, 呼吸器リハビリテーション

増悪期
⬤ ステロイド, 好中球エステラーゼ阻害薬,
　低分子ヘパリン
　呼吸管理, PMX-DHP療法

＃肺結核

▶ 肺結核 📝

☐ 結核菌による感染症
→【症状】呼吸器症状, 全身症状
→【その他】消毒用エタノールが有効

(MEMO)

▶ DOTS（直接服薬確認療法）

☐ 医療者の目の前で服薬してもらうなど、確実に服用してもらうシステム

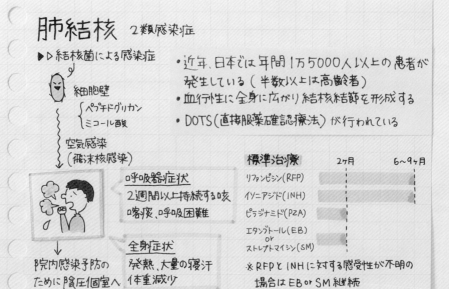

▶ #抗結核薬

▶ 抗結核薬 📝

> **一次抗結核薬**

☐ イソニアジド, リファンピシン, リファブチン, エタンブトール, ピラジナミド, ストレプトマイシン

➡ **【機序】**
- イソニアジド：ミコール酸の生合成を阻害（細胞壁合成阻害）
- リファンピシン, リファブチン：DNA依存性RNAポリメラーゼを阻害し, RNA合成を抑制
- エタンブトール, ピラジナミド：機序不明
- ストレプトマイシン：タンパク質合成阻害

> **二次抗結核薬**

☐ レボフロキサシン, カナマイシン, エンビオマイシン, パラアミノサリチル酸, サイクロセリン

➡ **【機序】**
- レボフロキサシン：DNA複製阻害
- カナマイシン, エンビオマイシン：タンパク質合成阻害
- パラアミノサリチル酸：葉酸合成阻害
- サイクロセリン：ミコール酸の生合成を阻害（細胞壁合成阻害）

> **抗結核薬（新薬）**

☐ デラマニド

➡ **【機序】** ミコール酸の生合成を阻害（細胞壁合成阻害）

抗結核薬

細胞壁合成阻害（ミコール酸生合成阻害）
　イソニアジド, デラマニド, サイクロセリン
葉酸合成阻害
　パラアミノサリチル酸
核酸合成阻害（DNA依存性RNAポリメラーゼ阻害によるRNA合成阻害）
　リファンピシン, リファブチン,
タンパク質合成阻害
　ストレプトマイシン, カナマイシン, エンビオマイシン
機序不明　　　　　　　DNA複製阻害
　ピラジナミド, エタンブトール　　レボフロキサシン

主な副作用、特徴
RFP ⊘ 肝障害
　　　⚠ 唾液や涙液が橙赤色になることがある
　　　　→問題ないのですぐに服薬中止の必要はない
　　　⚠ CYP誘導作用あり
INH ⊘ 末梢神経障害、肝障害
　　　　↳ ビタミンB6欠えによる → ピリドキシン投与
　　　⚠ NAT2の遺伝子多型により影響を受ける
　　　⚠ 賦形剤に乳糖は用いない
EB ⊘ 視神経障害
　　　↳ 服薬中止によって改善したとしても投与を再開しない
SM ⊘ 第Ⅷ脳神経障害、腎障害

#真菌の構造と抗真菌薬

▶ 真菌

- □ 基本構造：真核生物
  - ・細胞壁：あり
- □ 主成分：β-D-グルカン, マンナン, キチン
  - ・細胞膜：あり
- □ 脂質成分：エルゴステロール など

▶ アゾール系抗真菌薬

- □ イミダゾール系：ミコナゾール, ラノコナゾール, ルリコナゾール, クロトリマゾール, イソコナゾール, オキシコナゾール, ケトコナゾール, スルコナゾール, ビホナゾール, ネチコナゾール
- □ トリアゾール系：イトラコナゾール, フルコナゾール, ボリコナゾール, エフィナコナゾール, ホスフルコナゾール
- ➡ 【機序】真菌の細胞膜成分合成酵素（ラノステロールC-14脱メチル化酵素（CYPの1つ）を阻害
- ➡ 【その他】定期的な肝機能検査をおこなう

▶ スクアレンエポキシダーゼ阻害薬

- □ アリルアミン系：テルビナフィン
- □ ベンジルアミン系：ブテナフィン
- □ チオカルバメート系：リラナフタート, トルナフタート
- ➡ 【機序】スクアレン-2,3-エポキシダーゼを阻害し, エルゴステロールの合成を阻害する

▶ フルオロピリジン系抗真菌薬

- □ フルシトシン
- ➡ 【機序】シトシン透過酵素を介して真菌細胞内に侵入し, シトシンデアミナーゼに脱アミノ化されフルオロウラシルとなり真菌の核酸合成を阻害する

▶ キャンディン系抗真菌薬

- □ ミカファンギン, カスポファンギン
- ➡ 【機序】真菌の細胞壁合成に関わるβ-D-グルカン合成酵素を阻害し細胞壁合成を停止させる

▶ ポリエンマクロライド系抗真菌薬

- □ アムホテリシンB, ナイスタチン, ピマリシン
- ➡ 【機序】真菌の細胞膜成分（エルゴステロール）に結合することで, 細胞膜機能障害をおこす

真菌の構造と作用機序

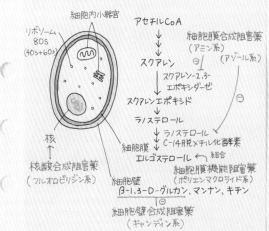

リボソーム 80S (40s+60s)
細胞内小器官

アセチルCoA
↓
スクアレン ← 細胞膜合成阻害薬（アミン系）⊖（アゾール系）
↓ スクアレン-2,3-エポキシダーゼ
スクアレンエポキシド ⊖
↓
ラノステロール
↓ ラノステロール C-14脱メチル化酵素
エルゴステロール 結合

核

核酸合成阻害薬（フルオロピリジン系）

細胞膜

細胞壁
β-1,3-D-グルカン、マンナン、キチン

細胞膜機能阻害薬（ポリエンマクロライド系）

細胞壁合成阻害薬（キャンディン系）

アゾール系抗真菌薬

イミダゾール系 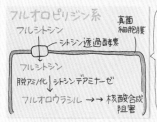 N×2
ミコナゾール、ラノコナゾール
ルリコナゾール、クロトリマゾール など

トリアゾール系 N×3
イトラコナゾール、フルコナゾール
ボリコナゾール など

🩸 肝障害、QT延長、皮膚炎
♻ CYP（特に3A4）の阻害作用
イトラコナゾールは P-糖タンパク質も阻害する
⚠ 外用剤は深在性真菌症には無効

💊 服用のタイミング
イトラコナゾール 錠・カプセル→食直後
内用液→空腹時
ボリコナゾール 錠→食間

フルオロピリジン系

フルシトシン
真菌細胞膜
シトシン透過酵素
フルシトシン
脱アミノ化 シトシンデアミナーゼ
フルオロウラシル →→ 核酸合成阻害

NG 妊婦
テガフール・ギメラシル・オテラシル投与中or投与中止後7日以内の患者

💡 シトシン透過酵素、シトシンデアミナーゼはヒトには存在しない

スクアレンエポキシダーゼ阻害薬

アリルアミン系：テルビナフィン
ベンジルアミン系：ブテナフィン
チオカルバメート系：リラナフタート
トルナフタート

🩸 消化器症状

キャンディン系

ミカファンギン、カスポファンギン
🩸 血液障害、肝障害、腎障害
♻ アミノグリコシド系
バンコマイシン
シメチジン
トルブタミド
濁りが生じ効果が減弱することがある

(1,3)-β-D-グルカン
真菌の細胞壁構成成分であり深在性真菌感染症を罹患すると血中濃度が上昇する

放線菌から産生される 4～7個の共役二重結合を含む大環状ラクトン環 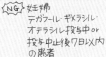 構造をもつ抗真菌薬

ポリエンマクロライド系

アムホテリシンB、ナイスタチン、ピマリシン
🩸 腎障害、肝障害、心不全、不整脈
血液障害、発熱 など
💡 リポソーム製剤が存在する

血管透過性が亢進している炎症組織に移行しやすい性質（受動ターゲティング）

1～2時間以上かけて点滴静注する

#真菌感染症
（カンジダ症，肺アスペルギルス症）

▶ カンジダ症

- □ カンジダ属による日和見感染症
- □ **表在性カンジダ症**：口腔咽頭カンジダ症，膣カンジダ症，皮膚カンジダ症
- □ **侵襲性カンジダ症**：カンジダ血症，播種性カンジダ症

▶ 肺アスペルギルス症

- □ アスペルギルス属の経気道感染による真菌感染症
- □ **慢性肺アスペルギルス症**（単純性肺アスペルギルス症，慢性進行性肺アスペルギルス症）
- □ **侵襲性アスペルギルス症**（急性アスペルギルス肺炎）

(MEMO)

▶ カンジダ血症

- □ 血管内カテーテル留置部や手術，がん化学療法で損傷した消化管粘膜から血行性にカンジダが侵入した病態

▶ 播種性カンジダ症

- □ カンジダ血症から全身臓器に播種した病態

▶ 膣カンジダ再発治療薬（OTC）

- □ 医師から膣カンジダの診断・治療を受けたことがない人や妊娠または妊娠していると思われる人は使用してはいけない

真菌感染症

カンジダ症

▶▷ カンジダ属のうち病原性をもつものによる日和見感染症

表在性カンジダ症
- 口腔咽頭
- 皮膚
- 膣

[特徴] HIV感染者 ステロイド吸入 がん患者 に多い

[症状] 舌痛，潰瘍 口腔内出血 口腔粘膜の白苔

侵襲性カンジダ症

カンジダ血症
血管内カテーテル留置部の皮膚や手術・がん化学療法で損傷した消化管粘膜から血行性にカンジダが侵入
↓ 全身臓器に播種
播種性カンジダ症

肺アスペルギルス症

▶▷ 土壌などに存在するアスペルギルス属の経気道感染による真菌感染症

- 慢性肺アスペルギルス症
  - 単純性肺アスペルギルス症
  - 慢性進行性肺アスペルギルス症
- 侵襲性アスペルギルス症
  ↳ 危険因子：好中球減少などの重度の免疫不全

⚠ 空調機器などを介した院内感染に注意

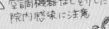

#真菌感染症
（足白癬，ニューモシスチス肺炎）

▶足白癬

□ 皮膚真菌症のひとつ

→【症状】足の裏と側面にかゆみ，水疱，皮膚の剥離 など

▶ニューモシスチス肺炎

□ Pneumocystis jiroveciiに感染することで生じる肺炎

→【症状】咳，呼吸困難，急な発熱

→【その他】免疫不全状態にあることを示す

足白癬
▶▷ 皮膚真菌症のひとつ

足の裏と側面に
かゆみ、水疱、
皮膚の剥離など

治療 抗真菌薬（外用剤）の塗布
→ 患部のびらん症状がひどくなった
場合は内服へ切り替え
⚠️症状が改善しても角質が入れ替わるまで
約1ヶ月間は塗布を続ける.
少し広めに塗布する.
保湿はしないで 清潔・通気性の良さ
を心がける

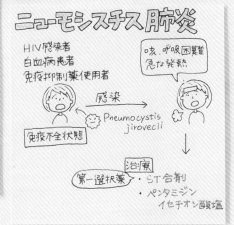

ニューモシスチス肺炎

HIV感染者
白血病患者
免疫抑制薬使用者

咳.呼吸困難
急な発熱

感染
Pneumocystis
jirovecii

免疫不全状態

治療
第一選択薬 ・ST合剤
・ペンタミジン
イセチオン酸塩

#感染経路

▶水平感染 📝

- □ ヒトからヒト. 動物からヒトへ伝搬する形式
- **> 飛沫感染**
- □ 病原体を含む飛沫（直径5μm以上の飛沫粒子）を吸い込み感染. 約1mの距離内で濃厚に感染する
- □ インフルエンザ, 風疹, マイコプラズマ肺炎 など
- **> 空気感染**
- □ 空気中に漂う微細な粒子（飛沫核）による経気道感染
- □ 結核菌, 麻疹, 水痘 など
- **> 接触感染**
- □ 感染源に直接接触して感染
- □ MRSA, 皮膚感染, 性行為感染, 糞口感染（ディフィシル菌, ノロウイルスなど） など
- **> 媒介物感染**
- □ 汚染物を介して感染
- □ 食中毒, 針刺し事故, 昆虫媒介感染 など

▶垂直感染 📝

- □ 母親から胎児・新生児へ波及する形式
- **> 母乳感染**
- □ 授乳時に母乳, 母体血中の病原体が児に感染
- □ ヒトT細胞白血球ウイルス（HTLV-1）, B型肝炎ウイルス（HBV） など
- **> 経胎盤感染**
- □ 胎盤を介して病原体が胎児血液に混入し感染
- □ 風疹ウイルス, サイトメガロウイルス, 梅毒トレポネーマ, トキソプラズマ など
- **> 産道感染**
- □ 分娩時に産道や母体血中の病原体が胎児に感染
- □ HBV, ヒト免疫不全ウイルス（HIV）, 淋菌, 単純ヘルペスウイルス, ヒトパピローマウイルス, B群レンサ球菌 など

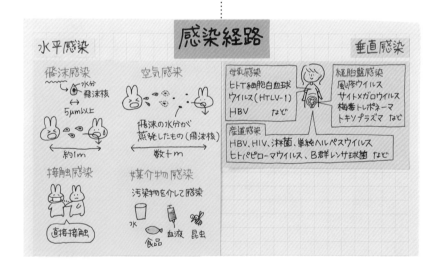

（ MEMO ） **▶飛沫核** 　□ 飛沫の水分が蒸発したもの

#日和見感染と消毒薬

▶日和見感染 📝

- □ 病原性が弱い病原体が抵抗力が低下している人に感染および感染症を起こすこと
- □ 緑膿菌, サイトメガロウイルス, クリプトコッカス, カンジダ属, トキソプラズマ など

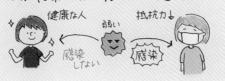

▶高水準消毒薬 📝

- □ グルタラール

▶中水準消毒薬 📝

- □ ポピドンヨード, 消毒用エタノール, 次亜塩素酸ナトリウム

▶低水準消毒薬 📝

- □ ベンザルコニウム塩化物, クロルヘキシジングルコン酸塩

高水準消毒薬
グルタラール
全ての微生物に有効
用途 内視鏡等の医療機器の消毒 など

中水準消毒薬
ポピドンヨード, 消毒用エタノール, 次亜塩素酸ナトリウム
芽胞形成菌に無効、ウイルスに有効
用途 皮膚、粘膜、創傷面の消毒 など

低水準消毒薬
ベンザルコニウム塩化物
クロルヘキシジングルコン酸塩
用途 粘膜、手指の消毒、室内の消毒 など

(MEMO) **▶滅菌と消毒**
- □ 滅菌：全ての微生物を死滅させること
- □ 消毒：病原性のある微生物を死滅・除去させること

#予防接種法

▶ **定期接種**

□ 予防接種法で定められた予防接種. A類疾病と
　B類疾病に分類される

▶ **A類疾病**

□ 集団の感染予防目的. 国民の努力義務(勧奨接
　種)である

> 4種混合ワクチン(DPT-IPV)
　(ジフテリア・破傷風・百日咳・ポリオ)
→ 【接種時期】
　・1期初回:生後3〜90月未満
　・追加:生後3〜90月未満(初期3回接種後, 6
　　月以上の間隔をおく)
　・2期:11〜13歳未満
> MRワクチン(麻疹・風疹)
→ 【接種時期】
　・1期:生後12〜24月未満(1歳代)
　・2期:5歳以上7歳未満であって, 小学校就学
　　に達するまでの日の1年前の日〜当該始期に
　　達する日の前日までの間にある者(小学校就
　　学前の児)
→ 【その他】風疹:先天性風疹症候群を予防する
　ために妊娠する前の予防接種が望まれる
> 日本脳炎ワクチン
→ 【接種時期】
　・1期初回:生後6〜90月未満
　・追加:生後6〜90月未満(初回終了後, 概ね1
　　年おく)2期:9〜13歳未満
> BCGワクチン(結核)
→ 【接種時期】1歳未満
> ヒトパピローマウイルス(HPV)
→ 【接種時期】小学校6年生〜高校1年生相当の
　女子

> インフルエンザ菌b型(Hib)ワクチン
→ 【接種時期】生後2ヵ月〜5歳未満
→ 【その他】
　・細菌性髄膜炎などの予防目的
　・インフルエンザウイルスとは別ものなので注意
> 肺炎球菌ワクチン(小児)
→ 【接種時期】生後2ヵ月〜5歳未満
→ 【その他】細菌性髄膜炎などの予防目的
> 水痘ワクチン
→ 【接種時期】生後12ヵ月〜36ヵ月
> B型肝炎ワクチン
→ 【接種時期】生後1歳まで(3回接種)　※B型
　肝炎母子感染防止事業によりワクチンを接種し
　たものを除く

▶ **B類疾病**

□ 個人の発症又はその重症化の防止に比重をおく
　もの
> インフルエンザワクチン
　①65歳以上
　②60歳以上65歳未満であって, 心臓, 腎臓もし
　　くは呼吸器の機能またはヒト免疫不全ウイル
　　スによる免疫機能に障害を有する者として厚
　　生労働省令に定める者
> 肺炎球菌ワクチン(高齢者)
　①65歳, 70歳, 75歳, 80歳, 85歳, 90歳, 95歳,
　　100歳となる方
　②60歳から65歳未満の方で, 心臓, 腎臓, 呼吸
　　器の機能に自己の身辺の日常生活活動が極
　　度に制限される程度の障害やヒト免疫不全
　　ウイルスによる免疫の機能に日常生活がほと
　　んど不可能な程度の障害がある方

(MEMO)

▶ **インフルエンザワクチン**

□ 赤血球凝集素(HA)を不活化させたワクチン. 卵アレルギーの人は注意が必要

#予防接種の種類

▶弱毒性ワクチン（生ワクチン） 📝

→【獲得する免疫】液性免疫, 細胞性免疫
→【対象】麻疹ウイルス, 風疹ウイルス, 結核菌, 水痘帯状疱疹ウイルス, ムンプスウイルス（流行性耳下腺炎）, ロタウイルス
→【その他】
・免疫抑制薬などを服用中患者は接種できない
・妊婦は接種できない

▶不活化ワクチン 📝

→【獲得する免疫】液性免疫
→【対象】百日咳菌, 肺炎球菌, 日本脳炎ウイルス, ポリオウイルス, Hib, HPV, インフルエンザウイルス, A型肝炎ウイルス（HAV）, HBV, 狂犬病ウイルス

▶トキソイド 📝

→【獲得する免疫】液性免疫
→【対象】ジフテリア菌, 破傷菌風

予防接種

① 弱毒性ワクチン（生ワクチン）
　→ 病原体の病原性を弱めたもの
　⚠ 免疫抑制剤服用中や妊娠中は接種できない
　　（接種する前1ヶ月, 後2ヶ月は避妊する）

② 不活化ワクチン
　→ 病原体を殺菌もしくは不活化して感染性をなくしたもの

③ トキソイド
　→ 細菌の外毒素を無毒化したもの

● ワクチンの副反応：発熱, 腫れ, 痛みなど
　→ 完全に防ぐことはできず, 投与後30分ほど様子をみる必要がある
● ワクチン接種の期間
　生ワクチン → 27日以上間隔あける
　不活化ワクチン → 6日以上間隔あける

(MEMO)

▶麻疹

□ 発熱と発疹を特徴とする麻疹ウイルスによる感染症
→【症状】発熱, 咳, 結膜炎, 鼻汁, コプリック斑, 融合性発疹（色素沈着あり）
→【その他】感染経路：空気感染・飛沫感染, 接触感染

▶風疹

□ 発熱と発疹を特徴とする風疹ウイルスによる感染症で, 発熱・発疹の期間は麻疹よりも短い
→【症状】発熱, 咳, 鼻汁, 頭痛, リンパ節腫脹, 非融合性発疹（色素沈着なし）, 先天性風疹症候群
→【その他】感染経路：飛沫感染, 接触感染

▶ジフテリア

□ ジフテリア菌が上気道粘膜などに飛沫感染し引き起こす疾患
→【症状】咽頭炎症状を発症, その後24時間以内に灰白色の偽膜が形成される

▶破傷風

□ 破傷風菌の芽胞が創傷部から侵入し, 密閉された環境下で限局性に増殖することで感染する
□ 破傷風菌が産生した神経毒（テタノスパスミン）が中枢神経に到達, 神経細胞と結合し, 抑制性の入力を阻害する
→【症状】開口障害（牙関緊急）, 全身けいれん, 呼吸困難 など

感 染 症 法

▶ 1類感染症

- □ 感染力, 重篤性などに総合的な観点からみた 危険性が極めて高い感染症

▶ 2類感染症

- □ 危険性が高い感染症

▶ 3類感染症

- □ 危険性が高くないが, 特定業務への就業によっ て感染症の集団発生を起こしうる感染症

▶ 4類感染症

- □ 動物, 飲食物等の物件を介してヒトに感染し, 国民の健康に影響を与える恐れのある感染症

▶ 5類感染症

- □ 国が発生動向調査を行い, 情報提供することで 発生・拡大を防止すべき感染症

* 関連項目

▶ 新興感染症

- □ 最近, 新しく認知され公衆衛生上の問題となる 感染症

▶ 再興感染症

- □ 既知の感染症で, 患者数が減少していたが再び 流行したもの

▶ 検疫感染症

- □ 日本に常在しない感染症病原体が国内へ侵入 することを防ぐために検査が必要なもの

(MEMO)

▶ 感染症法

- □ 感染症の予防及び感染症の患者に対する医療に関する法律

▶ 新型インフルエンザ等感染症

- □ **新型インフルエンザ**:新たに人から人に伝染する能力を有することとなったウイルスを病原体とするインフル エンザ
- □ **再興型インフルエンザ**:かつて世界的規模で流行したインフルエンザであってその後流行することなく長期 間が経過しているものとして厚生労働大臣が定めるものが再興したもの

▶ 指定感染症

- □ 既知の感染症(1類, 2類, 3類感染症および新型インフルエンザ等感染症を除く)であって, 1類から3類に準 じた対応の必要性が生じた場合に, 政令により1年間の限定で指定された感染症

▶ 新感染症

- □ 人から人に伝播すると認められる感染症で, 既知の感染症と症状などが明らかに異なり, その伝播力および 罹患した場合の重篤度から判断した危険性が極めて高い感染症

1 類感染症 〔全数把握〕

感染力、重篤性など総合的にみて
危険性が極めて高い感染症
→ ペスト、エボラ出血熱、マールブルグ病
クリミア・コンゴ出血熱、ラッサ熱
南米出血熱、痘瘡

2 類感染症 〔全数把握〕

危険性が高い感染症
→ 結核、ジフテリア、ポリオ、
重症急性呼吸器症候群(SARS)
中東呼吸器症候群(MERS)
鳥インフルエンザ(H5N1、H7N9)

3 類感染症 〔全数把握〕

危険性は高くないが、特定業務への
就業により集団発生を起こしうる感染症
→ 腸管出血性大腸菌感染症
コレラ、細菌性赤痢
パラチフス、腸チフス

4 類感染症 〔全数把握〕

動物、飲食物などの物件を介して
ヒトに感染し、影響を与えうる感染症
→ ジカウイルス感染症、デング熱、マラリア
日本脳炎、ウエストナイル熱、チクング
ニア熱、A・E型肝炎、鳥インフルエンザ

5 類感染症

国が発生動向調査を行い、情報提供することで発生・拡大を防止すべき感染症

→ 〔全数把握〕
クロイツフェルト・ヤコブ病、麻疹、風疹
後天性免疫不全症候群、梅毒
B・C型肝炎、水痘　　　　　　など

〔定点把握〕
インフルエンザ(鳥、新型等を除く)
性器クラミジア、MRSA感染症
感染性胃腸炎　　　　　　など

対応・措置	入院	特定職種の就業制限	消毒等対物の処置	その他
1類	原則○	○	○	
2類	状況により○	○	○	
3類		○	○	
4類			○	媒介動物の輸入規制
5類				発生状況の収集・分析・情報提供

新興感染症

最近新しく認知され、局地的あるいは国際
的に公衆衛生上の問題となる感染症
ex) カンピロバクター、鳥インフルエンザ

再興感染症

既知の感染症で、患者数が減少していたが
近年再び流行し始め、患者数が増加したもの
ex) マラリア、デング熱、結核

検疫感染症

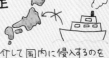

日本に常在しない
感染症病原体が
船舶や航空機を介して国内に侵入するのを
防ぐ目的で実施される

〔対象〕1類感染症、鳥インフルエンザ(H5N1、
H7N9)、新型インフルエンザ等感染症
デング熱、チクングニア熱、MERS
ジカウイルス感染症

#DNAウイルス

✽ **ウイルスの種類**

▶ **DNAウイルス**

☐ DNAウイルス（1本鎖）　エンベロープ：なし
- パルボウイルス科
  ヒトパルボウイルスB19
  ➡【主な疾患】伝染性紅斑
☐ DNAウイルス（2本鎖）　エンベロープ：なし
- パピローマウイルス科
  HPV
  ➡【主な疾患】尖圭コンジローマ, 子宮頸がん
- アデノウイルス科
  アデノウイルス
  ➡【主な疾患】咽頭結膜熱, 流行性角結膜炎, かぜ症候群
☐ DNAウイルス（環状2本鎖）エンベロープ：あり
- ヘパドナウイルス科（一部1本鎖）
  HBV
  ➡【主な疾患】B型肝炎
- ヘルペスウイルス科
  単純ヘルペスウイルス
  ➡【主な疾患】単純疱疹, 単純ヘルペス脳炎
  水痘帯状疱疹ウイルス
  ➡【主な疾患】水痘, 帯状疱疹
  エプスタイン・バー・ウイルス
  ➡【主な疾患】伝染性単核症
  サイトメガロウイルス
  ➡【主な疾患】巨細胞封入体症
  カポジ肉腫関連ヘルペスウイルス
  ➡【主な疾患】カポジ肉腫
- ボックスウイルス科（環状1本鎖）
  天然痘ウイルス
  ➡【主な疾患】天然痘, 牛痘

#RNAウイルス

▶RNAウイルス

□ RNAウイルス（1本鎖（＋）） エンベロープ：なし
- ピコルナウイルス科
  ポリオウイルス
  ➡【主な疾患】急性灰白髄炎
  コクサッキーウイルス
  ➡【主な疾患】手足口病, ヘルパンギーナ
  ライノウイルス
  ➡【主な疾患】かぜ症候群
  HAV
  ➡【主な疾患】A型肝炎
- カリシウイルス科
  ノロウイルス
  ➡【主な疾患】ウイルス性下痢症

□ RNAウイルス（1本鎖（＋）） エンベロープ：あり
- フラビウイルス科
  日本脳炎ウイルス
  ➡【主な疾患】日本脳炎　※蚊が媒介する
  C型肝炎ウイルス（HCV）
  ➡【主な疾患】C型肝炎
  デングウイルス
  ➡【主な疾患】デング熱　※ヒトスジシマカやネッタイシマカが媒介する
  ウエストナイルウイルス
  ➡【主な疾患】ウエストナイル熱　※イエカが媒介する
- トガウイルス科
  風疹ウイルス
  ➡【主な疾患】風疹
- コロナウイルス科
  コロナウイルス
  ➡【主な疾患】かぜ症候群, SARS, MERS, 新型肺炎（COVID-19）
- レトロウイルス科
  HIV
  ➡【主な疾患】後天性免疫不全症候群（AIDS）
  HTLV-1
  ➡【主な疾患】成人T細胞白血病（ATL）

□ RNAウイルス（1本鎖（−）） エンベロープ：あり
- オルトミクソウイルス科
  インフルエンザウイルス
  ➡【主な疾患】インフルエンザ, かぜ症候群
- パラミクソウイルス科
  麻疹ウイルス
  ➡【主な疾患】麻疹
  ムンプスウイルス
  ➡【主な疾患】流行性耳下腺炎
  RSウイルス
  ➡【主な疾患】かぜ症候群
- フィロウイルス科
  エボラウイルス
  ➡【主な疾患】エボラ出血熱　※自然宿主：オオコウモリ, サル
  マールブルグウイルス
  ➡【主な疾患】マールブルグ病
- ブニヤウイルス科
  クリミア・コンゴ出血熱ウイルス
  ➡【主な疾患】クリミア・コンゴ出血熱
  重症熱性血小板減少症候群ウイルス
  ➡【主な疾患】重症熱性血小板減少症候群　※ダニ媒介
- アレナウイルス科
  ラッサウイルス
  ➡【主な疾患】ラッサ熱
  マチュポウイルス
  ➡【主な疾患】南米出血熱

□ RNAウイルス（2本鎖） エンベロープ：なし
- レオウイルス科
  ロタウイルス
  ➡【主な疾患】ウイルス性下痢症

#ウイルスの基本構造と感染様式

▶ ウイルスの基本構造

☐ カプシド, 核酸, エンベロープ, スパイク

▶ ウイルスの感染様式

☐ 吸着
☐ 侵入
☐ 脱殻
☐ 増殖
☐ 組み立て
☐ 放出

ウイルスの基本構造

カプシド
（タンパク質の殻）

エンベロープ
（脂質二重層）
カプシドのさらに外側にある

多くのウイルスは
エンベロープあり →

核酸
（DNAまたはRNA）

スパイク（糖タンパク質）
細胞への吸着や進入の役割

ウイルスの感染様式

⑥ 放出
組み立てられた
ウイルス粒子が
細胞外へ放出
される

① 吸着　ウイルス表面の特有な分子構造が
宿主細胞上の受容体に特異的に結合

③ 脱殻
ウイルス遺伝子の複製・翻訳のため
ウイルス粒子のカプシドが分解され
核酸が遊離する

② 侵入
エンドサイトーシス
や膜融合などに
より細胞内に
侵入する

⑤ 組み立て
合成されたウイル
ス構成素材が
集合し、組み立て
られる

④ 増殖　宿主細胞の合成系を利用し、ウイルス核酸の
複製、mRNAの合成、mRNAからのタンパク質の
翻訳を行う

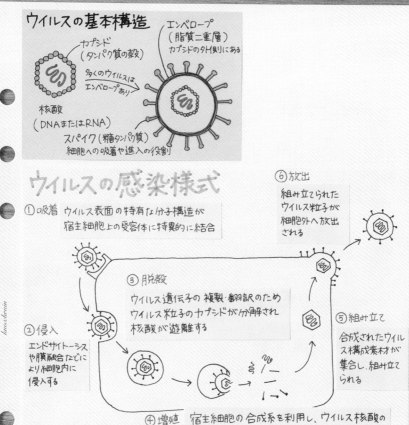

#かぜ症候群

▶ **かぜ症候群** 　　□　気道粘膜の急性カタル性炎症の総称

かぜ症候群 ▶▶ 上気道粘膜の急性カタル性炎症の総称.
主にウイルスが原因となる

下の6つに分類される.

■ **感冒**
☺ ライノウイルス(成人に多い)
　コロナウイルス
　RSウイルス(小児に多い)
症状 鼻汁、鼻閉、くしゃみ

■ **インフルエンザ**
☺ インフルエンザウイルス
症状 発熱、頭痛、
　　筋肉痛
　　全身倦怠感

■ **咽頭炎症候群**
☺ アデノウイルス
　パラインフルエンザウイルス
症状 発熱、頭痛

■ **咽頭結膜熱(プール熱)**
☺ アデノウイルス
症状 発熱、咽頭痛
　　結膜炎

■ **ヘルパンギーナ**
☺ コクサッキーウイルスA群
　エコーウイルス　　B群
症状 咽頭痛、咽頭粘
　　膜の小水疱・潰瘍

■ **クループ症候群**
☺ パラインフルエンザウイルス
　RSウイルス、アデノウイルス
症状 呼吸性喘鳴、
　　犬吠様咳嗽、嗄声

治療：通常は対称療法

 …原因ウイルス

▶ **感冒**

□ ライノウイルス, コロナウイルス, RSウイルス
➔【症状】鼻汁, 鼻閉, くしゃみ

▶ **インフルエンザ**

□ インフルエンザウイルス
➔【症状】発熱, 頭痛, 筋肉痛, 全身倦怠感

▶ **咽頭炎症候群**

□ アデノウイルス, パラインフルエンザウイルス
➔【症状】発熱, 頭痛

▶ **咽頭結膜炎(プール熱)**

□ アデノウイルス
➔【症状】発熱, 咽頭痛, 結膜炎

▶ **ヘルパンギーナ**

□ コクサッキーウイルス(A群, B群), エコーウイルス
➔【症状】咽頭痛, 咽頭粘膜の小水疱・潰瘍

▶ **クループ症候群**

□ パラインフルエンザウイルス, RSウイルス, アデノウイルス
➔【症状】呼吸性喘鳴, 犬吠様咳嗽, 嗄声

#かぜ症候群に用いられる薬

▶ 総合感冒薬

□ 感冒の諸症状の緩和を目的としたもの
〈 目的と組成 〉
□ 炎症・発熱・疼痛に：アセトアミノフェン, イブプロフェン, エテンザミド, トラネキサム酸 など
□ 鼻汁, 鼻閉, くしゃみに：プロメタジン, クレマスチン, クロルフェニラミン
□ 眠気(副作用など)に：無水カフェイン
□ 喀痰に：アンブロキソール, ブロムヘキシン など
□ 咳嗽に：ジヒドロコデイン, ノスカピン, デキストロメトルファン など
□ その他(ビタミン剤)：フルスルチアミン, リボフラビン, アスコルビン酸 など

▶ 麻黄湯

□ 構成生薬：麻黄, 杏仁, 桂皮, 甘草

▶ 小青竜湯

□ 構成生薬：麻黄, 芍薬, 甘草, 桂皮, 細辛, 五味子, 半夏, 乾姜

(MEMO)

▶ 葛根湯

□ 汗がなく, 頭痛や発熱がある風邪のひきはじめに
□ 構成生薬：葛根, 大棗, 麻黄, 甘草, 桂皮, 芍薬, 生姜

総合感冒薬

▷ 感冒の諸症状の緩和を目的としたもの

例) PL配合顆粒 → アセトアミノフェン
サリチルアミド
→ 炎症, 発熱, 疼痛に

プロメタジン
→ 鼻汁, 鼻閉, くしゃみに

無水カフェイン
→ 眠気(プロメタジンの副作用)に

◆ その他の総合感冒薬に含まれる成分の例

喀痰に
アンブロキソール
ブロムヘキシン

咳嗽に
ジヒドロコデイン
ノスカピン
デキストロメトルファン

ビタミン剤
フルスルチアミン
→ 尿検査影響なし

リボフラビン
→ 尿を黄色に着色する

アスコルビン酸
→ 尿糖検査で偽陰性を示すことがある

麻黄湯
(麻黄, 杏仁, 桂皮, 甘草)

▷ 汗がなく, 関節痛のある風邪のひきはじめに

⚠ 麻黄(エフェドリン)とMAO阻害薬やカテコールアミン製剤を併用すると不眠や発汗過多の恐れ

⚠ 甘草(グリチルリチン酸)含有のため低K+血症に注意

小青竜湯
(麻黄, 芍薬, 甘草, 桂皮, 細辛, 五味子, 半夏, 乾姜)

▷ 水様性鼻汁やくしゃみ, 痰のある風邪のひきはじめに

⚠ 甘草(グリチルリチン酸)含有のため低K+血症に注意

#インフルエンザウイルス

▶インフルエンザ

□ インフルエンザウイルスによる感染症

〈 インフルエンザウイルスの構造 〉

□ **ヌクレオカプシド**：ウイルスゲノム（RNA）とタンパク質（カプシド）の複合体

□ **スパイクタンパク質**：エンベロープに存在
  - HA（ヘマグルチニン：H1〜H16）：ヒト細胞に吸着・侵入するために必要な構造
  - NA（ノイラミニダーゼ：N1〜N9）：細胞表面の糖タンパク質からシアル酸残基を除去する．ヒト細胞内で増殖したウイルスが細胞外へ遊離するために必要な構造
  - M2タンパク（A型インフルエンザのみ）：A型の脱殻に必要なH^+チャネル

〈 インフルエンザのいろいろ 〉

□ A, B, Cの3つの型に分類される

□ 小児にはアセトアミノフェンが推奨される

□ マスク着用によりウイルスの拡散を防ぐことができる

□ 接触感染の予防に有効な消毒液

□ 高齢者で死亡率が高い

□ 迅速診断

□ 出席停止期間：原則，発症後5日かつ解熱後2日経過するまで登校禁止

インフルエンザ ▶▷ インフルエンザウイルスによる感染症

感染経路：飛沫感染，接触感染
症状：発熱，関節痛，筋肉痛など
治療：抗インフルエンザ薬
　　　対症療法（水分補給など）

- M2タンパク（A型のみ）
- ノイラミニダーゼ（NA）
  → ウイルスの放出
- 赤血球凝集素（HA）
  → ウイルスの吸着・侵入
- RNA

● A, B, Cの3つの型に分類される
A型 ⎫
B型 ⎬ 典型的なインフルエンザ症状
C型 → かぜ症候群のような軽い上気道炎程度

● 高齢者で死亡率が高い

● 小児が発症した場合はアセトアミノフェンが推奨される
⚠ NSAIDsはライ症候群のリスクがある

● 迅速診断
酵素免疫測定法
金コロイド法　鼻腔・咽頭拭い液を用いる
判定は目視で行うため，特別な装置は不要
A型かB型かの判定が可能

● マスク着用によりウイルスの拡散を防ぐことができる

● 出席停止期間
発症 →5日→ かつ 解熱 →2日→ 登校OK!

● 接触感染の予防に有効な消毒液
次亜塩素酸ナトリウム
消毒用エタノール・ポビドンヨード
塩化ベンザルコニウム

● 新型インフルエンザは季節性インフルエンザのウイルスと抗原性が大きく異なり，ほとんどの人が抗体を持っていない

#インフルエンザウイルスの
増殖機構・薬の作用点

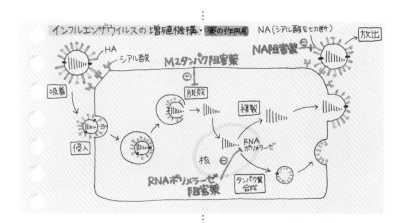

▶ノイラミニダーゼ阻害薬
（NA阻害薬）

☐ オセルタミビル, ザナミビル, ラニナミビル, ペラミビル

→ 【機序】ウイルスのノイラミニダーゼを選択的に阻害し, 宿主細胞内で増殖したウイルスの放出を阻止する

→ 【その他】
・ 適応はA型, B型インフルエンザ感染症
・ 発症から48時間以内に投与を開始
　※ザナミビル, ラニナミビル, ペラミビルは可能な限り速やかに投与
・ 異常行動等の精神神経症状を発現した例が報告されている
　※オセルタミビル（緊急安全性情報）

▶RNAポリメラーゼ阻害薬

☐ ファビピラビル

→ 【機序】RNA依存性RNAポリメラーゼ阻害しウイルス増殖を抑制する

→ 【その他】
・ 適応は新型または再興型インフルエンザウイルス感染症
・ COVID-19治療でも注目される

▶M2タンパク阻害薬

☐ アマンタジン

→ 【機序】A型インフルエンザウイルスのM2タンパクを阻害し, 脱殻を阻害する

→ 【その他】適応はA型インフルエンザ感染症

(MEMO)

▶ノイラミニダーゼ阻害薬の予防投与

☐ 感染者と接触後オセルタミビルは2日以内, ザナミビルは1.5日以内に投与を開始する. 治療と予防で用法・用量が異なり, 予防効果は連続して服用している期間中のみ有効

☐ 対象：患者の同居家族または共同生活者である高齢者, 慢性呼吸器疾患患者, 慢性心疾患患者, 代謝性疾患患者, 腎機能障害患者

#ヘルペスウイルス

▶ **ヘルペスウイルス**

☐ 単純ヘルペスウイルス1型(HSV-1)
- ・初感染:口腔内などに水疱・潰瘍ができる(歯肉口内炎,角膜ヘルペス)
- ・回帰発症:口唇などに水疱・潰瘍ができる(口唇ヘルペス),成人の脳炎,角膜ヘルペス

☐ 単純ヘルペスウイルス2型(HSV-2)
- ・初感染:性器ヘルペス,口唇ヘルペス,新生児の脳炎
- ・回帰発症:性器ヘルペス

☐ 水痘帯状疱疹ウイルス(VZV)
- ・初感染:水痘,発熱,全身倦怠感,皮疹
- ・回帰発症:帯状疱疹(神経に沿って片側性に症状が現れる疼痛や感覚障害)
→【その他】潜伏感染のため抗体が陽性であっても免疫低下時に帯状疱疹を罹患することがある

☐ サイトメガロウイルス(CMV)
- ・日和見感染症:脳炎,肺炎,肝炎,網膜炎,腸炎
- ・母子感染症:低出生体重児,小頭症,神運動発達遅延,黄疸,出血斑 など
→【その他】抗サイトメガロウイルス抗体陽性患者でもサイトメガロウイルス肺炎を発症することがある

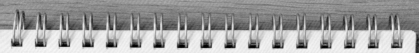

ヘルペスウイルス
治癒後も体内に潜伏して、免疫機能低下時などに再活性化し回帰発症を起こす

HHV-1：単純ヘルペスウイルス1型(HSV-1)
→ 口唇ヘルペス、角膜ヘルペス
HHV-2：単純ヘルペスウイルス2型(HSV-2)
→性器ヘルペス
HHV-3：水痘帯状疱疹ウイルス(VZV)
→ 水痘(初感染)、帯状疱疹(回帰発症)
HHV-4：エプスタイン・バー・ウイルス(EBV)
→ 伝染性単核球症、上咽頭がん
HHV-5：サイトメガロウイルス(CMV)
→ 巨細胞性封入体症、CMV単核症
HHV-6A(疾患不明)
HHV-6B、HHV-7
→ 突発性発疹
HHV-8：カポジ肉腫関連ヘルペスウイルス(KSHV)
→ カポジ肉腫

単純ヘルペスウイルス
▶ 皮膚・粘膜感染症を引き起こす(単純疱疹)
🏠 接触感染
HSV-2の潜伏期間は3〜7日

水痘帯状疱疹ウイルス
▶ 小児期に初感染し水痘を引き起こすことが多い
→皮疹を特徴とする
紅斑→水疱→膿疱→痂皮形成の段階で進行する
🏠 飛沫核感染

サイトメガロウイルス
▶ 多くの人が小児期に初感染する
🏠 日本人成人の多くは抗サイトメガロウイルス抗体陽性。ただし陽性であってもサイトメガロウイルス肺炎を発症することがある。

抗ヘルペス薬, 抗サイトメガロウイルス薬

▶ 抗ヘルペスウイルス薬

- □ アシクロビル, バラシクロビル, ファムシクロビル
- □ ビダラビン
- →【 機序 】ウイルスのDNAポリメラーゼを阻害し増殖を抑制する
- →【 その他 】
  - ・バラシクロビルはアシクロビルにL-バリンをエステル結合させ吸収性を改善したプロドラッグ
  - ・精神症状（意識障害, せん妄など）, 骨髄抑制などの副作用に注意

▶ 抗サイトメガロウイルス薬

- □ ガンシクロビル, バルガンシクロビル
- □ ホスカルネット
- →【 機序 】ウイルスのDNAポリメラーゼ阻害し増殖を抑制する
- →【 その他 】ホスカルネットは非ヌクレオシド系に分類される

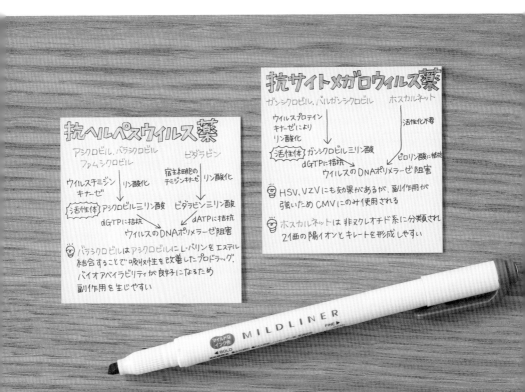

#HIV感染症／AIDS

HIV感染症／AIDS

▶▷ <u>ヒト免疫不全ウイルス（HIV）</u>による感染症．HIVがCD4陽性T細胞に感染し、数を減少させることで後天性免疫不全症候群（AIDS）を発症する．

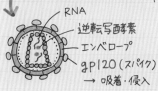

RNA
逆転写酵素
エンベロープ
gp120（スパイク）
→ 吸着・侵入

感染経路：性行為感染、血液感染
母子感染（産道感染
経胎盤感染
母乳感染）

疫学：新規感染者の大半は男性で同性との性的接触によるものが多い

症状
急性感染期（2～6週）
↓ 一過性のインフルエンザ様症状
無症候期（数年～10数年）
↓ 自覚症状はないがHIVが増殖している
AIDS期
体重減少、脳症、全身倦怠感、各種日和見感染症
など

▶HIV感染症／AIDS 📝

☐ HIVがCD4陽性T細胞に感染し, 数を減少させることで後天性免疫不全症候群（AIDS）を発症する
➡【 機序 】
・急性感染期：一過性のインフルエンザ様症状
・無症候期：HIVが増殖
・AIDS期：体重減少, 脳症, 全身倦怠感, 日和見感染症 など
➡【 その他 】
・新規感染者の大半は男性で同性との性的接触によるものが多い
・感染者の汗, 尿, 唾液を介して感染しない

〈 HIVの構造 〉
☐ コア：RNAと逆転写酵素を含む
☐ エンベロープ：あり
☐ gp120（スパイク）：CD4陽性T細胞内へ侵入するための構造

#抗HIV薬

▶侵入阻止薬 📝

- ☐ マラビロク
- ➡【機序】ヒト細胞膜上のCCR5に結合しHIVの侵入を阻害する
- ➡【その他】CCR5指向性ウイルスにのみ有効

▶逆転写酵素阻害薬（ヌクレオシド系）

- ☐ dGTP：アバカビル
- ☐ dATP：テノホビル
- ☐ dCTP：ラミブジン, エムトリシタビン
  dTTP：サニルブジン, ジダノシン, ジドブジン
- ➡【機序】細胞内でリン酸化されdGTP, dATP, dCTP, dTTPの類似構造物に変換され, 競合して逆転写酵素を阻害する

▶逆転写酵素阻害薬（非ヌクレオシド系）

- ☐ リルピビリン, エファビレンツ, ネビラピン など
- ➡【機序】逆転写酵素の疎水ポケット部分に結合し酵素活性を阻害する

▶インテグラーゼ阻害薬

- ☐ ラルテグラビル, エルビテグラビル など
- ➡【機序】インテグラーゼを阻害し, ウイルスDNAのヒトDNAへの取り込みを阻害する

▶プロテアーゼ阻害薬

- ☐ リトナビル, アタザナビル, ロピナビル など
- ➡【機序】HIVプロテアーゼを阻害し, ウイルス増殖を抑制する

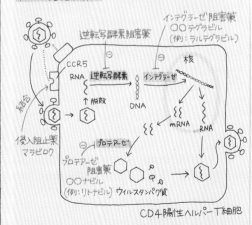

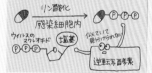

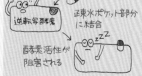

#肝炎ウイルス

▶A型肝炎ウイルス（HAV）

- ☐ RNAウイルス
- ☐ 科：ピコルナウイルス
- ☐ 感染後：終生免疫を獲得するため再感染しない
- ☐ ウイルスマーカー
  - ・HAV-RNA：体内にウイルスが存在する
    （感染状態）
  - ・IgM型HA抗体：急性肝炎
  - ・IgG型HA抗体：治癒後またはワクチン投与後

▶B型肝炎ウイルス（HBV）

- ☐ DNAウイルス
- ☐ 科：ヘパドナウイルス
- ☐ 5類感染症に分類される
- ☐ ウイルスマーカー
  （抗体の出現順：IgM型HBc抗体 → HBe抗体
  → HBs抗体）
  - ・HBV-DNA：体内にウイルスが存在する
    （感染状態）
  - ・HBs抗原：体内にウイルスが存在する
    （感染状態）
  - ・HBs抗体：治癒後またはワクチン投与後
  - ・HBe抗原：ウイルス活動性が高い
    （感染力が強い）
  - ・HBe抗体：ウイルス活動性が低い
    （感染力が弱い）
  - ・IgM型HBc抗体：急性肝炎,慢性肝炎の急性
    増悪
  - ・IgG型HBc抗体：治癒後またはワクチン投与後

▶C型肝炎ウイルス（HCV）

- ☐ RNAウイルス
- ☐ 科：フラビウイルス
- ☐ 5類感染症に分類される
- ☐ ウイルスマーカー
  - ・HCV-RNA：体内にウイルスが存在する
    （感染状態）
  - ・HCV抗体：急性肝炎,慢性肝炎,肝炎治癒後

▶D型肝炎ウイルス（HDV）

- ☐ RNAウイルス
- ☐ 増殖にはHBVが必要
- ☐ ウイルスマーカー
  - ・HDV-RNA：体内にウイルスが存在する
    （感染状態）
  - ・HDV抗体：急性肝炎,慢性肝炎,肝炎治癒後

▶E型肝炎ウイルス（HEV）

- ☐ RNAウイルス
- ☐ ウイルスマーカー
  - ・HEV-RNA：体内にウイルスが存在する
    （感染状態）
  - ・HEV抗体：急性肝炎,慢性肝炎,肝炎治癒後

(MEMO)

▶ウイルスのマーカーの推移

- ☐ ウイルスの核酸など→IgM抗体, 遅れてIgG抗体→IgG型抗体が持続検出

Ａ型肝炎ウイルス (HAV)

- RNAウイルス
- 潜伏期間: 2~6週間

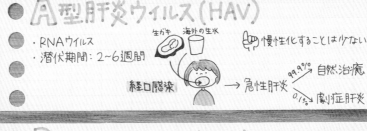

経口感染 → 急性肝炎 → 慢性化することは少ない
99.9% 自然治癒
0.1% 劇症肝炎

Ｂ型肝炎ウイルス (HBV)

- DNAウイルス
- 潜伏期間: 1~6ヶ月
- 5類感染症

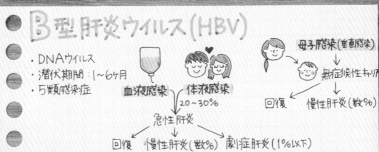

血液感染　体液感染
母子感染(垂直感染)

20~30% → 無症候性キャリア → 回復 / 慢性肝炎(数%)

急性肝炎
回復　慢性肝炎(数%)　劇症肝炎 (1%以下)

Ｃ型肝炎ウイルス (HCV)

- RNAウイルス
- 潜伏期間: 1~3ヶ月
- 5類感染症

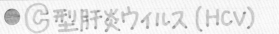

体液感染
母子感染

肝細胞がんによる死亡者の多くはＣ型肝炎ウイルスの持続感染者

(主) 血液感染 → 急性肝炎 70% 慢性化 (持続感染)

Ｄ型肝炎ウイルス (HDV)

- RNAウイルス
- 潜伏期間: 1~6ヶ月

血液感染　体液感染　母子感染
※増殖にはHBVが必要

Ｅ型肝炎ウイルス (HEV)

- RNAウイルス
- 潜伏期間: 2~9週間

ブタ　シカ　イノシシ

経口感染
生食 → 妊婦 劇症化することが多い

CHAPTER 07

#肝炎,肝硬変

▶ 急性ウイルス性肝炎 📝

- □ 肝炎ウイルスによる急性炎症
- □ ウイルスに感染した肝細胞を細胞障害性T細胞が傷害することで発症
- → 【症状】インフルエンザ様症状,黄疸,褐色尿,肝肥大

▶ 慢性ウイルス性肝炎 📝

- □ 血清AST, ALTの高値が6ヵ月以上持続する状態
- □ C型肝炎ウイルスとB型肝炎ウイルスによるもので90%を占める
- → 【症状】自覚症状乏しい

▶ 肝硬変 📝

- □ 慢性進行性肝疾患の終末像
- → 【症状】高度脳肝機能障害

▶ 劇症肝炎 📝

- □ 急性肝不全のうち,肝炎(ウイルス性,薬物性,自己免疫性)が原因で引き起こされたもの
- → 【症状】意識障害,羽ばたき振戦,高熱,頻脈,黄疸,腹水・浮腫,低血糖,出血傾向 など

▶ 肝性脳症 📝

- □ 肝障害に伴う脳全体の機能低下
- → 【症状】高アンモニア血症,意識障害,羽ばたき振戦

(MEMO)

▶ 肝性脳症の治療

- □ 低タンパク食
- → 【機序・目的】タンパク質の摂取量を減らし体内アンモニア産生量を抑制する
- □ 合成二糖類:**ラクツロース, ラクチトール**
- → 【機序・目的】腸内で乳酸菌により有機酸を遊離し,腸内pHを下げアンモニア産生菌の生育を抑制する
- □ 腸管非吸収性抗菌薬:**カナマイシン, ポリミキシンB, リファキシミン**
- → 【機序・目的】腸内細菌を減少させ腸管内のアンモニアの産生を抑制する
- □ 分岐鎖アミノ酸製剤:**アミノレバン, モリヘパミン, リーバクト**
- → 【機序・目的】フィッシャー比(モル比:分岐鎖アミノ酸/芳香族アミノ酸)を上昇させる
- → 【その他】水または約50℃のお湯で溶解し溶解後は10時間以内に服用する

急性ウイルス性肝炎

▷▷ 肝炎ウイルスによる肝細胞の急性炎症

原因

  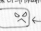

ウイルス　肝細胞　感染した肝細胞　←傷害

症状

まず
インフルエンザ
様症状

↓

その後

黄疸
褐色尿
肝肥大

予防・針刺し事故時
- A型肝炎
  → A型肝炎ワクチン
  ヒト免疫グロブリン
- B型肝炎
  → B型肝炎ワクチン
  抗HBsヒト免疫
  グロブリン

持続

→

慢性ウイルス性肝炎

▷▷ 血清AST, ALTの高値が6ヶ月
以上持続する状態。
肝硬変へ移行しやすく、肝細胞
がんの発症リスクが高い

特徴
- C型肝炎ウイルスとB型肝炎ウイルス
によるもので90%を占める

治療
- 抗ウイルス療法
- 肝庇護療法

自覚症状乏しい
?

　1~2%

劇症肝炎

▷▷ 急性肝不全のうち、肝炎（ウイルス性、
薬物性・自己免疫性）が原因となり
引き起こされたもの

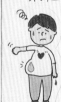

症状

意識障害、羽ばたき振戦
高熱、頻脈、黄疸
腹水・浮腫、低血糖
出血傾向　　　　　　など

治療

全身管理、原因に対する治療、
合併症対策、特殊療法　など

↓

肝性脳症

▷▷ 肝障害に伴う脳全体
の機能低下により多彩
な精神・神経症状を
きたす症候群

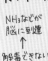

NH₃などが
脳に到達

↓

解毒できない

症状

高アンモニア血症
意識障害
羽ばたき振戦

肝硬変

▷▷ 慢性進行性肝疾患の終末像で不可逆
性に進行し肝不全に至る。
代償期と非代償期にわけられる

特徴

代償期：症状が乏しい

非代償期：高度な肝機能障害で
様々な症状や合併症を伴う

カチコチ

門脈

脾臓

肝機能障害
- アルブミン合成↓　→ 腹水、浮腫
- 血液凝固因子合成↓　→ 出血傾向
- 異化機能↓　→ 肝性脳症
- ビリルビン排泄↓　→ 黄疸

門脈圧亢進症
- 脾臓機能↑　汎血球減少
- 食道静脈瘤の破裂　→ 消化管出血

検査
- γ-グロブリン上昇
- コリンエステラーゼ活性低下
- コレステロール低下

CHAPTER 07

#肝炎治療薬と肝疾患治療薬

❋ 肝炎治療薬

▶ インターフェロン(IFN)製剤

- □ インターフェロン アルファ, インターフェロン ベータ, ペグインターフェロン アルファ
- ➡ 【機序】感染細胞上のⅠ型IFN受容体に結合し, 抗ウイルスタンパク質を誘導しHBVおよびHCV の増殖を抑制する
- ➡ 【その他】HCVの遺伝子型(ジェノタイプ)により有効性が異なる
  (2a, 2bで著効 ※日本に少ないタイプ)

▶ 直接型抗ウイルス薬

- □ NS3/4Aプロテアーゼ阻害薬:テラプレビル, シメプレビル, アスナプレビル, バニプレビル, パリタプレビル, グラゾプレビル
- □ NS5A複製複合体阻害薬:ダクラタスビル, レジパスビル, エルバスビル
- □ NS5Bポリメラーゼ阻害薬:ソホスブビル
- ➡ 【機序】HCVゲノムにコードされている増殖に必要なポリメラーゼ, プロテアーゼの働きなどを直接阻害する

▶ 逆転写酵素阻害薬

- □ dGTP:エンテカビル
- □ dATP:アデホビル, テノホビル
- □ dCTP:ラミブジン
- ➡ 【機序】細胞内でリン酸化されdGTP, dATP, dCTPの類似構造物に変換され, 類似したヌクレオチドに競合して逆転写酵素を阻害しDNA鎖の伸張を停止させる(HBVの増殖抑制)

▶ 核酸アナログ

- □ リバビリン
- ➡ 【機序】細胞内でリン酸化されGTPの類似構造物に変換され, GTPに拮抗し(NS5B)RNA依存性RNAポリメラーゼを阻害しRNA合成を阻害する(HCVの増殖抑制)
- ➡ 【その他】
  ・IFN製剤と併用(リバビリンの単剤投与は無効)
  ・催奇形性あり
    女性:服薬開始直前に妊娠の有無を確認
    男性:投与中~投与中止後6ヵ月間は避妊

❋ 肝疾患治療薬

▶ 肝機能改善薬

- □ グリチルリチン製剤
- ➡ 【作用】抗炎症作用, IFN誘導作用, 肝細胞膜安定化作用, 肝細胞増殖促進作用

❋ 胆道疾患治療薬

▶ 利胆薬

- □ ウルソデオキシコール酸, ケノデオキシコール酸
- ➡ 【機序】
  ・胆汁うっ滞改善:肝臓からの胆汁分泌促進作用
  ・コレステロール系胆石溶解:胆汁中の胆汁酸を増加させ胆石表面のコレステロールをミセル化し溶解する

インターフェロン (IFN) 製剤

IFNα、IFNβ、PEG IFNα

I型IFN受容体

標的細胞
OAS PKR

⇨ 受容体に結合し
抗ウイルスタンパク質
(OASやPKRなど)を
誘導する
↓
HBV、HCVの増殖抑制

⚠ インフルエンザ様症状
発熱、血球減少
抑うつ、自殺企図
間質性肺炎 など
→ 小柴胡湯 と併用すると発症リスク増大

核酸アナログ

リバビリン

⇨ HCVの増殖抑制

💊 インターフェロン製剤 と併用する
(リバビリンの単独投与は無効か)

⚠ 催奇形成あり
女性：服用開始直前に妊娠の確認
男性：投与中〜中止後6ヶ月間 避妊

肝機能改善薬

グリチルリチン製剤 (甘草由来)

⇨ 抗炎症作用、インターフェロン誘導作用、
肝細胞膜安定化作用

⚠ 偽アルドステロン症、消化器症状

直接型抗ウイルス薬

• NS3/4Aプロテアーゼ阻害薬
○○プレビル (テラプレビル など)

• NS5A複製複合体阻害薬
○○アスビル (レジパスビル など)

• NS5Bポリメラーゼ阻害薬
ソホスブビル

⇨ HCVの増殖抑制

逆転写酵素阻害薬

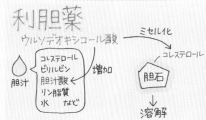

エンテカビル ──リン酸化→ dGTP ⎫
アデホビル、テノホビル ──→ dATP ⎬ 類似構造
ラミブジン ──→ dCTP ⎭

⚠ 治療終了後にB型肝炎の
重症急性増悪が起こる
ことがあるため、数ヶ月は
症状・検査値の観察を
行う

逆転写酵素を阻害
DNA鎖の伸長停止
↓
HBVの増殖抑制

利胆薬

ウルソデオキシコール酸

💧 胆汁
コレステロール ┐
ビリルビン │
胆汁酸 ├ 増加
リン脂質 │
水 など ┘

──ミセル化→
コレステロール
胆石
↓
溶解

✿ 胆汁うっ滞改善
コレステロール系胆石溶解作用

(NG) 閉塞性黄疸、劇症肝炎 など

#胆石症

▶胆石症 📝

- ☐ 胆汁中成分が析出した胆石が胆道内にある病態
- ☐ 胆石があっても,自覚症状がない場合も多い
- ➔ 【 症状 】
  - ・総胆管結石:胆汁うっ滞,膵炎
  - ・胆嚢結石:胆石発作,胆嚢炎

▶排胆薬

- ☐ フロプロピオン
- ➔ 【 機序 】COMT阻害作用によるアドレナリン作動性作用および抗5-HT作用により,Oddi括約筋を弛緩させ膵胆道内圧を低下させる

(MEMO)

▶胆石発作

- ☐ 食後,胆嚢が収縮し,胆石が胆嚢頸部や胆嚢管に嵌頓することで胆嚢内圧が上昇し心窩部から右側腹部に疼痛をきたす

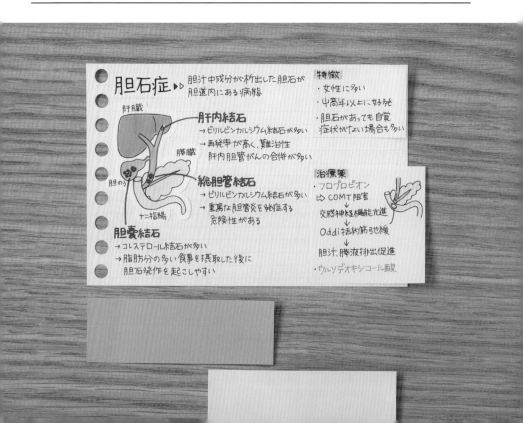

薬物性肝障害 , 脂肪肝 , 自己免疫性肝炎

▶ 薬物性肝障害

☐ 薬物により生じる肝細胞障害や胆汁うっ滞またはその両方(混合型)

→【症状】
- アレルギー:発熱,発疹,関節痛
- 胆汁うっ滞:黄疸,皮膚瘙痒感
- 肝細胞障害:全身倦怠感,食欲不振,悪心

▶ 脂肪肝

☐ 肝細胞中に中性脂肪が蓄積した状態

▶ 自己免疫性肝炎

☐ 自己免疫機序による慢性活動性肝炎

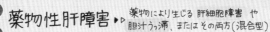

#バセドウ病

▶バセドウ病

□ びまん性甲状腺腫を伴った甲状腺機能亢進症
➡ 【症状】発汗, 手指の振戦, 軟便～下痢, メルゼブルクの三徴, 体重減少
➡ 【自己抗体】抗TSH(甲状腺刺激ホルモン)受容体抗体

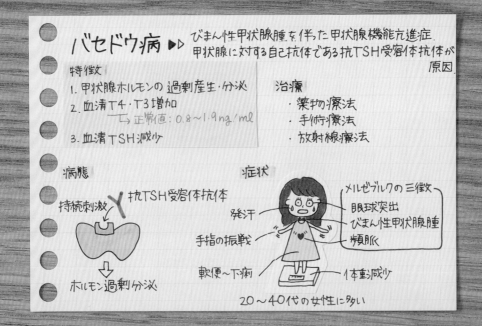

#バセドウ病の治療

▶抗甲状腺薬

☐ チアマゾール, プロピルチオウラシル

➡【機序】甲状腺ペルオキシダーゼ阻害により甲状腺ホルモンの生合成を阻害

➡【その他】
- 無顆粒球症(好中球<500μL)を発症した場合はただちに中止
- チアマゾールは催奇形性あり

(MEMO)

▶甲状腺ホルモンの合成・貯蔵・分泌

1. ヨウ素イオン(I⁻)が濾胞細胞内に取り込まれる
2. TSHの作用により濾胞上皮細胞でチログロブリンが合成され濾胞腔内へ分泌される
3. ペルオキシダーゼが作用しT₃またはT₄が生合成される
   ① ヨウ素イオンの酸化(活性化)
   ② チログロブリンのチロシン残基をヨウ素化する
   ③ ヨウ素化されたチロシン残基を縮合しチログロブリンに結合したT₃またはT₄を生合成する
4. 濾胞腔内で貯蔵
5. チログロブリンがコロイド小滴として濾胞上皮細胞に再吸収される
6. プロテアーゼにより加水分解され甲状腺ホルモンが血中に分泌される

薬物療法
1. 抗甲状腺薬
   チアマゾール, プロピルチオウラシル
2. β遮断薬
   プロプラノロール
3. 無機ヨード薬
   ヨウ化カリウム

食事について
ヨウ素を多く含むものの積極的な摂取は控える。

(例)
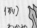
わかめ

のり

昆布
海藻類

抗甲状腺薬
チアマゾール(第一選択薬)
プロピルチオウラシル

⇨ 甲状腺ペルオキシダーゼ阻害により
   甲状腺ホルモンの生合成を阻害する

⚠ 無顆粒球症
   ↳ 好中球く500μL になった場合は
     ただちに服用中止

💡・チアマゾール
   { 2週間に1回血液検査を行う.
   { 催奇形性の報告がある

・規則的に数ヶ月間服用し, 症状改善で減薬

#甲状腺機能低下症（橋本病）

▶甲状腺機能低下症

☐ 甲状腺ホルモンの作用不足による疾患の総称

▶橋本病

☐ 自己免疫により，甲状腺が破壊され甲状腺ホルモンの分泌が低下する病態
➡ 【症状】粘膜水腫，代謝低下，精神機能の低下
➡ 【自己抗体】抗チログロブリン抗体，抗甲状腺ペルオキシダーゼ抗体

▶薬物治療

＞ 甲状腺ホルモン製剤

☐ リオチロニン（T_3製剤），レボチロキシン（T_4製剤：補充療法で使われる）
➡ 【機序】核内受容体（甲状腺ホルモン受容体）に結合し甲状腺ホルモン様作用を示す
➡ 【その他】補充療法では，半減期も長く安定して使いやすいT_4製剤が用いられる

▶T_3製剤とT_4製剤の比較

☐ T_3（トリヨードチロニン）製剤：構造式中にヨウ素が3つある製剤
☐ T_4（チロキシン）製剤：構造式中にヨウ素が4つある製剤

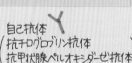
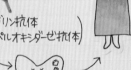
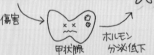

#糸球体疾患(ネフローゼ症候群)

▶ 糸球体疾患

☐ 糸球体が傷害され尿の異常やGFRの低下など
がおこる

▶ ネフローゼ症候群

☐ 免疫複合体の沈着などにより糸球体バリアが
障害される病態
→ 【症状】高度タンパク尿, 低アルブミン血症, 浮
腫, 脂質異常症, 血液凝固能の亢進, タンパク
尿(尿の泡立ち) など
→ 【その他】難治性の場合には免疫抑制薬の併
用する場合もある

(MEMO)

▶ ネフローゼ症候群の分類(組織診断名)

☐ **微小変化型ネフローゼ症候群**:光学顕微鏡で
はほとんど病変を認めないもので小児に多い
☐ **巣状分節性糸球体硬化症**:一部の糸球体に部
分的な病変を認める
☐ **膜性腎症**:糸球体係蹄壁の肥厚が認められるも
ので中高年の男性に多い

▶ 膠質浸透圧

☐ 膠質=コロイドのこと(血中では主にアルブミン
など)で分散する微粒子のことをいう

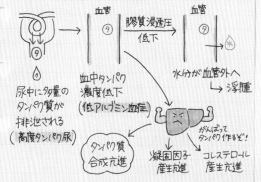

#全身性エリテマトーデス

▶全身性エリテマトーデス(SLE)

- □ 多様な自己抗体が産生される慢性炎症性疾患
- □ III型アレルギー
- ➡【 症状 】蝶形紅斑,光線過敏症,口腔内潰瘍,ループス腎炎,関節炎
- ➡【 自己抗体 】抗核抗体(抗ds-DNA抗体,抗Sm抗体など)

(MEMO)

▶抗リン脂質抗体症候群(APS)

- □ リン脂質に対する自己抗体により凝固系が促進され重篤な動静脈血栓症(脳梗塞,肺血栓塞栓症,習慣流産,死産など)を引き起こす自己免疫疾患
- □ SLEを基礎疾患とする場合が多い
- □ 薬物治療(ワルファリン,アスピリン など)
  ※妊娠合併症予防の場合はヘパリンとアスピリンを併用する(ワルファリンは妊婦禁忌)

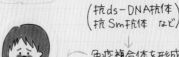

全身性エリテマトーデス(SLE)

▶▷ 遺伝因子、環境因子などを背景に免疫異常をきたし、多様な
自己抗体が産生される慢性炎症性疾患を起こすIII型アレルギー。
多彩な臓器障害を呈する。

特徴
1. 血清補体価の低下
2. 予後を決める因子
　→ループス腎炎、汎血球減少

治療
① 副腎皮質ステロイド(第一選択)
　プレドニゾロン
② 免疫抑制薬
③ NSAIDs
④ 免疫グロブリン静注療法、
　血漿交換療法、腎移植 など

遺伝因子
環境因子
→ 抗核抗体産生
(抗ds-DNA抗体
抗Sm抗体 など)
→ 免疫複合体を形成

・蝶形紅斑、
光線過敏症、
口腔内潰瘍
・ループス腎炎
・関節炎

10～30代の女性
に多い

#重症筋無力症

▶ 重症筋無力症

□ 易疲労性を特徴とした筋無力症状を呈する自己免疫疾患
→【 症状 】眼瞼下垂, 複視, 易疲労性, 四肢の筋力低下, 嚥下障害
→【 自己抗体 】抗ニコチン性ACh受容体抗体
→【 その他 】シナプス後膜のニコチン性ACh受容体に対する自己抗体産生により受容体が破壊される

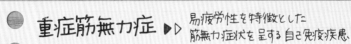

重症筋無力症 ▶▷ 易疲労性を特徴とした筋無力症状を呈する自己免疫疾患

特徴
1. 眼筋型と全身型がある
2. 筋力低下に日内変動がある（夕方に症状が出やすい）
3. 重症例では呼吸麻痺を起こす

治療
[目標] 症状の寛解, QOL向上
薬物療法
・副腎皮質ステロイド薬
・免疫抑制薬
・抗コリンエステラーゼ薬
血液浄化療法
免疫グロブリン静注療法

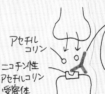

アセチルコリン
ニコチン性アセチルコリン受容体

自己抗体の産生
抗ニコチン性アセチルコリン受容体抗体
↓
受容体破壊
↓
発症 ← 興奮伝達障害

主な症状
・眼瞼下垂
・複視
・易疲労性
・四肢の筋力低下
・嚥下障害

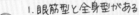

好発年齢
5歳未満の小児
20〜40代の女性
50〜60代の男性

#関節リウマチ

▶ 関節リウマチ

- □ Ⅲ型アレルギーにより,関節破壊をきたす慢性全身性自己免疫疾患
- → 【 症状 】左右対称性の関節症状,朝の手のこわばり
- → 【 自己抗体 】リウマイド因子,抗CCP抗体

関節リウマチ

免疫複合体の沈着（Ⅲ型アレルギー）により、
関節破壊をきたす慢性全身性自己免疫疾患

疫学
30〜50代の女性に多い

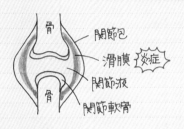

骨
関節包
滑膜　炎症
関節液
関節軟骨
骨

（マトリックスメタロプロテアーゼ-3）
MMP-3とは
軟骨破壊に関与する
タンパク分解酵素

特徴

① 主な病変は全身性の関節滑膜炎で
　多発性かつ対称性

② リウマトイド因子陽性

③ 多様な関節外症状
　→ リウマトイド結節（皮下結節）、
　　 間質性肺炎、ドライアイ など

④ 血清MMP-3高値

⑤ 免疫複合体の沈着により、滑膜細胞
　などからTNF-α、IL-6などが放出される

産生される自己抗体

リウマトイド因子

特異性高い！

抗CCP抗体

IgG
Fc部分

CCP

IgG抗体のFc部分
に対する自己抗体

CCP（環状シトルリン
化ペプチド）に対する
自己抗体

症状

※DIP関節は
障害されにくい

好発部位：手

PIP
関節
MCP
関節

- 左右対称性の関節症状
- 朝の手指のこわばり
　→ 腫れぼったく、動かしにくい

治療　目標：寛解と維持

① 基礎療法 → 十分な休養・安静・生活指導

② 薬物療法 → 関節破壊の進行抑制と疼痛コントロール、関節の保護

③ 外科療法

④ リハビリテーション

DMARD
生物学的製剤

NSAIDs
副腎皮質ステロイド

ヒアルロン酸
ナトリウム

CHAPTER 08

#リウマチ治療薬(DMARD)

▶ 金製剤

□ 金チオリンゴ酸, オーラノフィン
➡ 【機序】不明

▶ SH含有化合物

□ ペニシラミン, ブシラミン
➡ 【機序】免疫複合体(IgM型自己抗体)の分子内ジスルフィド結合を開裂する

▶ サルファ剤

□ サラゾスルファピリジン
➡ 【機序】5-アミノサリチル酸(5-ASA:活性本体)がT細胞, マクロファージでのサイトカイン産生抑制し抗炎症作用を示す
➡ 【その他】
・潰瘍性大腸炎にも用いられる ※消化性潰瘍には用いない
・5-ASA + スルファピリジンから成るプロドラッグ

5-ASA部分

スルファピリジン部分

▶ 免疫調節薬(その他)

□ イグラチモド
➡ 【機序】マクロファージやB細胞において転写因子NF-κB活性化を阻害する
➡ 【その他】ワルファリンとの相互作用が疑われる重篤な出血(安全性速報)

▶ 代謝拮抗薬

> 葉酸代謝拮抗薬

□ メトトレキサート
➡ 【機序】ジヒドロ葉酸還元酵素(DHFR)を阻害しテトラヒドロ葉酸合成を抑制する
➡ 【その他】
・エビデンスが明確で効果も期待できることから関節リウマチ治療の第一選択薬
・重篤な腎障害患者に禁忌
・拮抗剤:ホリナートカルシウム

> プリン代謝拮抗薬

□ ミゾリビン
➡ 【機序】プリン合成系を特異的, 可逆的に阻害しリンパ系の活性を抑制する
➡ 【その他】高分子核酸(DNA, RNA)に取り込まれず骨髄抑制を起こしにくい

> ピリミジン合成阻害薬

□ レフルノミド
➡ 【機序】ピリミジン合成系を阻害しリンパ球の増殖を抑制する

▶ カルシニューリン阻害薬

□ タクロリムス
➡ 【機序】ヘルパーT細胞の細胞内情報伝達に関与するイムノフィリン(FKBP)と結合しカルシニューリンを阻害することでIL-2産生を抑制する結果, T細胞の増殖・活性化を抑制する

▶ ヤヌスキナーゼ(JAK)阻害薬

□ トファシチニブ, バリシチニブ
➡ 【機序】細胞内情報伝達経路のJAKを阻害し, 炎症性サイトカインや免疫グロブリンの産生を抑制する

DMARD

疾患修飾性抗リウマチ薬.
効果発現まで 2～3ヶ月かかるものが多い.

免疫調節薬

正常な免疫機能に影響を与えず、
免疫機能を調節する.

SH含有化合物　ペニシラミン、ブシラミン

⇨ 免疫複合体 (IgM型自己抗体) の分子内
ジスルフィド結合の開裂

⚠ ペニシラミンはキレート剤として働くため
亜鉛製剤などとの同時服用は避けて
食間に投与する

免疫抑制薬

免疫機能を広く抑制する
→ 結核や帯状疱疹に対する対策必須

メトトレキサート

・DMARDの中では比較的早く2～3週間で
効果発現.
・毎日服用する薬ではないことを注意する
・副作用対策として葉酸を投与する場合、
メトトレキサート服用の 24～48時間後に
服用する

カルシニューリン阻害薬

タクロリムス

⇨ ヘルパーT細胞内のシグナル伝達に
関与するイムノフィリン (FKBP) と結合
→ カルシニューリンを阻害
→ IL-2産生を抑制
→ T細胞の増殖・活性化抑制

💊 TDM対象薬物　全血トラフ値 5～20ng/ml

金製剤　金チオリンゴ酸、オーラノフィン

効果発現が遅く、副作用が少なくない ⇨ 処方頻度 (低)

サルファ剤　サラゾスルファピリジン (プロドラッグ)

↓ 活性化
5-アミノサリチル酸 (5-ASA)
⇨ T細胞・マクロファージでのサイトカイン産生抑制
👤💬「尿がオレンジ色になることがあります」

その他　イグラチモド

マクロファージやB細胞内で転写因子NF-κB活性化阻害

代謝拮抗薬

メトトレキサート (第一選択薬)

⇨ ジヒドロ葉酸還元酵素を阻害し
テトラヒドロ葉酸合成を抑制する
🩸 間質性肺炎、再生不良性貧血、汎血球減少
🔄 プロベネシド、ピペラシリンナトリウム
→ 有機アニオントランスポーターの阻害により
メトトレキサートの消失遅延

ミゾリビン

⇨ プリン合成系を特異的、可逆的に阻害し、
リンパ系細胞の増殖、活性を抑制

レフルノミド (プロドラッグ)

⇨ ピリミジン合成系を阻害しリンパ球の増殖抑制

JAK阻害薬

トファシチニブ、バリシチニブ

> CYP3A4で
> 代謝される
> ↓
> 相互作用に
> 注意!

JAK (ヤヌスキナーゼ) とは
炎症性サイトカイン受容体の
細胞内部に結合するチロシン
キナーゼのこと.

#生物学的製剤

* 生物学的製剤

▶抗TNF-α抗体

☐ キメラ型モノクローナル抗体:**インフリキシマブ**
☐ 完全ヒト化モノクローナル抗体:**アダリムマブ,
ゴリムマブ**
→ 【 機序 】TNF-αの働きを抑制し,可溶型
TNF-αに対する中和作用,受容体結合した
TNF-αの解離作用,TNF-α産生細胞に対する
細胞傷害作用を示す
→ 【 その他 】
・適応は既存治療で効果不十分な場合
・重篤な感染症,活動性結核,うっ血性心不全,
脱髄疾患(多発性硬化症など)では禁忌
・(インフリキシマブ)関節リウマチに用いる場
合メトトレキサートと併用が必須
※中和抗体が産生されることを予防するため

▶TNF-α阻害薬

☐ エタネルセプト
→ 【 機序 】TNF-αとTNF-βの両方に結合し,
TNF受容体へのシグナル伝達を阻害する
→ 【 その他 】
・ヒト型可溶性TNF受容体-Fc融合タンパク質
で,おとりヒト型可溶性TNF受容体として働く
・適応は既存治療で効果不十分な場合
・敗血症,重篤な感染症,活動性結核,うっ血
性心不全,脱髄疾患は禁忌

▶IL-6阻害薬

☐ トシリズマブ, サリルマブ
→ 【 機序 】IL-6受容体を遮断する
→ 【 その他 】
・IL-6に対するモノクローナル抗体
・適応は既存治療で効果不十分な場合
・重篤な感染症,活動性結核は禁忌
・COVID-19治療でも注目される

▶T細胞刺激調節薬

☐ アバタセプト
→ 【 機序 】抗原提示細胞のCD80/86に結合し,
CD28を介した共刺激シグナルを阻害する
→ 【 その他 】
・適応は既存治療で効果不十分な場合
・重篤な感染症は禁忌

免 疫 抑 制 薬 （ 拒 絶 反 応 抑 制 な ど ）

▶ プリン代謝拮抗薬

☐ ミコフェノール酸モフェチル
➡ 【 機序 】プリン代謝を阻害し免疫抑制作用を示す
➡ 【 その他 】de novo経路のみを抑制する

▶ リンパ球増殖抑制薬

☐ グスペリムス
➡ 【 機序 】細胞障害性T細胞の成熟や増殖, 活性化B細胞の増殖や分化を阻害することで免疫抑制作用を示す

▶ カルシニューリン阻害薬

☐ シクロスポリン
➡ 【 機序 】ヘルパーT細胞の細胞内情報伝達に関与するシクロフィリンと結合しカルシニューリンを阻害することでIL-2産生を抑制する結果, T細胞の増殖・活性化を抑制する

▶ IL-2阻害薬

☐ バシリキシマブ
➡ 【 機序 】T細胞表面上のIL-2受容体であるCD25を中和しT細胞の活性化を抑制する

#消化管

▶消化管

〈 消化管の構造と運動 〉

☐ **粘膜層**：上皮と結合組織および薄い平滑筋か
　らなる

☐ **粘膜下層**：結合組織，血管，神経終末，リンパ管
　を含む

☐ **マイスネル神経叢（粘膜下神経叢）**

　・ 消化腺からの消化液分泌を支配（亢進：消化
　　液分泌促進）

☐ **固有筋層**：輪走筋と縦走筋からなる

☐ **アウエルバッハ神経叢（筋層間神経叢）**

　・ 平滑筋による消化管運動を支配（亢進：消化
　　管運動促進）

☐ **漿膜**：最も腹腔側（外側）の膜．臓側腹膜

消化管

主な役割：消化、吸収
消化管内は身体の外側

消化管の構造と運動

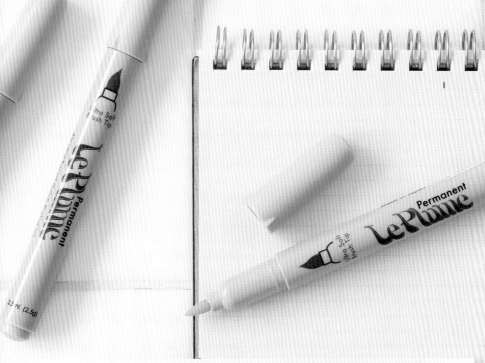

消化管腔側

| 粘膜層 |
粘膜下層	マイスネル神経叢 （粘膜下神経叢）
輪走筋	
縦走筋	アウエルバッハ神経叢 （筋層間神経叢）
漿膜	

固有筋層 → 輪走筋・縦走筋

重層扁平上皮
（物理刺激に強い）
丈夫な上皮

単層円柱上皮
（分泌や吸収が
得意な上皮）

口腔
咽頭
食道
胃
小腸
大腸
肛門

● 消化液の分泌や消化管運動は
「消化管内容物」と「自律神経」の2つの
要因により調節される

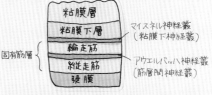

消化管の内容物に
よる物理的刺激
　　↓
マイスネル神経叢亢進
　　　　アウエルバッハ神経叢亢進

消化液分泌促進
消化管運動促進

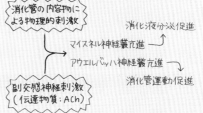

副交感神経刺激
（伝達物質：ACh）

hana brain

#下痢

▶ 下痢 　☐ 水分を多く含む便を200g/日以上の頻回排泄がある状態

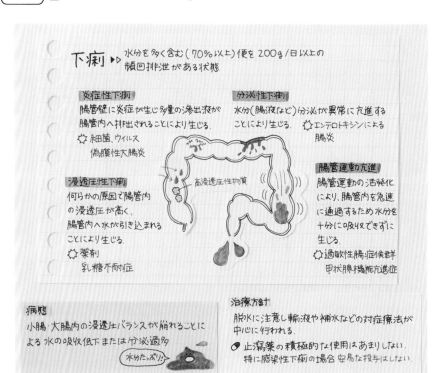

下痢 ▶▶ 水分を多く含む (70%以上)便を 200g/日以上の頻回排泄がある状態

炎症性下痢
腸管壁に炎症が生じ多量の滲出液が腸管内へ排出されることにより生じる.
☆細菌, ウイルス
偽膜性大腸炎

分泌性下痢
水分(腸液など)分泌が異常に亢進することにより生じる. ☆エンテロトキシンによる腸炎

浸透圧性下痢
何らかの原因で腸管内の浸透圧が高く,腸管内へ水が引き込まれることにより生じる.
☆薬剤
乳糖不耐症

高浸透圧性物質

腸管運動亢進
腸管運動の活発化により,腸管内を急速に通過するため水分を十分に吸収できずに生じる.
☆過敏性腸症候群
甲状腺機能亢進症

病態
小腸・大腸内の浸透圧バランスが崩れることによる水の吸収低下または分泌過多
水分たっぷり!

治療方針
脱Kに注意し輸液や補水などの対症療法が中心に行われる.
止瀉薬の積極的な使用はあまりしない.特に感染性下痢の場合安易な投与はしない.

▶ 炎症性下痢
☐ 腸管壁に炎症が生じ多量の浸出液が腸管内へ排出されることにより生じる

▶ 浸透圧性下痢
☐ 何らかの原因で腸管内の浸透圧が高く,腸管内へ水が引き込まれることにより生じる

▶ 分泌性下痢
☐ 水分分泌が異常に亢進することにより生じる

▶ 腸管運動亢進
☐ 腸管運動の活性化により,腸管内を急速に通過するため,水分を十分に吸収できずに生じる

#止瀉薬

▶ 止瀉薬

> **オピオイド受容体刺激薬**

□ ロペラミド

➔ 【 機序 】μ受容体に結合し, AChの遊離と消化管運動および粘液分泌を抑制する

> **腸運動調節薬（オピオイド受容体刺激薬）**

□ トリメブチン

➔ 【 機序 】低用量で交感神経終末のμ受容体を刺激し, 高用量で副交感神経終末のμ受容体を刺激する

> **鎮痙薬**

□ 三級アミン合成抗コリン薬：**ピペリドレート**
四級アンモニウム合成抗コリン薬：**チメピジウム, ブチルスコパラミン, ブトロピウム, プロパンテリン**

□ 選択的ムスカリン受容体遮断薬：**チキジウム**

➔ 【 機序 】ムスカリン性ACh受容体を競合的に遮断する

> **収斂薬**

□ 次硝酸ビスマス, タンニン酸アルブミン

➔ 【 機序 】腸粘膜表面のタンパク質に結合し粘膜表面を覆うことで炎症を抑制, 腸粘膜を保護する

➔ 【 その他 】タンニン酸アルブミンは牛乳由来なため牛乳アレルギー患者には投与禁忌

> **吸着薬**

□ 天然ケイ酸アルミニウム

➔ 【 機序 】細菌性毒素や過剰な水分などを吸着し腸管を保護する

> **殺菌薬**

□ ベルベリン

➔ 【 機序 】腸内での腐敗・発酵を抑制する

> **整腸薬**

□ 乳酸菌製剤（ビオフェルミン）, 耐性乳酸菌製剤（ビオフェルミンR）, 酪酸菌製剤（ミヤBM）

➔ 【 機序 】腸内細菌叢を正常化し, 整腸作用を示す

➔ 【 その他 】抗菌薬と併用の場合は耐性乳酸菌製剤または酪酸菌製剤を用いる

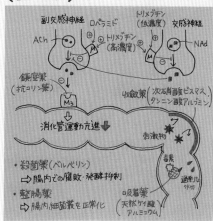

〈止瀉薬〉

トリメブチン
高濃度 → 消化管運動を抑制
低濃度 → 消化管運動が亢進
☆下痢にも便秘にも使用できる

鎮痙薬
ピペリドレート, チメピジウム, ブチルスコパラミン
ブトロピウム, プロパンテリン, チキジウム

収斂薬
⇨ 腸粘膜表面のタンパク質に結合し粘膜表面を覆うことで炎症を抑制, 腸粘膜を保護する

#便秘

便秘 ▶▶ 様々な要因により正常に排便ができないこと.
排便回数の減少、排便の困難さ、硬い便、残便感などを伴う.

治療方針

器質性便秘：原因疾患の治療
機能性便秘：生活習慣の改善、薬物治療

薬物治療

一般的には酸化マグネシウムから開始されることが多い
便秘の原因を明らかにして薬物を選択する.

器質性便秘

腸腸など

【原因】腸管の狭窄
疾患による大腸の
運動機能障害

【治療】原因疾患の治療

【注意】下剤禁忌

機能性便秘① 食事性便秘

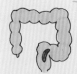

【原因】繊維質の少ない食事
など

【治療】食生活の改善

機能性便秘② 直腸性(習慣性)便秘

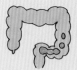

【原因】便意の我慢
下剤の乱用 など

【治療】排便習慣の改善
薬物治療
〈1〉直腸刺激性下剤

機能性便秘③ 弛緩性便秘

シーン…

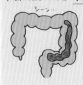

【原因】大腸運動の鈍化
腹筋力の衰え など

【治療】食生活の改善
薬物治療
〈1〉機械性下剤

機能性便秘④ 痙れん性便秘

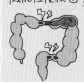

【原因】過敏性腸症候群
（副交感神経亢進による
腸管の過緊張）

【治療】薬物治療
〈1〉機械性下剤

▶便秘 📝

□ 様々な要因により正常に排便ができないこと

▶器質性便秘 📝

➡【原因】腸管の狭窄, 疾患による大腸の運動機能障害

▶機能性便秘 📝

□ 食事性便秘
➡【原因】繊維質の少ない食事 など
□ 直腸性(習慣性)便秘
➡【原因】便意の我慢や下剤の乱用 など
　・第一選択薬：直腸刺激性下剤
□ 弛緩性便秘
➡【原因】大腸運動の鈍化, 腹筋力の衰え など
　・第一選択薬：機械性下剤
□ けいれん性便秘
➡【原因】過敏性腸症候群
　・第一選択薬：機械性下剤

#瀉下薬

▶瀉下薬 📝

> 刺激性下剤

□ 小腸刺激性下剤：**ヒマシ油**

□ 大腸刺激性下剤：**センナ，ダイオウ，ビサコジル，ピコスルファートナトリウム**

➡ **【機序】**アウエルバッハ神経叢を刺激し蠕動運動を促進させる

➡ **【その他】**
- ヒマシ油は膵液由来のリパーゼに分解されることで作用する
- センナやダイオウに含まれるセンノシドが大腸内で腸内細菌に分解されることで作用する
- ピコスルファートは，大腸細菌叢由来のアリルスルファターゼにより加水分解され活性体となる

> 塩類下剤（機械性下剤）

□ 酸化マグネシウム，硫酸マグネシウム

➡ **【機序】**腸管内で難吸収性の重炭酸塩または炭酸塩を形成し浸透圧を高める結果，腸管内の水分量が増加し便を軟化させるとともに，容積も増加するため物理的刺激により蠕動運動を促進する

> 糖類下剤（機械性下剤）

□ ラクツロース

➡ **【機序】**腸管内の浸透圧を高め，腸壁からの水分を奪うことにより腸内容物を軟化させる

> 膨張性下剤（機械性下剤）

□ カルメロースナトリウム

➡ **【機序】**腸管内で水分を吸収し膨張することで腸管壁を物理的に刺激し蠕動運動を促進する

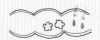

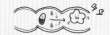

（MEMO）

▶小腸ClC-2クロライドチャネル活性化薬

□ ルビプロストン

➡ **【機序】**小腸上皮のClC-2クロライドイオンチャネルを活性化し腸管管腔へ水分の分泌を促進する

➡ **【その他】**耐性を生じない

#消化性潰瘍とピロリ菌

▶ 消化性潰瘍（胃潰瘍, 十二指腸潰瘍）

- □ 胃酸やペプシンなどの攻撃因子により胃または十二指腸の組織が粘膜筋板を越えて深く欠損した状態
- ➡ 【症状】心窩部痛, 胸やけ, 吐血（胃潰瘍：鮮血 十二指腸潰瘍：コーヒー残渣様）, タール便, 貧血 など
- ➡ 【その他】ピロリ菌による萎縮性胃炎を併発している場合, 胃がん発生リスクが高い

▶ ヘリコバクター・ピロリ（ピロリ菌）

- □ ウレアーゼ活性をもち胃内で生存可能
- □ 胃潰瘍患者の多くで認められる（無症候性の場合もあり）
- □ 除菌が成功したとしても再感染の可能性がある
- 〈 除菌療法 〉
- □ **アモキシシリン**：ピロリ菌に対する抗菌作用
- □ **抗菌薬B**：異なる系統の抗菌薬を併用し, 除菌成功率の向上ならびに耐性化を防止
  - ・一次除菌：クラリスロマイシン
  - ・二次除菌：メトロニダゾール
  - ・三次除菌：レボフロキサシン
- □ **プロトンポンプ阻害薬（PPI）**または**ボノプラザン（P-CAB）**：胃酸による抗菌薬の失活を防ぐ
  ※H_2受容体遮断薬は用いられない

(MEMO)

▶ 潰瘍とびらん

- □ **潰瘍**：粘膜筋板を越えるもの
- □ **びらん**：粘膜筋板まで達しないもの

▶ ピロリ菌感染検査法

- □ 尿素呼気試験：^{13}Cで標識した尿素を服用し呼気中のCO_2から赤外吸収スペクトル法で標識炭素を検出する
- ➡ 【その他】抗体測定, 糞便中抗原測定, 培養法, 迅速ウレアーゼ試験 など

▶ 胃食道逆流症（GERD）

- □ 下部食道括約筋の筋力低下を原因に酸性の胃内容物が逆流し, 胸焼けや呑酸などの症状が出現する疾患
- ➡ 【症状】胸焼け・呑酸 など

消化性潰瘍（胃潰瘍、十二指腸潰瘍）

▶▷ 胃酸やペプシンなどの攻撃因子により胃または十二指腸の組織が
粘膜筋板を越えて深く欠損した状態（潰瘍）となる疾患

病因
攻撃因子と防御因子のバランス崩壊に
より潰瘍を生じる（バランス説）

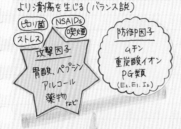

ピロリ菌感染などがバランス崩壊の要因

病態
基本的には良性疾患で予後は良好
ピロリ菌による萎縮性胃炎を併発している
場合には胃がん発生リスクが高い

治療
・出血がある場合 → 止血
・止血後や出血がない場合
　→ ピロリ菌感染患者：除菌療法
　→ NSAIDs服用中：服用の中止
　→ 上記以外 or NSAIDs の服用を中止でき
　　ないとき：薬物療法

胃潰瘍
👤 40〜60歳代、男女比 1：1
痛み：食後に多い
原因：防御因子の減少
出血：吐血
穿孔：少ない
好発部位：胃角部小彎側

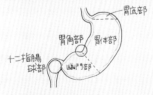

十二指腸潰瘍
👤 20〜40歳代、男女比 3：1
痛み：空腹時、夜間に多い
原因：胃酸分泌の増加
出血：下血
穿孔：多い
好発部位：球部前壁

ヘリコバクター・ピロリ（ピロリ菌）

[形] 数本の鞭毛を持つらせん状グラム陰性
桿菌
[感染経路] 経口感染
[疫学] 日本では60歳以上の感染率が高い
　　　胃潰瘍患者の多くに認められる
　　　幼少期：持続感染となりやすい
　　　成人期：持続感染となりにくい

[特徴]　ウレアーゼ活性をもつ

尿素 → (NH₃) 胃酸を中和しピロリ菌の
　　　　　　胃内生存を可能にしている
　　＋
　　(CO₂) → 尿素呼気試験を用いて
　　　　　　ピロリ菌感染を検査する

・除菌が成功したとしても再感染の可能性がある

除菌療法
一次除菌：1日2回7日間
アモキシシリン（抗菌作用）
クラリスロマイシン（除菌成功率の向上）
PPI or ボノプラザン（胃酸による抗菌薬の失活を防ぐ）

耐性菌が認められるため
二次除菌ではメトロニダゾール
三次除菌ではレボフロキサシン

#胃酸分泌抑制薬

▶ PPI（プロトンポンプ阻害薬）

□ エソメプラゾール, オメプラゾール, ラベプラゾール, ランソプラゾール

➡ 【 機序 】壁細胞から胃内へ分泌, 酸性条件で活性化され, プロトンポンプ（H^+,K^+-ATPase）の活性中心と共有結合（ジスルフィド結合）し直接阻害する

➡ 【 その他 】投与薬物が作用部位以外で活性化しないよう腸溶錠として投与される（粉砕や半錠にできない）

▶ P-CAB （カリウム競合型アシッドブロッカー）

□ ボノプラザン

➡ 【 機序 】K^+と競合的にH^+,K^+-ATPaseを可逆的に阻害しH^+の胃内分泌を抑制する

➡ 【 その他 】
・ PPIと異なり酸による活性化が不要なため腸溶錠でない
・ 強力な酸分泌抑制作用により高ガストリン血症を起こしやすい

▶ H₂ブロッカー（H₂受容体遮断薬）

□ シメチジン, ファモチジン, ラニチジン, ラフチジン, ニザチジン, ロキサチジン

➡ 【 機序 】ヒスタミンと拮抗して壁細胞にあるH_2受容体を競合的に遮断することで胃酸分泌を抑制する

➡ 【 その他 】主に腎排泄型のため中等度から高度の腎機能障害患者においては投与間隔の調節などが必要

胃酸分泌抑制薬

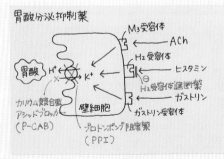

エソメプラゾール、オメプラゾール
ラベプラゾール、ランソプラゾール

- 💊 胃潰瘍：8週間まで
  十二指腸潰瘍：6週間まで
  逆流性食道炎：4週間まで
  ピロリ菌除去

- 💊 エソメプラゾール、ランソプラゾールは
  腸溶性顆粒が充填されたカプセル剤
  があるため脱カプセル可能

ボノプラザン

- 💊 胃潰瘍：8週間まで
  十二指腸潰瘍：6週間まで
  逆流性食道炎：4週間まで
  （効果不十分→8週間までOK）
  ピロリ菌除去

P-CAB

- ⇨ K^+ と競合して H^+, K^+-ATPase を
  可逆的に阻害

- 💡 酸による活性化が不要
  → 腸溶錠ではない
  → 粉砕調剤OK！

- ☀ 肝代謝（主にCYP3A4）
  → 遺伝子多型による影響を
  受けにくい

PPI

- ⇨ 壁細胞から胃内へ分泌され、酸性条件で活性化し、
  プロトンポンプ（H^+, K^+-ATPase）のSH基と結合する
  ことで機能を阻害する（不可逆的）
  共有結合
  ↓
  作用時間長い
  ↓
  1日1回投与

- 💊 腸溶錠
  → 粉砕や半錠などはNG
  → 😷「嚙んだり砕いたりせず服用する」

- ☀ 肝代謝（主にCYP2C19、CYP3A4）

  日本人の約20%はPMで（白人は約5%）
  代謝能が低く、薬効が強くなりやすい

- ⇨ ・CYP阻害作用 → CYP2C19、3A4
  ・CYP誘導作用 → CYP1A2
  ・胃内pHの上昇 → 塩基性薬物の溶解性低下

H₂ブロッカー

- ⇨ 壁細胞のH₂受容体を競合的に遮断することで
  胃酸分泌を抑制
  強さ：P-CAB、PPI ＞ H₂ブロッカー

- ☀ 腎排泄（ラフチジンのみ肝代謝す）
  → 中等度から高度の腎機能障害患者には
  投与間隔の調節などが必要

ファモチジンの比較

医療用	一般用
💊 胃潰瘍、十二指腸潰瘍 逆流性食道炎 など	💊 胃痛、胸やけ もたれ、むかつき
💊 1回20mg×1日2回	💊 1回10mgを頓服

シメチジン
- 💊 イミダゾール骨格を有し
  非特異的なCYP阻害
  作用を示す

ファモチジン
- 💊 医療用と一般用（第一類医薬品）が
  ある

ラニチジン
- ⚠ 尿タンパク試験紙法において
  偽陽性を示すことが報告されている

ラフチジン

ニザチジン

ロキサチジン

#その他の胃潰瘍治療薬

✻ その他の胃潰瘍治療薬

▶ 制酸薬

☐ 乾燥水酸化アルミニウムゲル, 水酸化アルミニウムゲル・水酸化マグネシウム など
➡ 【機序】胃酸をアルカリで化学的に中和する

▶ 防御因子増強薬

☐ スクラルファート
➡ 【機序】酸性条件下において解離し, 形成される粘稠な重合体が潰瘍部に結合し粘膜保護作用を示す
➡ 【その他】硫化ショ糖と水酸化アルミニウムの複合体

☐ セトラキサート
➡ 【機序】内因性PG増加作用やペプシノーゲン活性化抑制作用, 抗カリクレイン作用による胃液分泌抑制作用などを示す

☐ アルギン酸ナトリウム
➡ 【機序】出血部位に付着し, 血液の拡散を防止するとともに止血血栓形成を促進する

☐ レバミピド
➡ 【機序】内因性PG増加作用, 胃粘膜血流増加作用, 胃粘膜粘液量増加作用, 胃アルカリ分泌亢進作用 など

☐ テプレノン
➡ 【機序】胃粘液の合成および分泌を促進することで胃粘膜を保護し胃粘膜組織を修復する. PG産生増加作用なども示されており, これらが総合して奏功する

☐ アルジオキサ
➡ 【機序】アラントインに水酸化アルミニウムを結合させたもので, 制酸作用と抗ペプシン作用を示す

☐ イルソグラジン
➡ 【機序】胃粘膜内のcAMP濃度を上昇させ細胞間コミュニケーションを活性化することにより胃粘膜細胞の統合性を高め, 細胞防御機能を亢進する

☐ エカベトナトリウム
➡ 【機序】抗ペプシン作用と内因性PGの増加を介した防御因子増強作用を示す

☐ エグアレンナトリウム
➡ 【機序】胃粘膜の被覆保護作用や潰瘍部の治癒促進作用, 抗ペプシン作用などを示す

☐ ソファルコン
➡ 【機序】主に内因性PG増加作用により粘膜保護・組織修復作用を示す

☐ ベネキサート塩酸塩ベータデクス
➡ 【機序】胃粘膜に直接作用し, 胃粘膜の血流量を増加させるほか胃粘膜防御機能を増強する

☐ ポラプレジンク
➡ 【機序】抗酸化作用や膜安定化作用による直接的な細胞保護作用と創傷治癒促進作用を示す
➡ 【その他】亜鉛とL-カルノシンの錯体

▶ プロスタグランジン誘導体

☐ ミソプロストール
➡ 【機序】内因性PGの欠乏による粘膜防御能減少を補う
➡ 【その他】適応はNSAIDsの長期投与時にみられる胃潰瘍および十二指腸潰瘍

#消化酵素

▶ ペプシン（酸性プロテアーゼ／アスパラギン酸プロテアーゼ）

- □ タンパク質分解酵素の1つ
- □ 胃液中にペプシノーゲンとして分泌され, 酸性条件下において活性化される
- □ 疎水性アミノ酸のペプチド結合を特異的に切断しポリペプチドまで分解する
- □ 至適pHは1〜2

▶ トリプシン, キモトリプシン（エンドペプチターゼ／セリンプロテアーゼ）

- □ **トリプシン**：前駆体はトリプシノーゲン. 塩基性アミノ酸のペプチド結合を加水分解する
- □ **キモトリプシン**：前駆体はキモトリプシノーゲン. 芳香族アミノ酸のペプチド結合を加水分解する
- □ 膵臓で産生され十二指腸内へ前駆体として分泌される
- □ エンテロペプチターゼ(十二指腸上皮細胞から分泌)により活性化される
- □ ポリペプチドをジペプチド程度まで分解する
- □ 活性部位のセリン残基が触媒作用に関与することからセリンプロテアーゼとも呼ばれる
- □ 至適pHは8〜10

▶ カルボキシペプチターゼ, アミノペプチターゼ（エキソペプチターゼ）

- □ 基質特異性が低くアミノ酸1〜2つずつ分解, 遊離するエキソペプチターゼの1つ
- □ **カルボキシペプチターゼ**：タンパク質のC末端側からアミノ酸を遊離する
- □ **アミノペプチターゼ**：タンパク質のN末端側からアミノ酸を遊離する

▶ アミラーゼ

- □ 唾液や膵液に含まれデンプン(多糖類)をオリゴ糖(二糖類〜三糖類程度)まで分解する酵素

▶ マルターゼ, ラクターゼ, スクラーゼ

- □ ヒトが吸収できないオリゴ糖を吸収できる単糖類まで分解する酵素

(MEMO)

▶ プロテアーゼ

- □ ペプチド結合加水分解酵素の総称

▶ オリゴ糖

- □ **マルトース**：α-グルコース2分子がα-1,4-グリコシド結合したもの
- □ **スクロース**：グルコースとフルクトースがα-1,2-グリコシド結合したもの
- □ **ラクトース(乳糖)**：β-D-グルコースとβ-D-ガラクトースがβ-1,4-グリコシド結合したもの

#炎症性腸疾患（IBD）

▶炎症性腸疾患（IBD）
　□ 腸に炎症をきたす疾患の総称.
　　狭義にはクローン病と潰瘍性大腸炎が該当する

	クローン病	潰瘍性大腸炎
概要	原因不明の 全層性肉芽腫性炎症疾患	原因不明のびまん性炎症疾患
特徴	1. 非連続的 2. 炎症は全層性 3. 口腔から肛門まで炎症 4. 検査で炎症反応(+) 5. 好発部位は回盲部 6. X線所見における鉛管状変化	1. 連続的、びまん性 2. 炎症は粘膜層に限局 3. 大腸に限局した炎症 4. 検査で炎症反応(+) 5. 喫煙者の発症率が低い
好発年齢	若　年	
病態	腸粘膜免疫系の障害に起因する炎症疾患	
	緩解と増悪を繰り返す	
症状	四主徴 腹痛、下痢、発熱、体重減少 合併症 痔、口内炎	◎下血を伴う下痢 ・腹痛、発熱、体重減少 合併症 口内炎 胆管炎 がん化→定期的に検査する
治療目標	緩解の維持 ※原因不明のため根治は難しい	

▶クローン病 📝

□ 原因不明の全層性肉芽腫性炎症疾患
→【症状】四主徴, 合併症

▶潰瘍性大腸炎 📝

□ 原因不明のびまん性炎症疾患
→【症状】下血を伴う下痢, 合併症

#クローン病と潰瘍性大腸炎の治療薬

▶治療薬の作用機序

> 経口ステロイド薬（副腎皮質ステロイド）
□ プレドニゾロン
➡ 【機序】グルココルチコイド受容体に結合し複合体を形成後, 核に移行し転写を調節することで抗炎症作用や免疫抑制作用を示す

> 抗TNF-α抗体
□ インフリキシマブ, アダリムマブ
➡ 【機序】TNF-αの働きを抑制し, 可溶型TNF-αに対する中和作用, 受容体結合したTNF-αの解離作用, TNF-α産生細胞に対する細胞傷害作用を示す

> 5-アミノサリチル酸
□ メサラジン, サラゾスルファピリジン
➡ 【機序】炎症性細胞による活性酸素の産生を抑制し組織傷害を抑制する

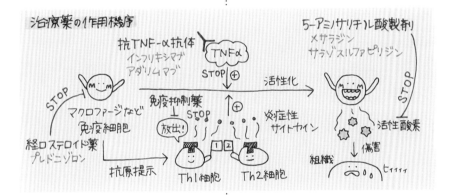

(MEMO)

▶緩解（寛解）

□ 症状が好転し軽減または消失した状態. ただし完治や治癒はしていない

▶プリン代謝拮抗薬

□ アザチオプリン
➡ 【機序】活性化免疫細胞などのプリン代謝を阻害し免疫抑制作用を示す
➡ 【その他】6-メルカプトプリンのプロドラッグ

CHAPTER 10

＃食中毒

▶ **食中毒** 📝

- □ 細菌やウイルス, 有害物質に汚染された飲食物摂取により起こる中毒
- → 【症状】下痢, 嘔吐, 発熱 など

▶ **細菌が原因の食中毒** 📝

- □ 感染進入型
  サルモネラ属, カンピロバクター・ジェジュニ, 腸管侵入性大腸菌, 赤痢菌 など
- □ 生体内毒素型
  腸炎ビブリオ, ウェルシュ菌（Clostridium perfringens）, セレウス菌（一部 毒素型）, 腸管出血性大腸菌 など
- □ 毒素型
  ボツリヌス菌, 黄色ブドウ球菌, セレウス菌, ディフィシル菌 など

▶ **ウイルスが原因の食中毒** 📝

- □ ノロウイルス, サポウイルス, アストロウイルス, ロタウイルス, 腸管アデノウイルス など

▶ **寄生虫が原因の食中毒** 📝

- □ クリプトスポリジウム, アニサキス など

(MEMO)

✷ その他の食中毒

▶ **化学物質が原因の食中毒**

- □ 水銀, カドミウム など

▶ **自然毒による食中毒**

- □ フグ類：**テトロドトキシン**
- □ シガテラ毒魚（ドクウツボ, オニカマス など）：**シガ毒素（シガトキシン）**
- □ 二枚貝：**麻痺性貝毒（サキトキシン）** など
- □ 巻貝：**唾液腺毒素（テトラミン）** など
- □ ベニテングダケ：**イボテン酸** など
- □ ジャガイモ：**ソラニン** など

食中毒：汚染された飲食物摂取により起こる中毒

> 下痢止めは原則使用しない

細菌 が原因の食中毒

	加熱	治療	抗菌薬
感染浸入型 → 食品とともに摂取した原因菌が直接傷害する	有効	補液・安静	重症の場合 必要に応じて
生体内毒素型 → 食品とともに摂取した原因菌が腸管内で毒素を産生し、傷害する			
毒素型 → 原因菌が産生した毒素が付着した食品の摂取により毒素が傷害する	無効		無効

サルモネラ属菌 (夏)

鶏卵 生肉
- 対策：鶏卵の生食を避ける
- 乾燥や凍結には強い

カンピロバクター・ジェジュニ (春~秋)

生肉(特に鶏肉) 牛レバー 動物の巣に汚染された環境水
- 発生件数 最多
- 乾燥に弱い
- 冷凍では死滅しない
- 新興感染症

腸管出血性大腸菌

牛肉 → ベロ毒素産生 → タンパク質合成を阻害する
- 3類感染症
- 重症化すると溶血性尿毒症症候群や脳症

腸炎ビブリオ (夏)

アジ イカ 貝類 好塩菌
- 対策：低温で保存し、調理前に真水(流水)で洗う

ウェルシュ菌

学校給食など大型鍋のとき カレーやシチュー
- 潜伏期間は6~18時間
- 1件あたりの平均患者数が多い
- A型菌が産生するα毒素はガス壊疽を引き起こす

セレウス菌

肉 野菜 → 症状・腹痛・水様下痢 → 生体内毒素型

チャーハン パスタ → 症状・悪心・嘔吐 → 毒素型

黄色ブドウ球菌

おにぎり サンドイッチ 素手で作ったもの
- 対策：手指に傷のある人は調理をしない
- 潜伏期間短い(1~6時間)

ボツリヌス菌

はちみつ 真空パック食品
- 対策：乳児のはちみつ摂取を避ける
- 成人は腸内細菌叢が発達しているためほとんど感染しない

ウイルス が原因の食中毒

ノロウイルス、サポウイルス、アストロウイルス、ロタウイルス、腸管アデノウイルス

ノロウイルス (冬)

カキ 二枚貝
- 患者数が最も多い
- 調理従事者からの二次感染もある

寄生虫 が原因の食中毒

クリプトスポリジウム

- 腸管に寄生する原虫の仲間
- オーシストを形成し塩素消毒では死滅しない
- 激しい下痢

アニサキス

サバやイカ
- 対策：冷凍 加熱調理
- 下痢はほとんどみられない

#寄生虫

▶寄生虫 ⊟

- □ ある生物が他の生物の体内あるいは体表で生存し、栄養を受け取りながら生活するもの

▶マラリア ⊟

- □ ハマダラカ(蚊)などにより媒介
〈種類〉
- □ **熱帯熱マラリア**:不規則な周期で高熱が12〜24時間持続する
- □ **三日熱マラリア**:発熱直前に悪寒・戦慄を生じ、その後激しい頭痛や悪心・嘔吐を伴う高熱が2〜6時間持続する
- □ **四日熱マラリア**:半数にネフローゼ症候群がみられる
- □ **卵形マラリア**:症状は三日熱マラリアと似ている

▶抗マラリア薬 ⊟

- □ キニーネ
- → 【機序】マラリア原虫が赤血球を破壊して、血中に遊離する際に毒性を示す
- □ メフロキン
- → 【機序】赤血球内の遊離ヘム重合を阻害し赤内分裂体を除去する

▶トキソプラズマ ⊟

- □ 終宿主であるネコとの接触や原虫が感染したブタやヒツジの生肉を摂取した際に感染
- □ 先天性トキソプラズマ症
- □ 後天性トキソプラズマ症
- □ 人獣共通感染症(ネコ科の動物)

▶トキソプラズマの治療 ⊟

- ＞ マクロライド系抗菌薬(16員環)
- □ スピラマイシン
- → 【機序】リボソームの大サブユニットに結合してタンパク質の合成を阻害する

(MEMO)

▶赤痢アメーバ

- □ 経口感染し、アメーバ性大腸炎や肝膿瘍を引き起こす

▶トリコモナス

- □ 性行為により感染し、膣炎、外陰炎、尿道炎などを引き起こす

▶回虫

- □ 幼虫によりレフラー症候群、成虫により消化器症状がみられる

▶蟯虫

- □ 小児への感染が多く、肛門周囲に産卵し痒みを生じる

▶鉤虫

- □ 幼虫の経口感染(ズビニ鉤虫)により消化器症状、レフラー症候群、経皮感染(アメリカ鉤虫)により皮膚炎がみられる。成虫は吸血することにより鉄欠乏性貧血をきたす

▶日本住血吸虫

- □ 水中で経皮感染し、感染時に皮膚炎を起こす他、門脈などで産卵することにより消化器症状、血管塞栓、肝硬変を引き起こす

▶横川吸虫

- □ アユやシラウオなどの生食により多数寄生すると消化器症状を引き起こす

▶日本海裂頭条虫

- □ マスの生食により感染し、軽度の消化器症状をきたす

寄生虫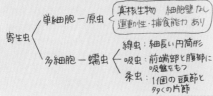

▶▶ ある生物が他の生物の体内あるいは体表で
生存し、栄養を受け取りながら 生活するもの

寄生虫
- 単細胞 ― 原虫 ｜ 真核生物　細胞壁なし
　　　　　　　　　　運動性・捕食能力 あり
- 多細胞 ― 蠕虫
  - 線虫：細長い円筒形
  - 吸虫：前端部と腹部に吸盤をもつ
  - 条虫：1個の頭節と多くの片節

マラリア の治療 : 抗マラリア薬

マラリア原虫が赤血球を破壊して
血中に遊離する際に毒性を示す

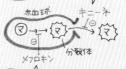

赤血球　　　　　キニーネ
マ → マ → マ
　　　　　　　分裂体
メフロキン

赤血球内の遊離ヘム重合を阻害し
分裂体を除去する

マラリア

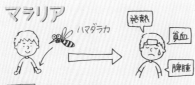

ハマダラカ　　　発熱 / 貧血 / 脾腫

種類 ｜ マ … マラリア原虫

- 熱帯熱 マ：最も多く、重症化しやすい
- 三日熱 マ：予後は良いが再発しやすい
- 四日熱 マ：三日熱と似ているが慢性化しやすい
- 卵形 マ：予後は良いが再発がある

アトバコン・プログアニル

電子伝達系を　　　ジヒドロ葉酸
阻害する　　　　還元酵素を阻害する

マ　　　　肝臓
　マ ← プリマキン

肝細胞内の休眠体
を殺滅する

トキソプラズマ の治療

スピラマイシン

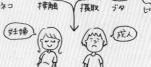

⇒ リボソームの大サブ
ユニットに結合して
タンパク質の合成を
阻害する

✿ 胎児感染の予防

スルファジアジン、ピリメタミン

ジヒドロプロテイン酸　　ジヒドロ葉酸
合成酵素を阻害　　　還元酵素を阻害

✿ 胎児感染の予防、治療
　後天性トキソプラズマ症

トキソプラズマ

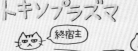

終宿主　　　　　生肉
ネコ　―接触→　ブタ　ヒツジ　摂取
↓　　　　　　　↓
妊婦　　　　　成人

先天性トキソプラズマ症

▶ 妊婦が初感染すると
胎盤を通して胎児へ
感染する

症状｜黄疸、発疹
　　　水頭症 など

後天性トキソプラズマ症

▶ 成人の感染は多くの場合
不顕性感染
▶ 免疫低下者

症状｜リンパ節炎、発熱
　　　トキソプラズマ脳症

#血管

▶動脈

☐ 心臓から拍出された血液が流れる血管

▶静脈

☐ 心臓へ向かう血管. 逆流を防ぐ静脈弁がある
☐ 血液を大量に貯留することが可能

▶毛細血管

☐ O_2, CO_2, 栄養素など物質交換の場となる血管

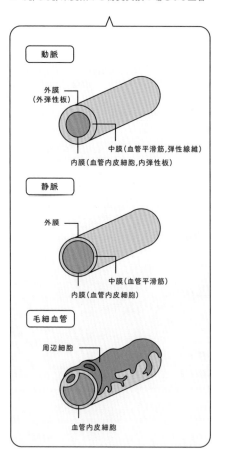

動脈

外膜
（外弾性板）

中膜(血管平滑筋,弾性線維)
内膜(血管内皮細胞,内弾性板)

静脈

外膜

中膜(血管平滑筋)
内膜(血管内皮細胞)

毛細血管

周辺細胞

血管内皮細胞

▶血圧に関与する受容器

☐ 浸透圧受容器(視床下部)
→ 【 感知する情報 】血漿浸透圧の変化
☐ 化学受容器(頸動脈小体, 大動脈小体)
→ 【 感知する情報 】血中O_2濃度の変化
　　（O_2濃度低下→交感神経刺激）
☐ 化学受容器(延髄)
→ 【 感知する情報 】血中CO_2濃度, pHの変化
☐ 圧受容器(頸動脈洞, 大動脈洞, 右房入口)
→ 【 感知する情報 】血圧の変化
　　（血圧上昇→副交感神経刺激）

#平滑筋の収縮機構

▶ 平滑筋の収縮機構

① Ca²⁺がカルモジュリン（カルシウム結合タンパク質）に結合
② ミオシン軽鎖キナーゼ活性化
③ アクチンとミオシン相互作用により平滑筋が収縮

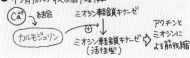

▶ Ca²⁺の供給源

① 細胞外からのCa²⁺供給
② 筋小胞体からの放出
③ Ca²⁺の細胞外への流出や筋小胞体への取り込み抑制

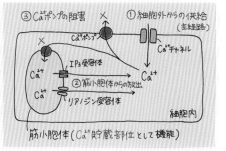

(MEMO)

▶ リアノジン受容体

□ 小胞体膜上で四量体を形成しCa²⁺放出チャネルを構成する. リアノジンやCa²⁺により活性化される
→【 作用 】活性化によりCa²⁺を細胞質内へ放出する

CHAPTER 11

#高血圧症

▶ 高血圧症

- □ 安静時の収縮期血圧が持続的に140mmHg以上あるいは拡張期血圧が90mmHg以上の状態

〈 本態性高血圧 〉
- □ 原因が明らかでない高血圧
- □ 患者の90%

〈 二次性高血圧 〉
- □ 基礎疾患の症状としての高血圧
- □ 患者の10%

〈 高血圧の合併症 〉
- □ 血管障害
- □ 左室肥大

▶ 血圧とは

- □ 血液が血管壁に与える圧力

▶ 高血圧の分類

- □ 高血圧
- □ 正常域血圧
- □ 仮面高血圧：医療機関での測定は正常域血圧を示すが, 自宅では高血圧を示す
- □ 白衣高血圧：医療機関での測定は高血圧を示すが, 自宅では正常域血圧を示す

(MEMO)

▶ 妊娠高血圧

- □ 妊娠20週移行に初めて高血圧が発症する. 分娩後12週までに回復する
- □ 妊娠高血圧腎症, 子癇など合わせて妊娠高血圧症候群と呼ばれる
- □ 薬物治療：メチルドパ, ラベタロール, ヒドララジン, ニフェジピン　※ACE阻害薬, ARBは妊婦禁忌

▶ 血管拡張薬

- □ ヒドララジン
- → 【 機序 】血管平滑筋細胞で可溶性グアニル酸シクラーゼを直接活性化し血管を拡張させる
  ※機序は十分には解明されていない

高血圧症 ▶▷

安静時の収縮期血圧が持続的に140mmHg
以上あるいは拡張期血圧が90mmHg以上の状態

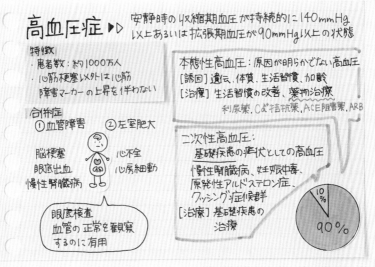

特徴
- 患者数：約1000万人
- 心筋梗塞やメタボは心筋
  障害マーカーの上昇を伴わない

合併症
① 血管障害　　② 左室肥大

脳梗塞　　　　心不全
眼底出血　　　心房細動
慢性腎臓病

眼底検査
血管の正常を観察
するのに有用

本態性高血圧：原因が明らかでない高血圧
[誘因] 遺伝、体質、生活習慣、加齢
[治療] 生活習慣の改善、薬物治療
　利尿薬、Ca拮抗薬、ACE阻害薬、ARB

二次性高血圧：
基礎疾患の症状としての高血圧
慢性腎臓病、妊娠中毒、
原発性アルドステロン症、
クッシング症候群
[治療] 基礎疾患の
治療

10%
90%

血圧の基準値
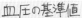

正常血圧	120/80mmHg 未満
正常高値血圧	120-129/80mmHg 未満
高値血圧	130-139/80-89mmHg
Ⅰ度高血圧	140-159/90-99mmHg
Ⅱ度高血圧	160-179/100-109mmHg
Ⅲ度高血圧	180/110mmHg 以上
収縮期高血圧	140mmHg 以上/90mmHg 未満

血圧とは
血液が血管壁に与える圧力

血圧 = (心拍数×1回拍出量) × 全末梢血管抵抗
　　　　　心拍出量

血圧の日内変動
目覚め　　夕方：最高　　就寝

高血圧の分類
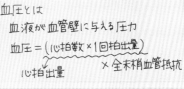

自宅での血圧　仮面高血圧　高血圧
　　　　　　　正常域血圧　白衣高血圧
　　　医療機関での血圧

降圧目標
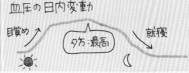

75歳未満
糖尿病患者　} 130/80mmHg 未満
腎障害　　　　（診察室血圧）

75歳以上 → 140/90mmHg 未満

仮面高血圧
　↳ 医療機関での測定は正常域血圧を示すが、自宅では高血圧を示す

白衣高血圧
　↳ 医療機関での測定は高血圧を示すが、自宅では正常域血圧を示す

#高血圧治療薬

▶ジヒドロピリジン系Ca拮抗薬

- □ ニフェジピン, ニカルジピン, シルニジピン, アムロジピン, エホニジピン など
- →【 機序 】血管平滑筋細胞膜上の電位依存型L型Ca^{2+}チャネルを遮断し, 細胞内へのCa^{2+}の流入を抑制する
- →【 その他 】ジヒドロピリジン系は心臓への作用は少ない

▶α₁受容体遮断薬

- □ プラゾシン, テラゾシン, ドキサゾシン, ブナゾシン, ウラピジル
- →【 機序 】α₁受容体を遮断し血管収縮を抑制する

▶β受容体遮断薬①
選択的β₁受容体遮断薬

- □ (ISA-)メトプロロール, アテノロール, ビソプロロール, ベタキソロール
- □ (ISA+)アセブトロール, セリプロロール
- →【 機序 】
  - ・心筋β₁受容体を遮断し, 異所性ペースメーカー活性の抑制による心拍数減少作用を示す
  - ・腎臓の傍糸球体細胞のβ₁受容体を遮断しレニン分泌抑制作用を示す

▶β受容体遮断薬②
非選択的β遮断薬

- □ (ISA-)プロプラノロール, ナドロール, ニプラジロール
- □ (ISA+)ピンドロール, カルテオロール
- →【 機序 】主にβ₁受容体遮断作用により降圧効果を示す. レニン分泌も抑制する
- →【 その他 】ニプラジロールは構造中にニトロキシ基を有しNO遊離作用も併せ持つ

▶αβ受容体遮断薬

- □ ラベタロール, カルベジロール, アモスラロール, アロチノロール, ベバントロール
- →【 機序 】α₁受容体ならびにβ受容体を遮断する

(MEMO)

▶ISA(内因性交感神経刺激作用)

- □ β受容体を弱いながら刺激する作用のこと

▶アンジオテンシン変換酵素(ACE)阻害薬

- □ エナラプリル, リシノプリル, テモカプリル, カプトプリル
- →【 機序 】ACEを阻害しアンジオテンシンIIの産生を抑制することで, 血管拡張作用を示し末梢血管抵抗を低下させる
- →【 その他 】
  - ・アンジオテンシンIIによるアルドステロン分泌も抑制し体液量低下にも寄与(心保護作用)
  - ・空咳:ACEはキニナーゼII(ブラジキニン分解酵素)であり阻害すると血中ブラジキニン濃度が上昇する
  - ・妊婦禁忌(流産の可能性がある)

▶アンジオテンシンII受容体遮断薬(ARB)

- □ カンデサルタン, ロサルタン, オルメサルタン, テルミサルタン, バルサルタン
- →【 機序 】アンジオテンシンIIAT₁受容体を遮断し, アンジオテンシンIIの作用を抑制することで, 血管を拡張し, 末梢血管抵抗を低下させる
- →【 その他 】
  - ・アンジオテンシンIIによるアルドステロン分泌も抑制し体液量低下にも寄与(心保護作用)
  - ・腎の輸出細動脈薬を拡張させて糸球体内圧を低下させる

血圧 = 心拍出量 × 全末梢血管抵抗

⇒ 心拍出量または全末梢血管抵抗を低下させるものが治療薬となる

心拍出量	末梢血管抵抗
心筋収縮力や循環血液量が影響 → β遮断薬 利尿薬 など	血管の収縮度合いなどが影響 → α₁受容体遮断薬 Ca²⁺拮抗薬 など

β受容体遮断薬① 選択的β₁

(ISA-) メトプロロール、アテノロール、ビソプロロール、ベタキソロール

(ISA+) アセブトロール、セリプロロール

⇨ 心筋のβ₁受容体遮断
  → 異所性ペースメーカー活性を抑制し心拍数減少作用

⇨ 腎臓の傍糸球体細胞のβ₁受容体遮断
  → レニン分泌を抑制

💡 慢性心不全合併患者の高血圧治療において第一選択薬となる

NG 高度の徐脈、房室ブロック など

β受容体遮断薬② 非選択的

(ISA-) プロプラノロール、ナドロール、ニプラジロール

(ISA+) ピンドロール、カルテオロール

⇨ 主にβ₁受容体遮断作用により降圧.
  レニン分泌も抑制.
  非選択的のためβ₂受容体も遮断.
  ニプラジロールはニトロキシ基を有するためNO遊離作用も併せ持つ

NG 高度の徐脈、気管支喘息 など

利尿薬

⇨ 循環血液量を減らすことで血圧を下げる

ジヒドロピリジン系Ca拮抗薬

○○ジピン（例：ニフェジピン）

⇨ 血管平滑筋細胞膜上の電位依存型L型Ca²⁺チャネルを遮断してCa²⁺流入を抑制

💧 めまい、歯肉増強

🔄 グレープフルーツ/ジュースなどのCYP3A4阻害作用を示すもの

💡 ・ジヒドロピリジン系は心臓への作用はすくない
・救急の場合点滴静注で用いられることもある
・シルニジピンは反射性頻脈をおこしにくい

α₁受容体遮断薬

プラゾシン、テラゾシン、ドキサゾシン、ブナゾシン、ウラピジル

⇨ アドレナリンα₁受容体遮断

💧 立ちくらみ

💡 前立腺肥大症合併症例の高血圧治療において推奨される

αβ受容体遮断薬

ラベタロール、カルベジロール、アモスラロール、アロチノロール、ベバントロール

⇨ α₁およびβ受容体を遮断
  ベバントロールはCa²⁺チャネル遮断作用を併せ持つ

💡 ・反射性頻脈をおこしにくい
・慢性心不全合併患者の高血圧治療において第一選択薬となる

#末梢循環障害（肺動脈性肺高血圧症）

▶肺動脈性肺高血圧症 📝

- □ 肺動脈末梢の小動脈が狭窄し，肺動脈圧が上昇する病態の総称

▶PGE₁および誘導体 📝

- □ アルプロスタジル，リマプロスト
- → 【機序】EP_2受容体およびEP_4受容体を刺激しcAMP濃度を上昇させる

▶PGI₂および誘導体 📝

- □ エポプロステノール，ベラプロスト，トレプロスチニル，イロプロスト
- → 【機序】IP受容体を刺激しcAMP濃度を上昇させる

▶選択的プロスタノイドIP受容体刺激薬 📝

- □ セレキシパグ
- → 【機序】IP受容体を刺激しcAMP濃度を上昇させる
- → 【その他】非プロスタノイド

▶エンドセリン（ET-1）受容体遮断薬 📝

- □ 非選択的遮断薬：ボセンタン，マシテンタン
- □ 選択的ET_A受容体遮断薬：アンブリセンタン
- → 【機序】エンドセリン受容体を遮断し血管平滑筋内のCa^{2+}濃度を低下させる

▶PDE5阻害薬 📝

- □ シルデナフィル，タダラフィル
- → 【機序】PDE5を阻害しcGMPの分解を抑制する結果cGMP濃度を上昇させる

(MEMO)

▶末梢循環障害

- □ 末梢部位の血液循環障害
- □ 閉塞性血栓血管炎，閉塞性動脈硬化症，糖尿病性動脈硬化症，レイノー病，肺動脈性肺高血圧症 など

▶リピッドマイクロスフェア製剤

- □ ダイズ油＋薬物を卵黄レシチンで乳化したo/w型のエマルション製剤
- □ 受動的ターゲティング

＊ その他の治療薬

▶ニコチン酸類

- □ ヘプロニカート，ニコチン酸，ニコチン酸アミド，トコフェロールニコチン酸エステル
- → 【機序】生体内で変換されNAD^+または$NADP^+$となったのち脱水素酵素の補酵素としてはたらく

▶可溶性グアニル酸シクラーゼ活性化薬

- □ リオシグアト
- → 【機序】血管平滑筋の可溶性グアニル酸シクラーゼを直接活性化する

肺動脈性肺高血圧症

▶▷ 肺動脈末梢の小動脈が狭窄し、肺動脈圧が上昇する病態の総称.

特徴

・肺動脈圧上昇により
　右心室に負担がかかる
・予後不良

治療薬

・プロスタグランジン(PG)製剤
・エンドセリン受容体遮断薬
・PDE5阻害薬

PGE₁ および誘導体

アルプロスタジル、リマプロスト

⇨ プロスタグランジン EP₂ および EP₄
　受容体を刺激し、cAMP濃度
　を上昇させることで血管拡張

💡 アルプロスタジルは リピッド
　　マイクロスフェア製剤

アデニル酸
シクラーゼ

ATP cAMP↑

PGI₂ および誘導体

エポプロステノール、ベラプロスト、
トレプロスチニル、イロプロスト

⇨ プロスタグランジン IP受容体を刺激し、
　cAMP濃度を上昇させることで血管拡張

⚠ 出血傾向

選択的プロスタノイドIP受容体刺激薬

セレキシパグ
　↓代謝活性化
MRE-269
⇨ IP受容体を刺激して血管拡張
⚠ 出血傾向

エンドセリン(ET-1)受容体遮断薬

非選択的遮断：ボセンタン、マシテンタン
ETₐ受容体選択的遮断：アンブリセンタン

⇨ ET-1受容体を遮断し、
　血管平滑筋内のCa²⁺濃度を低下
　させることで血管拡張

ET → ETₐ → 血管収縮

ET → ETᵦ → PGI₂ / NO 遊離
　　　　　　　　　　　増加

PDE5阻害薬

シルデナフィル、タダラフィル

cGMP↑ ─分解→ 5'-GMP↓
　　　　　by
　　　　PDE5 🚫 重度の肝障害

⇨ PDE5を阻害し、cGMPの分解を抑
　制してcGMP濃度を上昇させることで
　血管拡張

✿ 肺動脈性肺高血圧症、勃起障害

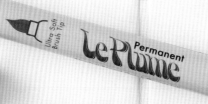

#心臓の血管

▶心臓の血管

- ☐ 上行大動脈
- ☐ 大動脈弓
- ☐ 腕頭動脈
- ☐ 左総頸動脈
- ☐ 左鎖骨下動脈
- ☐ 大動脈
- ☐ 上大静脈
- ☐ 下大静脈

- ☐ 肺動脈
- ☐ 肺静脈
- ☐ 冠動脈(右冠動脈, 左冠動脈):
  　心筋に酸素と栄養素を供給する血管
- ☐ 回旋枝
- ☐ 前下行枝

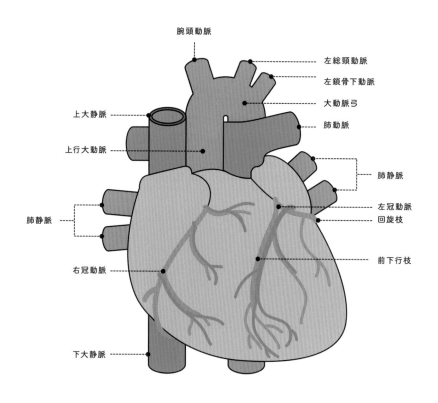

#心臓の構造

▶ 刺激伝導系

- □ 洞房結節
  - ・拍動のペースメーカーとして働く
- □ 房室結節
- □ ヒス束
- □ プルキンエ線維

▶ 刺激伝導系の伝導路

- □ 洞房結節→心房（の収縮）→房室結節→ヒス束
  →左脚・右脚→プルキンエ線維→心室（の収縮）

（MEMO）
✳ 固有心筋と特殊心筋

▶ 固有心筋

- □ 心房筋, 心室筋
  - ・心臓の収縮, 弛緩を司る筋細胞

▶ 特殊心筋

- □ 洞房結節, 房室結節, ヒス束, 右脚・左脚, プル
  キンエ線維
  - ・心臓の興奮の伝導路を形成する経路となる
    細胞

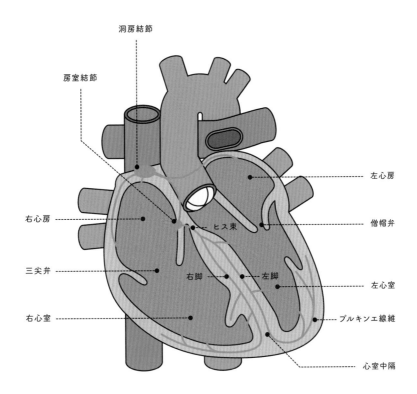

#心臓の収縮と心電図

▶ 固有心筋の収縮

- □ 0相：Na$^+$が細胞内に流入
- □ 1相：K$^+$が一過性に流出
- □ 2相：Ca^{2+}の流入とK$^+$の流出
- □ 3相：Ca^{2+}チャネルの閉口とK$^+$の流出
- □ 4相：イオン環境が回復

▶ 洞房結節の活動電位

- □ 0相：L型Ca^{2+}チャネルの開口
- □ 1相, 2相：存在しない
- □ 3相：Ca^{2+}チャネルの開口とK$^+$チャネルの開口
- □ 4相：T型Ca^{2+}チャネルの閉口
- → 【 その他 】房室結節も同様の活動電位

▶ 心電図

- □ P波
- □ QRS波
- □ T波
- □ PR間隔
- □ QT間隔

固有心筋の収縮 ☆→ Ca^{2+} 濃度の上昇

0相：Na^+ チャネルの開口により Na^+ が細胞内に流入し
活動電位の発生（脱分極）

1相：K^+ が一過性に流出する（少し再分極）

2相：L型 Ca^+ チャネルを介して細胞内へ Ca^{2+} の流入
& K^+ の流出（プラトー相）
→ リアノジン受容体を介して細胞内 Ca^{2+} 上昇
→ トロポニンへ Ca^{2+} が結合し心筋収縮

3相：Ca^{2+} チャネルの閉口 & K^+ の流出（再分極）
→ Ca^{2+} 低下しトロポニンから解離して
心筋弛緩

4相：Na^+, K^+-ATPase や Na^+-Ca^{2+} 交換系の働きにより
心筋細胞内のイオン環境が回復する

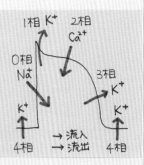

洞房結節の活動電位

0相：L型 Ca^+ チャネルの開口により Ca^{2+} が流入する
（脱分極）

1相、2相：存在しない

3相：Ca^{2+} チャネルの閉口 & K^+ チャネルの開口（再分極）

4相：T型 Ca^{2+} チャネルの開口により Ca^{2+} が流入する
（緩徐脱分極）

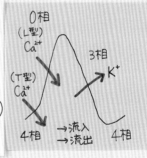

心電図

P波
心房の脱分極が心房
全体に広がることで生じる

PR間隔
心房の興奮と
房室伝導時間

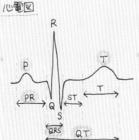

T波
心室の電気的興奮が
収まり、再分極することで
生じる

QT間隔
電気的心室収縮時間

QRS波
心室の脱分極が心室全体に広がることで生じる

#不整脈①

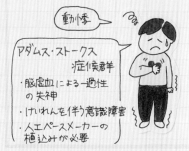

不整脈 ▶▷ 洞調律以外の異常な心拍

分類

 <頻脈性不整脈
ドッドッドッ 100回/分以上
・心房～房室結節に原因 →上室性頻脈
・心室に原因 →心室性頻脈

 <徐脈性不整脈
ドッ…ドッ… 60回/分未満

治療 アトロピン、イソプレナリンなど

 <その他

①WPW症候群
・心室の早期興奮(Δ波の出現)
・房室結節を遅延する薬物は慎重に
 ex) ジゴキシン、ベラパミル

症状 ⚠無症状の場合もある

動悸

アダムス・ストークス
      症候群
・脳虚血による一過性
 の失神
・けいれんを伴う意識障害
・人工ペースメーカーの
 植込みが必要

②QT延長症候群
・トルサード・ド・ポアンツを誘発
・K⁺チャネルを阻害する薬物が原因の
 1つ. ex)エリスロマイシン、ニフェカラント

▶不整脈 📝

□ 洞調律以外の異常な心拍
→【症状】動悸, アダムス・ストークス症候群(脳虚血による一過性の失神, けいれんを伴う意識障害)

〈分類〉

□ 頻脈性不整脈
・100回/分以上

□ 徐脈性不整脈
・60回/分未満

□ WPW症候群
・心房と心室をつなぐ副伝導路(ケント束)が存在し心室の早期興奮が生じる(Δ波の出現)

□ QT延長症候群
・トルサード・ド・ポアンツ(多形性心室頻拍)を誘発する致死性の不整脈
・薬剤性QT延長症候群を引き起こす薬物
 キニジン, ジソピラミド, プロカインアミド, エリスロマイシン, ニフェカラント など

＊徐脈性不整脈の治療薬

▶ベラドンナアルカロイド

□ アトロピン
→【機序】M_2受容体を遮断し, 迷走神経の作用を抑制することで相対的に交感神経作用を優位にし, 洞結節や房室結節機能を亢進する

▶非選択的β受容体刺激薬

□ イソプレナリン
→【機序】β受容体を刺激し, 洞結節や房室結節の機能を亢進する

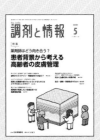

#不整脈②

▶ 心房細動（AF） 📝

- ☐ 心房がけいれんのように異常なうごきをする不整脈の1つ

▶ 心房粗動（AFL） 📝

- ☐ 心房の高頻度, 無秩序の興奮

▶ 心室頻拍（VT） 📝

- ☐ 心室に起因する頻拍の総称

▶ リエントリーとは 📝

- ☐ 異常な電気回路が形成され, 興奮伝導し続ける状態

心房細動（AF）

[疫学] 高齢者、僧帽弁疾患、高血圧などに多い

[原因] 心房期外収縮をきっかけに多数のリエントリーを形成

[病態] 頻脈

[検査] PR間隔が不規則 QRS波は正常

[治療] 塞栓症予防に抗凝固薬

💡 心房内の血流の乱れにより血栓を生じ、脳梗塞などの塞栓症を引き起こす可能性がある

🙂 リエントリーとは

異常な電気回路が形成され、興奮伝導し続ける状態（興奮回旋現象）

[抑制方法] 不応期を延長させる など

心房粗動（AFL）

▶▷ 心房の高頻度・無秩序の興奮

[原因] 心房期外収縮をきっかけに心房内に多数のリエントリーを形成

[治療] ジゴキシンやベラパミルなどによる徐脈化

心室頻拍（VT）

▶▷ 心室に起因する頻拍の総称
ex）心室細動

[原因] リエントリー回路が多数存在する

[病態] 心室筋が無秩序に興奮した状態

CHAPTER 11

#抗不整脈薬

▶ Vaughan Williams分類Ⅰ群：
　Na⁺チャネル阻害薬

〈 Ⅰa：活動電位持続時間（APD）の延長 〉
□ プロカインアミド, ジソピラミド, キニジン, シベ
　ンゾリン, ピルメノール
〈 Ⅰb：活動電位持続時間（APD）の短縮 〉
□ リドカイン, メキシレチン, アプリンジン
〈 Ⅰc：活動電位持続時間（APD）に影響しない 〉
□ プロパフェノン, フレカイニド, ピルシカイニド
➔【機序】Na⁺チャネルを遮断し抗不整脈作用
　を示す

▶ Vaughan Williams分類Ⅱ群：
　β遮断薬

□ プロプラノロール, アセブトロール, ビソプロ
　ロール, カルベジロール, アテノロール
➔【機序】β受容体を遮断し洞房結節, 房室結
　節を抑制する

▶ Vaughan Williams分類Ⅲ群：
　K⁺チャネル阻害薬

□ ソタロール, アミオダロン, ニフェカラント
➔【機序】K⁺チャネルを遮断し活動電位持続時
　間と不応期を延長する
➔【その他】アミオダロン：他の抗不整脈が無効
　または使用できない場合に使用

▶ Vaughan Williams分類Ⅳ群：
　Ca²⁺チャネル阻害薬

□ ベプリジル, ベラパミル, ジルチアゼム
➔【機序】電位依存性L型Ca²⁺チャネルを遮断
　し, 洞房結節や房室結節の脱分極を抑制する

(MEMO)

✳ その他の抗不整脈薬

▶ アデノシン製剤

□ ATP, アデノシン
➔【機序】A₁受容体を刺激し洞結節や房室結節を抑制する

I群：Na⁺チャネル阻害薬

Ia
プロカインアミド → OCTを介して腎尿細管へ分泌される
ジソピラミド ┐
キニジン　　├ → 他の抗不整脈薬無効、使用不可時に
シベンゾリン ┘　抗コリン作用あり
ピルメノール → 上室性頻脈に

・APD延長
→ QT間隔に
　影響あり

Ib
リドカイン → 肝初回通過効果を受けやすい
メキシレチン
アプリンジン

・APD短縮

Ic
プロパフェノン
フレカイニド
ピルシカイニド → 他の抗不整脈薬無効、使用不可時に

〔NG〕うっ血性心不全

・APD
　変化なし

II群：β遮断薬
プロプラノロール　　カルベジロール
アセブトロール　　　アテノロール
ビソプロロール

〔機序〕洞結節、房室結節を抑制

・APD延長

III群：K⁺チャネル阻害薬
ソタロール → K⁺チャネル、β受容体阻害
アミオダロン → K⁺、Na⁺、Ca²⁺チャネル、β受容体阻害
ニフェカラント ┘ 他の抗不整脈薬無効、使用不可時に
→ 点滴投与の場合、希釈には5%ブドウ糖液

〔NG〕QT延長症候群

・再分極遅延
・APD、不応期
　延長
→ QT間隔
　延長

IV群：Ca²⁺チャネル阻害薬
ベプリジル → Ca²⁺、Na⁺、K⁺チャネル阻害
ベラパミル
ジルチアゼム

〔機序〕電位依存型L型Ca²⁺チャネルを
　　　　遮断し、洞結節や房室結節の
　　　　脱分極を抑制

・有効不応期を
　延長

〔NG〕房室ブロック
◎血管と比較して心臓に
　対する選択性が高い

#虚血性心疾患(狭心症)

▶ 虚血性心疾患(狭心症)

- ☐ 冠動脈が狭窄・閉塞することで心筋が虚血に陥る病態

▶ 労作性狭心症

- ☐ 動脈硬化による器質的狭窄が原因となる狭心症
- → 【症状】胸痛,心窩部痛,顎や歯の痛み(放散痛)

▶ 冠攣縮性狭心症

- ☐ 冠攣縮による狭窄を原因とする狭心症
- → 【症状】胸痛
- → 【その他】β遮断薬の単独投与は禁忌:攣縮増悪の可能性あり

▶ 急性冠動脈症候群 (不安定狭心症,急性心筋梗塞)

- ☐ 不安定プラークが破綻し,そこに血栓ができることによって冠動脈が急速に狭窄する
- ☐ 不安定狭心症は心筋梗塞に移行しやすい

- -

(MEMO)

* 狭心症の治療薬

▶ Ca拮抗薬

- ☐ ジヒドロピリジン系:**ニフェジピン** など
- ☐ ベンゾチアゼピン系:**ジルチアゼム**
- ☐ フェニルアルキルアミン系:**ベラパミル**
- → 【機序】電位依存型L型Ca^{2+}チャネルを遮断し,細胞内へのCa^{2+}の流入を抑制する
- → 【その他】
  - ・心臓への直接作用:ジヒドロピリジン系>ベンゾチアゼピン系>フェニルアルキルアミン系
  - ・血管への作用:ジヒドロピリジン系<ベンゾチアゼピン系<フェニルアルキルアミン系

▶ 選択的β₁受容体遮断薬

- ☐ (ISA-)メトプロロール,アテノロール,ビソプロロール,ベタキソロール
- ☐ (ISA+)アセブトロール,セリプロロール
- → 【機序】心筋β₁受容体を遮断し,異所性ペースメーカー活性の抑制による心拍数減少作用を示す

▶ 冠動脈血管拡張薬

- ☐ ジピリダモール
- → 【機序】
  - ・アデノシンの赤血球などへの取り込み阻害作用により血中のアデノシン濃度を上昇させる
  - ・PDE3阻害作用を有する

* 検査

▶ 心筋障害マーカー

- ☐ クレアチニンキナーゼ,心筋トロポニンT,AST,LDHなど

▶ クレアチニンキナーゼ

- ☐ 基準値.男性:60~270U/l,女性:40~150U/L
- ☐ 骨格筋や心筋の崩壊を反映

▶ トロポニンT

- ☐ 基準値:0.014ng/mL以下
- ☐ 心筋梗塞発症後3時間~1週間あまり高値を示す

虚血性心疾患 ▶▷ 冠動脈が狭窄・閉塞することで
心筋が虚血に陥る病態

特徴
・非発作時は心電図変化を認めない
・心筋梗塞以外は心筋障害マーカーの
　上昇を伴わない

原因
冠動脈の狭窄・閉塞
→ 危険因子
　加齢、男性、高血圧、糖尿病、
　脂質異常症、喫煙　など

労作性狭心症
▶▷ 労作時に一過性に心筋
　虚血状態をきたし、狭心症
　発作が出現する

特徴
・発作タイミング：労作時
・持続時間：3~5分
・発作時：ST下降

病態
・動脈硬化による器質的
　狭窄が原因
・労作による心筋の酸素需要
　の増大 → 一過性の心筋虚血

症状
胸痛、心窩部痛、
　顎や歯の痛み（放散痛）

治療
・発作時
・発作の予防
・血栓形成予防
・動脈硬化改善
・外科的処置

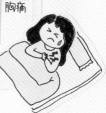

狭い！

冠攣縮性狭心症
▶▷ 冠攣縮（異常な冠動脈の痙攣）による
　狭窄を原因とする狭心症

特徴
・発作タイミング：夜間~早朝の安静時
・持続時間：15分程度
・発作時：ST上昇（異型狭心症）
　　　　　or
　　　　　ST下降

治療　第一選択薬：Ca²⁺拮抗薬
⚠ β遮断薬の単独投与は禁忌

狭いよ～

症状
胸痛

急性冠動脈症候群
（不安定狭心症、急性心筋梗塞）
▶▷ 動脈硬化により形成された不安定
　プラークが破綻し、そこに血栓が
　できることにより冠動脈が急速に
　狭窄する病態

特徴
・不安定狭心症は心筋梗塞に移行しやすい
〈心筋梗塞〉
・ST上昇、T波増高、異常Q波
・心筋障害マーカーの上昇

治療
初期治療：MONA
　M：モルヒネ静注　　N：硝酸薬
　O：酸素投与　　　　A：アスピリン

不安定狭心症

血栓

急性心筋梗塞

閉塞性血栓

#虚血性心疾患（心不全）

▶ 心不全 📝

- □ 心臓のポンプ機能が低下し十分な血液を送り出せない状態
- → 【症状】
  - ・左心不全：意識障害, 易疲労感, 冷や汗, 低血圧, チアノーゼ, 呼吸困難, 息切れ, 起座呼吸
  - ・右心不全：心窩部不快感, 頸静脈怒張, 浮腫, 体重増加

▶ 心筋リモデリング 📝

- □ 心筋細胞の肥大や間質化など主に心室の構造が変化し, 進行すると十分な心拍出量を保てなくなる（代償機構の破綻）
- □ 代償機構：心筋のポンプ機能低下による影響を他の方法で補う
  - ・レニン・アンジオテンシン・アルドステロン系の亢進, 交感神経系の亢進

(MEMO)

▶ 脳性ナトリウム利尿ペプチド（BNP）

- □ 心不全を鋭敏に反映し重症度の指標となる

＊前負荷と後負荷

▶ 前負荷

- □ 心収縮の前に心室にかかる容量負荷で静脈還流量など体液量に影響される
- □ 前負荷を軽減する薬物：利尿薬, ANP など

▶ 後負荷

- □ 心収縮の後に心室にかかる圧負荷で末梢血管抵抗など血圧に影響される
- □ 後負荷を軽減する薬物：血管拡張薬 など

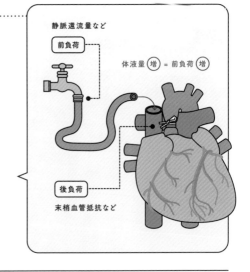

心不全

何かしらの 原因 で心臓のポンプ機能が
低下し十分な血液を送り出せない状態

虚血性心疾患、高血圧、弁膜症、心筋症
などの基礎疾患に対する心臓の代償性の崩壊

■ 代償機構
心臓のポンプ機能低下
による影響を他の方法で
補い、血圧を維持しようと
する.

＋

■ 心筋リモデリング
代償機構による前・後
負荷増大に心筋が対応
する現象

↓

心筋への負担は大きくなり
心機能がさらに低下する

特徴
・代償機構と心筋リモデリングにより
　進行する
・左心不全と右心不全
・脳性ナトリウム利尿ペプチド(BNP)
　上昇
・胸部X線：心陰影拡大、蝶形像
・夕方に浮腫を認めやすい

■ 左心不全
大動脈への心拍出量低下
　　＆
肺に血液がたまる(肺うっ血)

■ 右心不全
右心室のポンプ機能低下
により静脈に血液がたまる
(体静脈系のうっ滞)

NYHA分類 (ニューヨーク心臓協会分類)

NYHA I度：無症状
→ 通常の身体活動では症状なし

NYHA II度：軽症
→ 普通の活動で疲労、動悸、
　呼吸困難が出現

NYHA III度：中等度～重症
→ 普通以下の活動で疲労、
　動悸、呼吸困難が出現

NYHA IV度：重症～難治性
→ 安静時でも呼吸困難など
　の心不全症状を示す

左心不全の症状

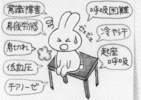

意識障害
易疲労感
息切れ
低血圧
チアノーゼ
呼吸困難
冷や汗
起座呼吸

心拍出量の低下／肺うっ血

右心不全の症状

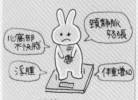

心窩部
不快感
浮腫
頸静脈
怒張
体重増加

体静脈うっ血

検査値　脳性ナトリウム利尿ペプチド(BNP)

💡 心室から分泌されるホルモンで
　心不全を鋭敏に反映し重症度の指標となる

[基準値] 18.4 pg/mL 以下

高値を示したとき：心不全、腎不全 など

硝 酸 薬

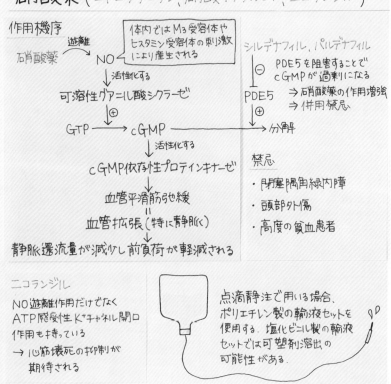

▶ 硝酸薬 📝

□ **ニトログリセリン, 硝酸イソソルビド, ニコランジル**
→ 【 機序 】体内で一酸化窒素（NO）を遊離し, 可溶性グアニル酸シクラーゼを活性化することでcGMPの生成を増加させ, cGMP依存性プロテインキナーゼの活性化を介して血管平滑筋を弛緩させる

→ 【 その他 】
・血小板内のグアニル酸シクラーゼにも作用することから血小板凝集抑制作用も示す
・M₃受容体やヒスタミン受容体刺激でも血管内皮細胞などでNOが産生される
・耐性を生じることがある

#舌下錠と貼付剤

▶ 舌下錠 📝

- ☐ 速効性
- ☐ 肝初回通過効果を受けない
- → 【注意】飲み込まない

▶ 貼付剤 📝

- ☐ 薬効の発揮まで時間を要するが, 有効血中濃度の持続化が可能
- ☐ 肝初回通過効果を受けない
- → 【注意】どこに貼付してもOK

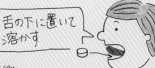

舌下錠

舌の下に置いて溶かす

特徴
・速効性を示す
・肝初回通過効果を受けない

⚠ 飲み込まない
→ 飲み込むと肝初回通過効果を受けてしまう

貼付剤

胸部、上腹部などどこに貼付してもOK!

特徴
・薬効が発揮まで時間を要するが, 有効血中濃度の持続化が可能
・肝初回通過効果を示さない
・経皮吸収治療システム (TTS)

#強心薬

▶ 強心薬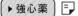

□ 心収縮力を増強する作用を持つ薬

▶ β₁受容体刺激薬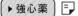

□ ドパミン, ドカルパミン, ドブタミン, デノパミン
➡ 【機序】β₁受容体を刺激する
〈 各薬物の受容体選択性 〉
□ ドパミン, ドカルパミン:D₁受容体, αおよびβ
　受容体の刺激薬
□ ドブタミン, デノパミン:選択的に心臓のβ₁受容
　体を刺激する

▶ アデニル酸シクラーゼ活性化薬

□ コルホルシンダロパート
➡ 【機序】アデニル酸シクラーゼを直接活性化
　しcAMP濃度を上昇させる

▶ Ca²⁺感受性増強薬
　（Ca²⁺センシタイザー）

□ ピモベンダン
➡ 【機序】
　・心筋のトロポニンCに作用しCa²⁺感受性を高
　　める
　・PDE3阻害作用を有する

▶ 強心配糖体

□ ジゴキシン, メチルジゴキシン, デスラノシド
➡ 【機序】
　・Na⁺,K⁺-ATPaseを阻害する
　・迷走神経刺激作用があり房室伝導時間を延
　　長する（PR間隔延長, 心拍数の低下）
➡ 【その他】
　・副作用に不整脈（心室性期外収縮）がある
　・消失経路は腎臓

▶ cAMP誘導体

□ ブクラデシン
➡ 【機序】細胞内で自らcAMPに変化する

▶ PDE3阻害薬

□ オルプリノン, ミルリノン
➡ 【機序】PDE3阻害によりcAMP濃度を上昇さ
　せる

(MEMO)

▶ α型心房性ナトリウム利尿ペプチド

□ カルペリチド（hANP）
➡ 【機序】心房性ナトリウム利尿ペプチド（ANP）受容体結合により膜結合型グアニル酸シクラーゼを活性化
　し細胞内のcGMPを増加させ利尿作用, 血管拡張作用を示す

▶ 心房性ナトリウム利尿ペプチド（ANP）受容体

□ 膜1回貫通型グアニル酸シクラーゼ共役型:酵素内蔵型

▶ アルドステロン受容体遮断薬

□ スピロノラクトン, エプレレノン
➡ 【機序】アルドステロンと拮抗し鉱質コルチコイド（アルドステロン）受容体を遮断する

強心薬 💊

心収縮力を増強する作用を持つ薬.
Ca²⁺濃度を上昇させる方向に働く.

β₁受容体刺激薬
ドパミン、ドカルパミン、ドブタミン、デノパミン
⇨ β₁受容体を刺激

💡 ドパミン
ドカルパミン } D₁.α.β受容体を刺激

ドブタミン
デノパミン } 選択的に心臓の
β₁受容体を刺激

アデニル酸シクラーゼ活性化薬
コルホルシンダロパート
⇨ アデニル酸シクラーゼを
直接活性化し、cAMP
濃度を上昇させる
【NG】閉塞性肥大型心筋症

Ca²⁺感受性増強薬
（Ca²⁺センシタイザー）
ピモベンダン
⇨ 心筋のトロポニンCに
作用し、Ca²⁺感受性
を高める
⇨ PDE3阻害作用も.

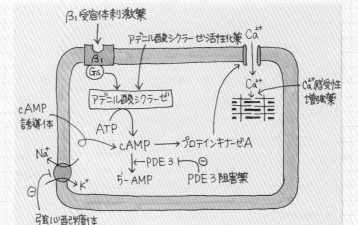

図中のラベル：
β₁受容体刺激薬
アデニル酸シクラーゼ活性化薬　Ca²⁺
β₁
Gs
アデニル酸シクラーゼ
Ca²⁺
Ca²⁺感受性増強薬
cAMP誘導体
ATP
cAMP → プロテインキナーゼA
Na⁺
⊖ PDE3
5-AMP　PDE3阻害薬 ⊖
K⁺
⊖
強心配糖体

強心配糖体（ジギタリス製剤）
ジゴキシン、メチルジゴキシン、デスラノシド
⇨ Na⁺, K⁺-ATPaseを阻害することで
間接的にNa⁺-Ca²⁺交換系を抑制
して細胞内のCa²⁺濃度を高める
🩸ジギタリス中毒（不整脈など）
✿ うっ血性心不全、発作性上室性頻拍
⚠ 安全域が狭いためTDMが必要

cAMP誘導体
ブクラデシン
⇨ 細胞内で自らcAMP
に変化し、cAMPの
濃度を上昇させる

PDE3阻害薬
オルプリノン、ミルリノン
⇨ PDE3阻害により
cAMP濃度を上昇
させる

コルホルシンダロパート、ブクラデシン、PDE3阻害薬
⇒ 血管平滑筋にも働くため、強心作用に加え
血管拡張作用も持つ.

#赤血球とその仲間たち

▶赤血球

☐ 役割:酸素,二酸化炭素の運搬
☐ ヘモグロビン:ヘム+グロビン(サブユニット)の構造が4つ集まって構成される.赤い色素タンパク質で酸素運搬を担う
☐ ヘモグロビンの協同性:酸素濃度が高い場所で酸素親和性が高くなり,酸素濃度の低い場所で酸素親和性が低くなる性質

▶白血球

☐ 役割:免疫
☐ 種類:顆粒球(好中球,好酸球,好塩基球),単球,リンパ球

▶血小板

☐ 役割:一次止血

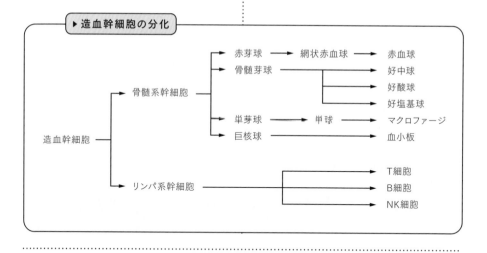

▶造血幹細胞の分化

(MEMO)

▶赤血球×一酸化窒素(NO)

☐ NOと鉄イオン(Fe^{2+})が結合しニトロソ体(ニトロソヘモグロビン:鮮紅色)を形成するため食肉の発色剤として利用される(亜硝酸ナトリウム)※ニトロソ体の酸素運搬能は低い

▶赤血球×一酸化炭素(CO)

☐ 酸素と比較して約250倍親和性が高くヘモグロビンの機能を妨げる

#血液凝固のHOW TO

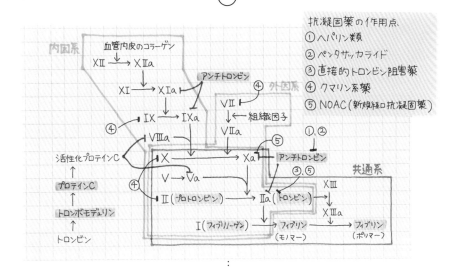

▶血液凝固機構の概要

□ ①損傷部位で露出したコラーゲンに血小板が
付着・凝集（一次止血）
②付着した血小板がアデノシンニリン酸（ADP）
やTXA$_2$を放出
③血小板が凝集した付近でフィブリンの形成が
促進
④フィブリンが血小板，赤血球を巻き込み凝集
塊（血塊）の生成（二次止血）

＊ 血液凝固カスケード

▶内因系

□ 血管の保護機構．凝固因子が血液の中に存在
し，活性化ステップが多く進行に時間を要する

▶外因系

□ 止血機構．血管外組織因子の第Ⅶ因子活性化
による．ステップが少なく進行が早い

＊ 血液凝固阻止因子

▶プロテインC

□ トロンボモデュリンにより活性化され第Ⅴa因子
と第Ⅷa因子を分解・不活性化する

▶アンチトロンビン（またはアンチトロンビンⅢ）

□ ヘパリン存在下でトロンビン，第Ⅸa因子，第Ⅹ
a因子，第Ⅺa因子（セリンプロテアーゼ：タンパ
ク分解酵素）の作用を阻害し抗凝固作用を示す
□ 合成場所：肝臓

（MEMO）

▶血液凝固に関係する検査値

□ APTT：活性化部分トロンボプラスチン時間
→【基準値】25.0〜36.0秒
→【意義】内因系凝固活性の指標
□ PT-INR：プロトロンビン時間 国際標準化比
→【基準値】0.85〜1.15
→【意義】外因系凝固活性の指標

CHAPTER 12

#血小板と抗血小板薬

▶ 血小板

- ☐ 巨核球の細胞質の断片で核をもたず寿命は10日程度

〈 血小板内の因子 〉

- ☐ **濃染顆粒, α顆粒**:ADP, 5-HTなどを蓄え活性化により放出する
- ☐ **Ca^{2+}**:血小板内の遊離Ca^{2+}濃度が上昇すると血小板が活性化する
- ☐ **cAMP**:貯蔵部位のCa^{2+}ポンプを活性化し取り込みを促進する
- ☐ **PDE**:cAMPを分解する酵素
  - ・亢進:cAMP濃度低下→遊離Ca^{2+}上昇(血小板凝集亢進)
  - ・抑制:cAMP濃度上昇→遊離Ca^{2+}低下(血小板凝集抑制)

▶ PDE3阻害薬

- ☐ **シロスタゾール**
- ➔ 【 機序 】PDE3を阻害しcAMP濃度を上昇させる

▶ TXA₂合成酵素阻害薬

- ☐ **オザグレル**
- ➔ 【 機序 】TXA_2合成酵素を選択的に阻害しTXA_2の産生を抑制する

▶ 5-HT₂受容体遮断薬

- ☐ **サルポグレラート**
- ➔ 【 機序 】5-HT_2受容体を選択的に遮断する

▶ ADP P2Y₁₂受容体遮断薬

- ☐ **チクロピジン, クロピドグレル, プラスグレル**
- ➔ 【 機序 】
  - ・ADP P2Y₁₂受容体に対するADPの結合を選択的かつ不可逆的に遮断しcAMP活性を増加させる
  - ・IP₃キナーゼの活性化を抑制することでGPIIb/IIIaの活性化を阻害する

▶ PG製剤

- ☐ **ベラプロスト, リマプロスト アルファデクス** など
- ➔ 【 機序 】IP受容体を刺激しcAMP濃度を上昇させる

....

(MEMO)

▶ ADP P2Y₁₂受容体

- ☐ Giタンパク質共役型
- ➔ 【 作用 】血小板凝集作用

＊ その他の抗血小板薬

▶ 非ステロイド性抗炎症薬(NSAIDs)

- ☐ **アスピリン**
- ➔ 【 機序 】COXを阻害することでTXA_2の産生を抑制する

▶ ω-3多価不飽和脂肪酸

- ☐ **イコサペント酸エチル(EPA-E)**
- ➔ 【 機序 】血小板でのアラキドン酸代謝を競合的に阻害しTXA_2生成を抑制する

血小板

巨核球の細胞質の断片で
核をもたない. 寿命は10日程度

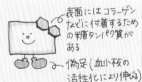

表面にはコラーゲン
などに付着するため
の糖タンパク質が
ある

偽足 (血小板の
活性化により伸びる)

血小板凝集のメカニズム

① 損傷した血管壁のコラーゲンに血小板が
　粘着し活性化 (偽足が伸びる) → 一次凝集

② 血小板内で Ca^{2+} 濃度上昇

③ TXA_2, セロトニンやADPが放出される

④ 放出されたものによって自身・周囲の血小板を
　活性化 → 二次凝集

⑤ 表面上にGPⅡb/Ⅲa受容体が出現し凝集進行

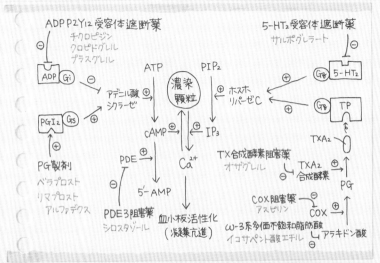

ADP P2Y12 受容体遮断薬
チクロピジン
クロピドグレル
プラスグレル

⊖ ADP Gi ⊖

アデニル酸
シクラーゼ ⊕

PGI2 Gs ⊕

⊕

PG製剤
ベラプロスト
リマプロスト
アルファデクス

ATP

PIP2

濃染
顆粒

ホスホ
リパーゼC ⊕

cAMP ⊕ ⊕ IP3

PDE ⊕

Ca2+

⊖ 5'-AMP

PDE3阻害薬
シロスタゾール

血小板活性化
(凝集亢進)

TX合成酵素阻害薬
オザグレル

5-HT2 受容体遮断薬
サルポグレラート

⊖

Gq 5-HT2 ⊕

Gq TP ⊕

TXA2

TXA2 ⊕
合成酵素

PG

COX阻害薬 → ⊕
アスピリン COX ⊕

ω-3系多価不飽和脂肪酸
イコサペント酸エチル ⊖ アラキドン酸

術前休薬期間

1日	オザグレル サルポグレラート ベラプロスト リマプロストアルファデクス
4日	シロスタゾール
10日	アスピリン イコサペント酸エチル
14日	チクロピジン クロピドグレル プラスグレル

ADP受容体遮断薬の補足

・もう1つの作用
　⇨ IP3キナーゼの活性化を抑制することで
　　GPⅡb/Ⅲaの活性化を阻害

🜁 血小板減少性紫斑病、
　無顆粒球症、重篤な肝障害

・遺伝子多型の影響
　クロピドグレル → CYP2C19で代謝
　　PMでは活性体にならず作用が減弱
　プラスグレル → 複数種で代謝されるため
　　　　　　　　多型の影響は受けにくい

⚠投与開始後2ヶ月間は2週間に1回血液検査

#抗凝固薬（+止血薬）

▶ヘパリン類

- ☐ 未分画ヘパリン：ヘパリン
  - ・アンチトロンビン依存的にトロンビンと第Ⅹa因子を同等に阻害する
    ※その他、第Ⅶa因子、第Ⅸa因子、第Ⅺa因子、第Ⅻa因子にも阻害作用を示す
- ☐ 低分子ヘパリン：ダルテパリン、パルナパリン、エノキサパリン
  - ・第Ⅹa因子を強く阻害する
- ☐ ヘパリノイド：ダナパロイド
  - ・第Ⅹa因子を強く阻害する
- ➡ 【機序】アンチトロンビンと結合し増強する
- ➡ 【その他】未分画ヘパリンは胎盤を通過しないため妊婦可．低分子ヘパリン、ヘパリノイドは低分で胎盤を通過する可能性があるため妊婦禁忌

▶ペンタサッカライド

- ☐ フォンダパリヌクス
- ➡ 【機序】アンチトロンビンと結合し、アンチトロンビンによる凝固因子の不活性化を高める

▶直接的トロンビン阻害薬

- ☐ アルガトロバン
- ➡ 【機序】トロンビンを直接阻害する

▶クマリン系薬

- ☐ ワルファリン
- ➡ 【機序】ビタミンKと構造が類似しており肝臓の凝固因子産生を阻害する
- ➡ 【その他】
  - ・ワルファリンはTDMの対象とならない：血中濃度と薬効に相関がない
  - ・効果測定はPT-INRを用いる

▶新規経口抗凝固薬（NOAC）

> 直接的Ⅹa阻害薬

- ☐ リバーロキサバン、アピキサバン、エドキサバン
- ➡ 【機序】第Ⅹa因子を阻害する

> 直接的トロンビン阻害薬

- ☐ ダビガトランエテキシラートメタンスルホン酸
- ➡ 【機序】トロンビンを阻害する
- ➡ 【その他】ワルファリンの弱点を克服することを目的に開発された経口抗凝固薬

（MEMO）

▶肝臓における凝固因子の産生機構

▶ビタミンK

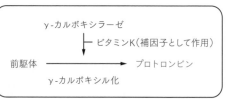

- ☐ 脂溶性ビタミンの1つ
- ☐ γ-カルボキラーゼの補因子として作用する
- ☐ γ-カルボキシグルタミン酸残基：プロトロンビン、第Ⅶ因子、第Ⅸ因子、第Ⅹ因子に含まれる

▶PIVKA（protein induced by Vitamin K absence or antagonists）

- ☐ 未熟な凝固因子のこと（例：未熟プロトロンビン＝PIVKA-Ⅱ）　※Ⅱは第Ⅱ因子のこと
  ※肝細胞癌でプロトロンビン産生能が低下するとPIVKA-Ⅱが高値となる（腫瘍マーカー）

#抗凝固薬(+止血薬)

① ヘパリン類
未分画：ヘパリン ⇨ トロンビンとXaを同等に阻害
「低分子：ダルテパリン、パルナパリン、エノキサパリン
ヘパリノイド：ダナパロイド
⇨ Xaを強く阻害する

🔬 解毒薬：プロタミン（ヘパリンと結合して作用消失）

⚠️ 術前は約6時間中止する

💡 未分画ヘパリンは胎盤を通過しないため
妊婦に投与可能！

② ペンタサッカライド
フォンダパリヌクス
⇨ Xa因子のみを阻害する
⚠️ 術前は約3日中止する

③ 直接的トロンビン阻害薬
アルガトロバン
⇨ Ⅱa（トロンビン）を直接阻害する

④ クマリン系薬　ワルファリン
⇨ ビタミンKと拮抗して肝臓での凝固因子の
Ⅱ、Ⅶ、Ⅸ、Xの産生を阻害する

☀️ CYP2C9、3A4など肝代謝

🔄 ・CYP2C9や3A4などで代謝される薬物
・血漿タンパクとの結合が競合する薬物
・ビタミンK関連
　→ 納豆、クロレラ、青汁、ホウレンソウなど
　→ 抗菌薬による腸内産生ビタミンK減少
・陰イオン交換樹脂による吸収阻害
・抗血小板薬との併用で相加作用

⚠️ 術前は約4日中止する

⑤ NOAC
・直接的Xa阻害薬
リバーロキサバン、アピキサバン
エドキサバン
⇨ Xa因子のみを阻害する
⚠️ 術前は約1日中止する

・直接的トロンビン阻害薬
ダビガトランエテキシラート
　　　　メタンスルホン酸
⇨ Ⅱa（トロンビン）のみを阻害
⚠️ 術前は1日中止する
腎排泄型のため、患者の
腎機能に注意する

(MEMO)
＊ 止血薬

▶ ビタミンK製剤

□ フィトナジオン, メナテトレノン
➡ 【 機序 】ビタミンKとして, 血液凝固因子の第
Ⅱ, Ⅶ, Ⅸ, X因子の肝での生成を促進する
➡ 【 その他 】光分解性

▶ 抗プラスミン薬

□ トラネキサム酸
➡ 【 機序 】プラスミンのフィブリン結合（リジン結
合部位）阻害およびプラスミノーゲン活性化因
子を抑制する

▶ 毛細血管増強薬

□ カルバゾクロムスルホン酸ナトリウム, アドレノ
クロムモノアミノグアニジン
➡ 【 機序 】血管透過性亢進を抑制し, 血管抵抗
性を高める

▶ 酵素止血剤

□ ヘモコアグラーゼ
➡ 【 機序 】トロンビン様作用を示すタンパク質分
解酵素
【 その他 】ヘビ毒に由来

#播種性血管内凝固症候群（DIC）

▶播種性血管内凝固症候群（DIC） 📝

□ 血液凝固系が亢進し，微小血栓が多発する結
　果生じる臓器障害と凝固因子の消費による消
　費性凝固障害や線溶系の亢進により出血傾向
→【症状】臓器不全，出血傾向

▶タンパク分解酵素阻害薬 📝

□ ナファモスタット，ガベキサートメシル酸塩
→【機序】プラスミンおよびトロンビンを阻害し
　プラスミン阻害作用，トロンビン阻害作用を示す

播種性血管内凝固症候群（DIC）

▶▷ 何かしらの原因により 血液凝固系が亢進し，微小血栓が多発する
　　結果生じる臓器障害と凝固因子の消費性凝固障害や線溶系の
　　亢進により 出血傾向となる

特徴
1. 凝固系と線溶系が同時に亢進
2. トロンビン・アンチトロンビン複合体増加
3. 血小板数低下，出血時間・PT・
　　APTT延長，フィブリノーゲン減少
4. FDP上昇，D-ダイマー上昇，PIC上昇

原因
・白血病、敗血症 悪性腫瘍など
・薬剤（凝固因子製剤、アシクロビル、
　　　パクリタキセル など）

　　　微小血栓多発による　　線溶系亢進による
　　　　　臓器不全　　　　　　　出血傾向

　　　　　脳梗塞　　　　　　　紫斑症、血尿
　　　　　腎不全　　　　　　　消化管出血

治療
・抗凝固薬
　臓器障害をおこしやすいとき
　→ トロンボモジュリン アルファ、
　　　ヘパリン、アンチトロンビン製剤

　出血傾向となりやすいとき
　→ タンパク分解酵素阻害薬

・補充療法（出血傾向に対して）
　→ 新鮮凍結血漿
　　　血小板濃厚液 など

タンパク分解酵素阻害薬
ナファモスタット、ガベキサート
⇨ プラスミンおよびトロンビンを阻害する
　　フィブリンを分解　　フィブリノーゲンを分解

#血小板減少性紫斑病と血友病

▶特発性血小板減少性紫斑病(ITP) 📝

- ☐ 免疫学的機序による血小板減少とそれに伴う出血傾向をきたす
- ☐ 血小板の寿命短縮,赤血球や白血球は正常
- → 【自己抗体】GPⅡb/Ⅲaなどに対する自己抗体を産生

▶血栓性血小板減少性紫斑病(TTP) 📝

- ☐ 血小板が大量に消費された結果,出血傾向となる疾患
- ☐ 先天的な遺伝子異常や薬物,悪性腫瘍などに起因する自己抗体の産生などが原因

▶血友病 📝

- ☐ 第Ⅷ因子(血友病A),第Ⅸ因子(血友病B)に異常があり出血傾向をきたす
- ☐ ほとんどの患者は男性:X染色体上の劣性遺伝

特発性血小板減少性紫斑病 (ITP)

▶▷ 免疫学的機序による血小板の破壊亢進の結果、血小板減少とそれに伴う出血傾向をきたす疾患

何かしらの原因で血小板表面のGPⅡb/Ⅲaなどに対する自己抗体産生

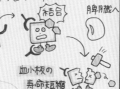

治療
- ・副腎皮質ステロイド
- ・脾摘
- ・トロンボポエチン受容体作動薬

血小板の寿命短縮 → 破壊される → 出血傾向

血栓性血小板減少性紫斑病 (TTP)

▶▷ 血小板が大量に消費された結果、出血傾向となる

☆POINT☆
- ・五徴 → 血小板減少、溶血性貧血、精神神経系症状、発熱、腎機能障害
- ・血栓形成助長の可能性があるため血小板輸血は禁忌

血友病

▶▷ 第Ⅷ因子(血友病A)、第Ⅸ因子(血友病B)に異常があり、出血傾向をきたす

☆POINT☆
- ・ほとんどの患者は男性
- ・血小板数、フィブリノーゲン量、出血時間、PT時間は 正常
- ・家族歴不明の患者も少なくない

#脳梗塞

▶ 脳梗塞

□ 脳動脈の狭窄や閉塞により虚血となり, 酸素や栄養素が欠乏し脳細胞が壊死する疾患

〈 分類 〉

> **アテローム血栓性脳梗塞**
□ 動脈硬化に起因する
→ 【 症状 】安静時に発症, 片麻痺, 失語, 意識障害

> **心原性脳塞栓症**
□ 心房で生じた血栓が流れて起こる
→ 【 症状 】活動時に突発的に発症

> **ラクナ梗塞**
□ 15mm以下の小さな脳梗塞
→ 【 症状 】軽度の運動障害や感覚障害

▶ 脳保護薬

□ エダラボン
→ 【 機序 】フリーラジカルを消去し脳組織を過酸化傷害から守ることで神経症候や機能障害を改善する

＊ 血栓溶解薬

▶ **ウロキナーゼプラスミノゲンアクチベーター（u-PA）**

□ ウロキナーゼ
→ 【 機序 】プラスミノーゲンを活性化しプラスミンを産生する

▶ **組織プラスミノゲンアクチベーター（t-PA）**

□ アルテプラーゼ, モンテプラーゼ
→ 【 機序 】プラスミノーゲンを活性化しプラスミンを産生する

脳梗塞 ▶▶ 脳動脈の狭窄や閉塞により虚血となり、酸素や栄養素が欠乏し脳細胞が壊死する疾患

分類

アテローム血栓性脳梗塞
・動脈硬化に起因する
・主幹動脈（太い）

症状
安静時に発症
片麻痺、失語、
意識障害

心原性脳塞栓症
・心房で生じた血栓が
　流れて起こる
・主幹動脈（太い）

症状
活動時に
突発的に発症

ラクナ梗塞
・15mm以下の小さな脳梗塞
・穿通枝領域（細い）

症状
軽度の運動が障害
や感覚障害
（意識障害はほぼなし）

危険因子
・高血圧
・糖尿病
・脂質異常症
・心房細動
　など

治療
・血栓溶解薬
・抗血小板薬
・抗凝固薬
・脳保護薬
　など

脳保護薬：エダラボン
⇨ フリーラジカルを消去することで
　神経症候や機能障害を改善
発症後早期に投与した方が効果的

血栓ができてしまったとき
→ 血管が詰まり組織が虚血となって
　機能障害が起こる恐れが！！
→ できた血栓を溶かす **血栓溶解薬**

血栓溶解薬の作用機序

プラスミノーゲン
↓←── t-PA、u-PA
プラスミン

フィブリン（血栓）────→ フィブリン分解物

ウロキナーゼプラスミノゲンアクチベーター（u-PA）
　ウロキナーゼ
組織プラスミノゲンアクチベーター（t-PA）
　アルテプラーゼ、モンテプラーゼ

特徴
u-PA：血液中のプラスミノーゲンにも作用するため
　血栓溶解作用が弱く出血も合併しやすい
t-PA：血栓のプラスミノーゲンに選択的に作用
　するため出血の副作用は起こしにくい

⚠ 出血傾向、アナフィラキシー
⚠ 術前14日間中止する
　急激に血流が復活することにより
　出血性梗塞が生じることがある
💊 投与経路：静脈内注射

発症から投与までの時間
・急性心筋梗塞：6h以内
・脳梗塞
（u-PA）5日以内かつ出血が
　　認められない患者
（t-PA）4.5h以内
・末梢動脈閉塞症
（u-PA）10日以内
・急性肺血栓塞栓症：
　不安定な血行動態を伴う
　場合

#くも膜下出血／慢性頭痛

＊ **くも膜下出血**

▶ **くも膜下出血**

☐ 脳動脈瘤の増大や破裂などにより脳表面の血管が破綻し，くも膜下腔へ出血が生じた疾患
☐ 突然の激しい頭痛，悪心・嘔吐，意識障害

▶ **Rhoキナーゼ阻害薬**

☐ ファスジル
➡ 【機序】Rhoキナーゼの阻害により，血管平滑筋収縮の最終段階であるミオシン軽鎖リン酸化を阻害し血管平滑筋の収縮抑制（脳血管攣縮抑制），脳虚血症状の改善作用を示す

＊ **慢性頭痛**

☐ 脳の器質的病変がないのに慢性的に存在する頭痛

▶ **緊張型頭痛**

☐ 長時間の無理な姿勢や体の冷えなどにより首や肩の筋肉が収縮し血流が悪くなることが原因．また，筋肉の緊張を伴わない場合でも精神的なストレスが原因で頭痛が生じる場合もある
☐ 慢性頭痛の中で最も多い
☐ 頭のまわりを何かで締め付けられたような鈍い痛み，肩や首のこり，めまい など

▶ **群発頭痛**

☐ 1〜2ヵ月程度の間に集中して頭痛が 毎日ように起こるが，治るとまったく頭痛が消失する．しかし，2〜3年後に再び同じような頭痛がおこる
☐ 20〜40歳代の男性に多い
☐ 片側の目の奥がえぐられるような激痛ののち上顎の周囲や頭部に広がる

▶ **片頭痛**

☐ こめかみから目のあたりにかけてズキンズキンと脈を打つように痛むのが特徴
☐ 10〜40歳代の女性に多い
☐ 4〜72時間発作が持続し，週2回〜月1回程度の間隔で繰り返す
☐ 発作の前兆：閃輝暗点（チカチカとして光や視野の一部がみえにくくなる）※脳血管収縮による後頭葉の血流低下が原因の1つ
☐ 脈を打つような痛み，吐き気，嘔吐 など

＊ **片頭痛のメカニズム**

☐ **血管説**
　血小板の異常に伴うセロトニン遊離により脳血管収縮（前兆症状の原因）が起こるが，その後，セロトニンが代謝され脳血管が拡張すると，血管壁の浮腫や炎症が生じるために頭痛がおこるという仮説
☐ **神経説**
　神経細胞自体の異常が血流変化に先行するという仮説．予兆や前兆について説明できると考えられている
☐ **三叉神経説**
　血管説に三叉神経の関与を含めた仮説．何らかの刺激が硬膜血管周囲の三叉神経に作用することで，サブスタンスPなどの神経ペプチドが放出され，血管拡張，透過性亢進，マスト細胞からのヒスタミン遊離などがおこり神経原性炎症となり，痛みや悪心嘔吐などの原因となる

（ MEMO ）

▶ **脳動脈瘤**　　☐ 脳の血管の一部がこぶのようにふくらんだもの

#片頭痛治療薬

▶Ca²⁺チャネル遮断薬

□ ロメリジン
→【 機序 】血管平滑筋へのCa²⁺流入を抑制し血管収縮を抑制する
→【 その他 】
  ・脳血管への選択性が高い
  ・基本的には予防薬で, 血管拡張がおきているときに服用しても効果はない

▶エルゴタミン製剤

□ エルゴタミン
→【 機序 】機序不明. 5-HT$_{1B}$受容体, 5-HT$_{1D}$受容体刺激が関与していると考えられる
→【 その他 】
  ・麦角アルカロイド
  ・急性期治療薬

▶トリプタン製剤

□ スマトリプタン, ゾルミトリプタン, エレトリプタン, リザトリプタン, ナラトリプタン
→【 機序 】頭蓋血管平滑筋の5-HT$_{1B}$受容体を刺激し, 頭痛発作で拡張している頭蓋血管を収縮させるとともに三叉神経に存在する5-HT$_{1D}$受容体を刺激し神経ペプチドの放出を抑制する
→【 その他 】
  ・急性期治療薬
  ・末梢血管系に対する作用はほとんど示さない

#認知症

▶ **認知症**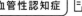

- □ 脳の認知機能が持続的に低下し，日常・社会生活に支障をきたす状態
- → 【症状】中核症状，周辺症状

▶ **アルツハイマー型認知症（アルツハイマー病）**

- □ 緩徐に記憶障害や失語などの症状が進行する疾患
- □ 海馬や大脳皮質を中心に脳全体の萎縮
- □ 老人斑（アミロイドβタンパク質）の出現
- □ 神経原線維変化（異常タウタンパク質の蓄積）

▶ **レビー小体型認知症**

- □ 中枢神経系にレビー小体が出現し，進行性で認知機能の変動を呈する神経変性疾患

▶ **血管性認知症**

- □ 脳血管障害によって生じた認知症の総称

＊ 認知症治療薬

▶ **コリンエステラーゼ（ChE）阻害薬**

- □ ドネペジル，ガランタミン，リバスチグミン
- → 【機序】AChEを可逆的に阻害することで分解を抑制し，シナプス間隙のACh量を増加させ低下したコリン作動性神経伝達を促進しアルツハイマー型認知症の進行を抑制する
- → 【その他】ドネペジル：AChE選択的阻害作用を示す

▶ **NMDA受容体遮断薬**

- □ メマンチン
- → 【機序】NMDA受容体を遮断し神経保護作用，記憶・学習障害の抑制作用を示す

認知症 ▶▶ 脳の認知機能が後天的な器質的障害によって持続的に低下し、日常・社会生活に支障を来す状態

共通する症状

中核症状
脳の障害により直接起こる症状
記憶障害、見当識障害
失語、(後期)歩行障害

↓

周辺症状
中核症状に付随して引き起こされる二次的な症状
物盗られ妄想、抑うつ
興奮、暴力、徘徊、不安

治療薬

コリンエステラーゼ(ChE)阻害薬

ドネペジル、ガランタミン、リバスチグミン

⇨ AChEを可逆的に阻害することでシナプス間隙のACh量を増加させ、低下したコリン作動性神経伝達を促進して認知症の進行抑制.

💡 ドネペジル：レビー小体型認知症にも使用.
　ガランタミン：ニコチン性ACh受容体の増強作用も.
　リバスチグミン：脳内移行性が高くBuChEも阻害.

NMDA受容体遮断薬

メマンチン
⇨ グルタミン酸NMDA受容体遮断作用
💡 ChE阻害薬と作用機序が異なり併用可能

レビー小体型認知症

▶▶ 中枢神経系にレビー小体が出現し、進行性で認知機能の変動を呈する神経変性疾患

特徴
・大脳など広範囲にレビー小体を認める

症状
幻視、幻覚、パーキンソニズム

治療　ChE阻害薬

血管性認知症

▶▶ 脳血管障害によって生じた認知症の総称

特徴
・新たな梗塞が生じることにより段階的に悪化する
・認知機能の不均一な障害
・脳血管障害、高血圧、糖尿病脂質異常症、喫煙者などに好発

アルツハイマー型認知症

▶▶ 緩徐に記憶障害や失語などの症状が進行する疾患. 認知症の中で最も多いタイプ.

特徴
・海馬や大脳皮質を中心に萎縮(変性・脱落)が起こる
・アミロイドβタンパク質の沈着による老人斑の出現
・神経原線維変化(異常タウタンパク質の蓄積)
・老年期に好発
・グルタミン酸濃度の上昇
　→ NMDA受容体の必要以上の活性化
・老年性と家族性が認められる

診断
・問診、家族や介護者からの情報収集、認知機能検査
・補助診断：CT、SPECT、PET、脳脊髄液検査

#てんかん

▶ てんかん

- □ 脳神経細胞が過剰に興奮することにより生じる てんかん発作を反復する中枢神経疾患
- → 【症状】けいれん, 意識障害, 異常感覚などが 発作的, 間欠的におこる

＊部分発作

▶ 単純部分発作

- □ 意識障害：なし
- □ けいれん：ありor なし

▶ 複雑部分発作

- □ 意識障害：あり
- □ けいれん：ありorなし

＊全身発作

▶ 欠神発作

- □ 意識障害：あり
- □ けいれん：なし

▶ ミオクローヌス発作

- □ 意識障害：なし～軽度
- □ けいれん：あり

▶ 脱力発作

- □ 意識障害：あり
- □ けいれん：なし

▶ 強直発作

- □ 意識障害：あり
- □ けいれん：あり

▶ 間代発作

- □ 意識障害：あり
- □ けいれん：あり

▶ 強直間代発作

- □ 意識障害：あり
- □ けいれん：あり

てんかん ▷▷ 脳神経細胞が過剰に興奮することにより生じる
てんかん発作を反復する中枢神経疾患

特徴
- 特発性てんかん（原因不明）と症候性てんかん（器質性病変が原因）の2種類にわけられる
- 興奮シグナルの亢進または抑制シグナルの減弱によりバランスが崩れた状態

検査
脳波検査
※CTやMRIなどは異常なしのことが多い

症状
けいれん、意識障害、異常感覚などが発作的、間欠的におこる

てんかん発作の分類

		意識障害	けいれん
① **部分発作** 脳の一部分が過剰に興奮しておこる		部分発作の第一選択薬 カルバマゼピン	
単純部分発作	身体の一部のけいれんや感覚障害	×	〇 or ×
複雑部分発作	自動症	〇	〇 or ×
② **全般発作** 発作開始から大脳半球が両側同期性に過剰興奮する		全般発作の 第一選択薬 バルプロ酸	
欠神発作	突然の意識消失と数秒後の回復、過呼吸による誘発	〇	×
ミオクローヌス発作	身体の一部が瞬間的に強く収縮する発作、光刺激による誘発	×〜△	〇
脱力発作	突然の瞬間的な脱力、顔面・頭部外傷をきたしやすい	〇	×
強直発作	突然の体軸性の強直、転倒により傷ができやすい	〇	〇
間代発作	筋肉の収縮・弛緩を交互に繰り返す	〇	〇
強直間代発作	強直発作→間代発作→発作後睡眠→正常に戻る	〇	〇

#抗てんかん薬と発作の種類

▶抗てんかん薬 📝

□ カルバマゼピン, ラモトリギン
➔【機序】電位依存性Na⁺チャネルを遮断し大脳神経細胞の過剰興奮を抑制する
□ フェニトイン, ホスフェニトイン, エトトイン
➔【機序】Na⁺チャネル, L型Ca²⁺チャネルを遮断し大脳神経細胞の過剰興奮を抑制する
➔【その他】眼振, 構音障害, 運動失調, 眼筋麻痺, 歯肉増強 などの副作用に注意
□ トピラマート
➔【機序】電位依存性Na⁺チャネル, L型Ca²⁺チャネル遮断, AMPA受容体機能抑制, GABAₐ受容体増強, 炭酸脱水酵素阻害により大脳神経細胞の過剰興奮を抑制する
□ バルプロ酸
➔【機序】Na⁺チャネル遮断・T型Ca²⁺チャネル遮断・GABAトランスアミナーゼ阻害作用によりGABA分解を抑制し興奮シグナル抑制, 抑制シグナル増強作用を示す
□ エトスクシミド, トリメタジオン
➔【機序】T型Ca²⁺チャネルを遮断しCa²⁺チャネル依存性の興奮を抑制する
□ ガバペンチン
➔【機序】電位依存性Ca²⁺チャネル遮断, GABAトランスポーター活性化により興奮シグナルを抑制する
□ フェノバルビタール, プリミドン
➔【機序】GABAₐ受容体のバルビツレート結合部位に結合しCl⁻を増加させ神経細胞を過分極させる
□ ゾニサミド
➔【機序】機序不明
□ レベチラセタム
➔【機序】シナプス小胞タンパク(SV2A)に結合しN型Ca²⁺チャネルを遮断しグルタミン酸の遊離を抑制する結果, 大脳神経細胞の過剰興奮を抑制する

▶ベンゾジアゼピン系

□ ジアゼパム, クロナゼパム, クロバザム, ニトラゼパム
➔【機序】GABAₐ受容体のベンゾジアゼピン受容体に非選択的に結合しCl⁻チャネルを開口させ, 神経細胞の過分極による抗けいれん作用, 鎮静・催眠作用, 抗不安作用, 筋弛緩作用を示す

▶炭酸脱水酵素阻害薬

□ アセタゾラミド, スルチアム
➔【機序】炭酸脱水酵素を阻害し体内の酸塩基平衡を調整する結果, 神経細胞の過剰興奮を抑制する

薬物の治療

- 興奮シグナルと抑制シグナルの崩れたバランスの是正

興奮シグナル抑制

- Na^+、Ca^{2+}チャネル遮断
- グルタミン酸遊離阻害
- グルタミン酸受容体阻害

抑制シグナル増強

- GABA濃度上昇
- $GABA_A$受容体の亢進
- 炭酸脱水酵素阻害

> 特発性てんかんの場合、抗てんかん薬の中止には2年間以上発作が消失している状態が必要

抗てんかん薬と発作の種類

	強直間代発作	欠神発作	部分発作
カルバマゼピン	○		○
ラモトリギン	○	○	○
フェニトイン/エトトイン	○	悪化	○
トピラマート			○
バルプロ酸	○	○	○
エトスクシミド/トリメタジオン	悪化	○	
ガバペンチン	×	×	○
フェノバルビタール/プリミドン	○		○
ゾニサミド	○		○
レベチラセタム	○	×	○
BZ系(ジアゼパムなど)	○	○	○
アセタゾラミド/スルチアム	×	×	○

カルバマゼピン

- CYP3A4を誘導する
- 三環系抗うつ薬と構造が類似するため過敏症がある場合は使用を避ける

ラモトリギン

- うつ状態に対する効果が強い
- てんかんに対して使用する場合は他剤と併用する

フェニトイン/エトトイン

- 定期的に肝・腎機能検査、血液検査を行うことが望ましい
- 有効血中濃度 $10\sim20\,\mu g/mL$
- フェニトインの代謝能は生後急激に上昇し2年でピークに達する(体重当たり換算)
- 肝クリアランスはタンパク結合に依存する

トピラマート

- 他の抗てんかん薬で効果が認められない場合の併用など

バルプロ酸

- 催奇形性あり
- 有効血中濃度 $40\sim120\,\mu g/mL$

カルバペネム系抗菌薬
→ バルプロ酸の血中濃度低下

ラモトリギン
→ グルクロン酸抱合が競合しラモトリギンの血中濃度上昇

⚠ 重篤な肝障害、高アンモニア血症

エトスクシミド/トリメタジオン

⚠ 悪心、食欲不振、再生不良性貧血

ガバペンチン

- 他の抗てんかん薬が効果不十分な際に

フェノバルビタール/プリミドン

- CYP2C、3A4を誘導する
- 過量投与の場合
  → 炭酸水素ナトリウムを投与し尿をアルカリ化する。すると尿中イオン形分率が上昇し尿細管再吸収が抑制される

ゾニサミド

- 体内動態が非線形を示すためTDMが必要

レベチラセタム

- てんかんに対して使用する場合は他剤と併用する
- CYP誘導作用は示さない

ジアゼパム/クロナゼパム クロバザム/ニトラゼパム

- てんかん重積状態の第一選択薬

🚫 急性狭隅角緑内障 重症筋無力症

アセタゾラミド/スルチアム

- 体内の酸塩基平衡を調整し神経細胞の過剰興奮を抑制

#パーキンソン病

▶パーキンソン病

☐ 線条体のドパミン不足によるコリン作動性神経の相対的亢進が原因と考えられている

➡ 【症状】パーキンソニズム（錐体外路症状）,精神症状,自律神経症状

➡ 【その他】Hoehn and Yahrの重症度分類が用いられる

(MEMO)

▶wearing-off現象

☐ 薬効持続時間が短縮し,症状に日内変動が起こる.ジスキネジアが生じることがある

➡ 【機序】ドパミン細胞の変性が進行し,ドパミンの保持能力の低下のため

➡ 【対策】レボドパの分割投与,ドパミンアゴニスト,MAO$_B$阻害薬,COMT阻害薬,ゾニサミドなどの併用

▶ジスキネジア（不随意運動）

☐ 自分の意思とは無関係に身体が動いてしまう現象

➡ 【機序】線条体でのドパミン過剰による

➡ 【対策】レボドパ投与量の調節,チアプリド（D$_2$受容体遮断薬）投与,アマンタジンの服用 など

▶on-off現象

☐ 服用時間や血中濃度に関係なく急激な症状の軽快と増悪を繰り返す現象

パーキンソン病 ▶▶ 線条体のドパミン不足によるコリン作動性神経の相対的亢進が原因と考えられる

特徴
・50歳代以上の中高年期の発症が多い
・黒質が変性しドパミン欠乏状態 ＆線条体機能のバランスの乱れ
・レビー小体が認められる
・中脳のメラニン含有細胞の脱落

検査
3-ヨードベンジルグアニジン (¹²³I)
→ 自律神経障害を示す疾患で 心臓に集積しづらくなることを 利用した検査.
 (MIBG心筋シンチグラフィー)

症状

パーキンソニズム
(錐体外路症状)
安静時振戦
無動、筋固縮
姿勢調節障害
すくみ足
突進現象
丸薬まるめ運動
tapping様振戦

精神症状
認知機能低下

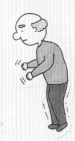

自律神経症状
便秘、排尿障害
起立性低血圧

治療
1. 薬物治療
 ↳ ドパミンの補充、コリン作動性神経の抑制、ノルアドレナリンの補充

2. リハビリ、外科的処置 など

#抗パーキンソン病薬

▶レボドパ含有製剤

□　レボドパ
→　【機序】ドパミン前駆体で代謝されドパミンとなり不足したドパミンを補充する
→　【その他】
・アミノ酸トランスポーター（LAT1）により脳内へ移行する　※ドパミンは輸送されない
・ケトン体検査が偽陽性になる場合がある
・閉塞隅角緑内障などには禁忌

▶末梢性芳香族L-アミノ酸脱炭酸酵素阻害薬（DCI）

□　カルビドパ, ベンセラジド
→　【機序】末梢性芳香族L-アミノ酸脱炭酸酵素を阻害しレボドパの分解を抑制することで中枢移行性を高める

▶COMT阻害薬

□　エンタカポン
→　【機序】COMTを阻害しレボドパの脳内移行量を増加させwearing-off現象を改善する
→　【その他】必ずレボドパと併用する

▶ドパミン受容体刺激薬（ドパミン作動薬）

□　麦角アルカロイド：ブロモクリプチン, ペルゴリド, カベルゴリン
□　非麦角系：タリペキソール, プラミペキソール, ロチゴチン, ロピニロール
→　【機序】D2受容体を刺激する
→　【その他】定期的な心エコー検査を行う

▶ドパミン遊離促進薬

□　アマンタジン
→　【機序】脳内ドパミンの遊離促進作用などを示す（十分には解明されていない）
→　【その他】適応はA型インフルエンザ, パーキンソン症候群 など

▶中枢性抗コリン薬

□　トリヘキシフェニジル, ビペリデン, ピロヘプチン, マザチコール
→　【機序】ムスカリン性ACh受容体を遮断しコリン作動性神経を抑制する
→　【その他】高齢者では認知機能障害などの副作用を生じることがある

▶ノルアドレナリン前駆体

□　ドロキシドパ
→　【機序】脱炭酸されてNAとなり不足したNAを補充しパーキンソン病にのすくみ足などを改善する

▶アデノシンA2A受容体遮断薬

□　イストラデフィリン
→　【機序】線条体の神経細胞のA2A受容体を遮断しwearing-off現象を改善する

▶MAOB阻害薬

□　セレギリン
→　【機序】MAOB阻害によりドパミン分解を抑制しwearing-off現象を改善する
→　【その他】覚せい剤原料に該当

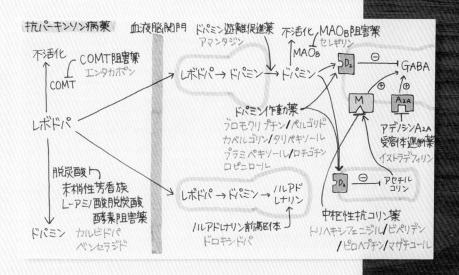

抗パーキンソン病薬

血液脳関門

ドパミン遊離促進薬
アマンタジン

不活化 MAO_B阻害薬
セレギリン

不活化
COMT阻害薬
エンタカポン

COMT

レボドパ → ドパミン → ドパミン

D_2 ⊖ → GABA

ドパミン作動薬
ブロモクリプチン／ペルゴリド
カベルゴリン／タリペキソール
プラミペキソール／ロチゴチン
ロピニロール

M A_{2A} ⊕

アデノシンA_{2A}
受容体遮断薬
イストラデフィリン

レボドパ

脱炭酸↓

末梢性芳香族
L-アミノ酸脱炭酸
酵素阻害薬

レボドパ → ドパミン → ノルアドレナリン

D_2 ⊖ アセチルコリン

ドパミン

カルビドパ
ベンセラジド

ノルアドレナリン前駆区体
ドロキシドパ

中枢性抗コリン薬
トリヘキシフェニジル／ビペリデン
／ピロヘプチン／マザチコール

統 合 失 調 症

▶ 統合失調症

- □ ドパミン神経系やグルタミン酸神経系の異常が原因と考えられている
- → 【症状】陽性症状,陰性症状,認知機能障害

▶ フェノチアジン系

- □ クロルプロマジン, フルフェナジン, プロペリシアジン, レボメプロマジン
- → 【機序】中脳辺縁系のD$_2$受容体遮断,CTZのD$_2$受容体遮断,下垂体前葉のD$_2$受容体遮断,青斑核や視床下部のH$_1$受容体遮断,α$_1$受容体遮断,ムスカリン性ACh受容体遮断作用を示す

▶ ブチロフェノン系

- □ ハロペリドール, ブロムペリドール, スピペロン, チミペロン, ピパンペロン, ピモジド
- → 【機序】フェノチアジン系と同様(D$_2$受容体遮断)
  ※H$_1$受容体遮断, α$_1$受容体遮断, 抗コリン作用などは弱い

▶ ベンズアミド系

- □ スルピリド, スルトプリド
- → 【機序】D$_2$受容体遮断作用により陽性症状の改善,制吐作用を示す.また,末梢でも作用し消化管運動促進作用,胃血流量改善作用を示す
- → 【その他】消化性潰瘍に対する適応ももつ

▶ チエピン誘導体

- □ ゾテピン
- → 【機序】D$_2$受容体遮断と5-HT$_{2A}$受容体遮断作用により陽性症状ならびに陰性症状を改善する

▶ イミノベンジル誘導体

- □ クロカプラミン, モサプラミン
- → 【機序】フェノチアジン系と同様
  ※抗5-HT作用とCTZでのD$_2$受容体遮断作用が強い

▶ セロトニン・ドパミン拮抗薬(SDA)

- □ リスペリドン, パリペリドン, ペロスピロン, ブロナンセリン
- → 【機序】5-HT$_{2A}$受容体遮断作用とD$_2$受容体遮断作用により陰性症状ならびに陽性症状を改善する

▶ 多元受容体作用抗精神病薬 （MARTA）

- □ オランザピン, クエチアピン, クロザピン, アセナピン
- → 【機序】各受容体に作用し陽性および陰性症状,認知障害,不安症状,うつ症状の改善作用を示す
  オランザピン:5-HT$_{2A}$, 5-HT$_{2B}$, 5-HT$_{2C}$, D$_2$, D$_3$, D$_4$, α$_1$, H$_1$受容体遮断作用
  クエチアピン:5-HT$_1$, 5-HT$_2$, D$_1$, D$_2$, α$_1$, α$_2$, H$_1$受容体遮断作用
  クロザピン:D$_4$, α$_1$, H$_1$, M$_1$受容体遮断作用
  アセナピン:5-HT$_{2A}$, D$_2$受容体遮断作用,5-HT$_{1A}$受容体刺激作用
- → 【その他】糖尿病またはその既往のある患者では禁忌

▶ ドパミン受容体部分刺激薬(DPA)

- □ アリピプラゾール
- → 【機序】D$_2$受容体部分アゴニスト作用,5-HT$_{1A}$受容体部分アゴニスト作用,5-HT$_{2A}$受容体遮断作用により神経のバランスをとり,陽性症状と陰性症状を改善する

統合失調症
▶ 頻度の高い精神疾患

特徴
- 陽性症状と陰性症状
- 初発は15~35歳の思春期から青年期の間に発症しやすい
- 女性に多い

原因
ドパミン神経系やグルタミン酸神経系の異常が考えられる。
ドパミン仮説、セロトニン・ドパミン仮説、急速解離仮説。

脳内のドパミン経路
- 中脳辺縁系（報酬系、快感系）
  → 機能過剰で 陽性症状
- 中脳皮質系（集中などの認知機能）
  → 機能低下で 陰性症状　認知機能障害
- 黒質線条体系
  → 機能低下でパーキンソン病
- 漏斗下垂体系
  → 機能低下で高プロラクチン血症

陰性症状
感情鈍麻、意欲欠如、思考障害、無関心

陽性症状
幻覚、妄想、幻聴、自我障害、思路の異常

認知機能障害
遂行機能障害、注意障害、言語性記憶障害

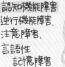

治療　目的：QOLの向上
1. 薬物治療 → 非定型抗精神病薬の単剤投与が基本
2. 心理社会的治療
3. 電気けいれん療法

抗精神病薬
定型（従来型）→ 陽性症状
　⚠ 錐体外路症状、悪性症候群に注意
非定型（新規）→ 陽性症状　陰性症状　認知機能障害
　⚠ 高血糖、体重増加に注意

ドパミンD₂受容体遮断
→ 陽性症状 の改善、制吐作用
💧 錐体外路症状、高プロラクチン血症 など

← ベンズアミド系
　スルピリド／スルトプリド

← セロトニン・ドパミン拮抗薬（SDA）
リスペリドン／パリペリドン
ペロスピロン／ブロナンセリン　チエピン誘導体　ゾテピン

セロトニン5-HT₂A受容体遮断
→ 陽性症状、陰性症状 の改善
💧 食欲亢進、肥満 など

← フェノチアジン系
クロルプロマジン
フルフェナジン
プロペリシアジン
レボメプロマジン

ブチロフェノン系
ハロペリドール
ブロムペリドール
スピペロン／チミペロン
ピパンペロン／ピモジド

ムスカリン性ACh受容体遮断
→ 錐体外路症状 の改善
💧 口渇、かすみ目、便秘、尿閉 など

← イミノベンジル誘導体
クロカプラミン／モサプラミン

アドレナリンα₁受容体遮断
→ 鎮静効果
💧 起立性低血圧、反射性頻脈 など

多くの
受容体を
遮断する　← 多元受容体作用抗精神病薬
オランザピン／クエチアピン（MARTA）
クロザピン／アセナピン

ヒスタミンH₁受容体遮断
→ 鎮静効果
💧 眠気、食欲亢進

神経の状態によって　ドパミン受容体部分刺激薬
遮断も刺激も行う　アリピプラゾール（DPA）

＃うつ病（大うつ病性障害）

▶ うつ病（大うつ病性障害）

□ 気分障害のうち, うつ病相のみが現れるもの
→ 【 症状 】精神症状, 身体症状

▶ 三環系抗うつ薬

□ 3級アミン：イミプラミン, クロミプラミン, アミトリプチリン, ロフェプラミン, トリミプラミン
□ 2級アミン：ノルトリプチリン, アモキサピン
→ 【 機序 】5-HTとNAの再取り込みを阻害し, 抗うつ作用を示す
→ 【 その他 】イミプラミンはCYP1A2, CYP3A4, CYP2C19に代謝され活性代謝物となる
　※イミプラミンおよび活性代謝物の消失に関わるのはCYP2D6

▶ 四環系抗うつ薬

□ マプロチリン, ミアンセリン, セチプチリン
→ 【 機序 】
　・マプロチリン：NA再取り込みを選択的に阻害する
　・ミアンセリン, セチプチリン：シナプス前α₂受容体の遮断によりNA遊離を増強する
→ 【 その他 】三環系抗うつ薬と異なり5-HT再取り込み阻害作用や抗コリン作用をほとんど示さないが緑内障や尿閉患者には禁忌

▶ 非三環系抗うつ薬

□ トラゾドン
→ 【 機序 】5-HT再取り込み阻害, 5-HT₁受容体部分刺激作用, 5-HT₂受容体遮断作用により抗うつ効果を示す

▶ 選択的セロトニン再取り込み阻害薬（SSRI）

□ フルボキサミン, パロキセチン, セルトラリン, エスシタロプラム
→ 【 機序 】5-HT再取り込み阻害により抗うつ作用を示す

▶ セロトニン・ノルアドレナリン再取り込み阻害薬（SNRI）

□ デュロキセチン, ミルナシプラン, ベンラファキシン
→ 【 機序 】5-HTおよびNAの再取り込みを阻害し, 抗うつ作用, 神経障害性疼痛の抑制作用（下行性痛覚抑制系の賦活による）を示す

▶ ノルアドレナリン作動性・選択的セロトニン作動性抗うつ薬（NaSSA）

□ ミルタザピン
→ 【 機序 】NA作動性神経終末のα₂自己受容体遮断, 5-HT作動性神経終末のα₂ヘテロ受容体遮断作用, 5-HT₂, 5-HT₃受容体遮断作用により抗うつ作用, 不眠の改善作用を示す

(MEMO)

▶ セロトニン作動性抗不安薬

□ タンドスピロン
→ 【 機序 】5-HT₁ₐ受容体刺激作用により抗不安作用を示す

うつ病（大うつ病性障害）

▶▶ 気分障害のうち、うつ病相のみが現れるもの

特徴
・20代前後の若者に多いが中高年者の初発も多い
・日内変動あり（朝が最も悪く、夕方ごろに回復）
・原因不明（モノアミン仮説、神経細胞新生仮説）

精神症状
抑うつ、悲哀感、思考障害、自殺念慮

身体症状
食欲不振、不眠、頭痛、性欲減退

評価
・Self-rating Depression Scale（SDS）
→ 主観的にうつ評価を行う自己評価尺度
・The Center for Epidemiologic Studies Depression Scale
→ SDSを基に作成された自己評価尺度

治療
1. 休養
2. 薬物療法
3. 精神療法

セロトニン（5-HT）とノルアドレナリン（NA）の濃度を上昇させる薬物

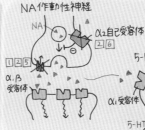

三環系抗うつ薬 ①
○○プラミン（例：イミプラミン）
アミトリプチリン ノルトリプチリン
アモキサピン
🔻抗コリン作用、QT延長
💡・イミプラミンはCYP2C19などにより代謝され、活性代謝物となる
・REM睡眠を抑制する

四環系抗うつ薬 ②
マプロチリン、ミアンセリン、セチプチリン
💡三環系抗うつ薬と異なり、5-HT再取り込み阻害作用はほとんどなく抗コリン作用もほとんど示さない

非三環系抗うつ薬 ③
トラゾドン
🔻悪性症候群 など

選択的セロトニン再取り込み阻害薬（SSRI）④
フルボキサミン、パロキセチン、セルトラリン、エスシタロプラム
🔻セロトニン症候群
🔄フルボキサミンのCYP1A2阻害作用
💡18歳未満の大うつ病性障害患者に投与する際は自殺など注意が必要

セロトニン・ノルアドレナリン再取り込み阻害薬（SNRI）⑤
デュロキセチン、ミルナシプラン、ベンラファキシン
💡・神経傷害性疼痛の抑制作用もある
・18歳未満の大うつ病性障害患者に投与する際は自殺など注意

ノルアドレナリン作動性・選択的セロトニン作動性抗うつ薬（NaSSA）⑥
ミルタザピン
🔻眠気、体重増加
💡18歳未満の大うつ病性障害患者に投与する際は自殺など注意が必要

#双極性障害

▶双極性障害 📝

□ 気分障害のうち躁病相とうつ病相の両方を示すもの
→【症状】躁病相, うつ病相

▶気分安定薬 📝

□ 炭酸リチウム
→【機序】躁状態を改善する（詳細な機序は不明）

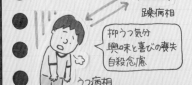

双極性障害 ▷▷ 気分障害のうち躁病相とうつ病相の両方を示すもの

特徴
・20代前後の若者に多い
・脳内ドパミン系の障害（詳細不明）

症状
気分爽快、観念奔逸
多弁、誇大妄想
自信過剰
「何でもできる!!」
躁病相

抑うつ気分
興味と喜びの喪失
自殺念慮
うつ病相

治療
薬物療法、精神療法

気分安定薬
炭酸リチウム（第一選択薬）
☆ 躁状態の改善
⇨ 詳細な機序は不明点が多い
（仮説）PI代謝回転を抑制し、細胞内のイノシトールを減少させる
💧 リチウム中毒（食欲不振、振戦、傾眠）、腎性尿崩症、催奇形性
　↳ 妊婦に禁忌
↻ チアジド系利尿薬、低食塩など血中Na低下が生じるもの
　→ 代償的なLiの再吸収促進
⚠ 乳汁へ移行するため授乳は中止する
・投与開始時：1週間に1回
　維持期：2～3ヶ月に1回 ｝血中濃度測定

#ナルコレプシー

▶ ナルコレプシー 📝

☐ オレキシンの欠乏が病態に関与すると考えられる原発性睡眠障害の1つ
→【症状】居眠りの反復, 睡眠麻痺, 情動脱力発作, 入眠時幻覚

▶ ADHD治療薬 📝

☐ メチルフェニデート
→【機序】ドパミンとNAの再取り込みを阻害し中枢興奮作用を示す
→【その他】依存性が高い

▶ 精神刺激薬 📝

☐ モダフィニル
→【機序】詳細不明
→【その他】
　・ 第1種向精神薬
　・ 希少疾病医薬品(オーファンドラッグ)の指定を受け開発されたナルコレプシーの第1選択薬

(MEMO)　▶ 原発性睡眠障害

☐ 脳内の覚醒維持機構の障害によるもの
☐ ナルコレプシー, 特発性過眠症などの中枢性仮眠症候群

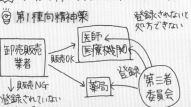

CHAPTER 13

#不眠症

▶不眠症

- □ 夜間に十分な睡眠が得られず,日中に眠気や作業能力の低下などにより生活に支障をきたす疾患
- ➡ 【 症状 】入眠障害,中途覚醒,早朝覚醒,熟眠困難

▶ベンゾジアゼピン系

- □ 超短時間型:トリアゾラム,ミダゾラム
- □ 短時間型:ブロチゾラム,ロルメタゼパム,リルマザホン,エチゾラム
- □ 中時間型:ニトラゼパム,フルニトラゼパム,エスタゾラム
- □ 長時間型:フルラゼパム,ハロキサゾラム,オキサゾラム,クアゼパム
- □ 超長時間型:ロフラゼプ酸エチル
- ➡ 【 機序 】GABA_A受容体のベンゾジアゼピン受容体に非選択的に結合しCl⁻チャネルを開口させ,神経細胞の過分極による抗けいれん作用,鎮静・催眠作用,抗不安作用,筋弛緩作用を示す
- ➡ 【 その他 】ロラゼパム,ロルメタゼパムはグルクロン酸抱合で代謝

(MEMO)

▶ベンゾジアゼピン受容体

- □ ベンゾジアゼピンω_1受容体:催眠,鎮静に関与
- □ ベンゾジアゼピンω_2受容体:筋弛緩,抗不安,抗けいれんに関与

✱ その他の睡眠薬

▶非ベンゾジアゼピン系

- □ 超短時間型:ゾピクロン,ゾルピデム,エスゾピクロン
- ➡ 【 機序 】GABA_A受容体のベンゾジアゼピン受容体に結合しCl⁻チャネルを開口させ,神経細胞の過分極による鎮静・催眠作用を示す
- ➡ 【 その他 】
  - ・REM睡眠に影響を与えにくく自然睡眠に近い睡眠パターンが得られる
  - ・ω_1受容体選択的ためであるためベンゾジアゼピン系と比較して筋弛緩などの副作用は少ない　※ゾピクロンは非選択的

▶メラトニン受容体刺激薬

- □ 超短時間型:ラメルテオン
- ➡ 【 機序 】メラトニンMT_1,MT_2受容体刺激作用により睡眠覚醒リズムを調節し入眠困難を改善する

▶オレキシン受容体遮断薬

- □ 短時間型:スボレキサント
- ➡ 【 機序 】オレキシンOX_1,OX_2受容体を遮断し覚醒促進作用を有するオレキシンの受容体結合を遮断し覚醒から睡眠への移行をもたらす

不眠症 ▶▶

夜間に十分な睡眠の質・量が得られず、日中に眠気や倦怠感、集中力・作業能力の低下などの機能障害を生じ、生活に支障を来す状態

・症状

入眠障害
→ 寝付きが悪く、入眠までの時間がかかる

中途覚醒
→ 夜中に何度も目が覚め、その後なかなか眠れない

早朝覚醒
→ 通常より著しく朝早く目覚め、再び眠れない

熟眠困難
→ 睡眠時間は十分でも眠りが浅く、熟眠感なし

寝られない…

途中で目が覚める

まだ寝ていたいのに

寝た気がしない
ふぁ〜

ベンゾジアゼピン(BZ)系薬

超短時間型	トリアゾラム、ミダゾラム
短時間型	ブロチゾラム、ロルメタゼパム リルマザホン、エチゾラム
中間型	ニトラゼパム、フルニトラゼパム、エスタゾラム
長時間型	フルラゼパム、ハロキサゾラム オキサゾラム、クアゼパム
超長時間型	ロフラゼプ酸エチル

作用機序

GABA
Cl⁻ — BZ系薬
GABA受容体
BZ結合部位

GABA_A受容体のBZ結合部位に非選択的に結合し、Cl⁻チャネルを開口させる

神経細胞の過分極による
・抗けいれん作用
・鎮静・催眠作用
・抗不安作用
・筋弛緩作用

副作用

前向性健忘：服用から就寝前までの、あるいは中途覚醒時の行動・言動などを覚えていないこと

依存、離脱症状：長期投与で精神・身体的依存が生じる場合がある。短時間型でおこりやすい

反跳性不眠：突然の服薬中止により治療前よりも強い不眠が生じる

持ち越し効果：翌朝まで薬効が持続し眠気・ふらつきなどが生じる。長時間型でおこりやすい

筋弛緩作用：転倒・骨折の原因となる

特徴

・解毒 → フルマゼニル
・REM睡眠に影響を与えにくく自然に近い睡眠パターンが得られる
・高齢者への投与は慎重に行う（制限量に注意）
・リルマザホンは代謝により開環してBZ誘導体となる

#全身麻酔薬

▶全身麻酔

- □ 無痛・意識消失・筋弛緩の三大要素をともなう薬物

▶吸入麻酔薬

- □ ハロタン
- → 【機序】不明
- □ イソフルラン, セボフルラン, デスフルラン, エンフルラン
- → 【機序】不明
- □ 亜酸化窒素（笑気）
- → 【機序】不明

▶静脈麻酔薬

> 超短時間型バルビツール酸誘導体
- □ チオペンタール, チアミラール
- → 【機序】GABA$_A$受容体のバルビツール酸結合部位に結合しCl$^-$チャネルを開口する
> ベンゾジアゼピン系
- □ ミダゾラム
- → 【機序】GABA$_A$受容体のベンゾジアゼピン受容体に非選択的に結合しCl$^-$チャネルを開口させ, 神経細胞の過分極による抗けいれん作用, 鎮静・催眠作用, 抗不安作用, 筋弛緩作用を示す
> イソプロピルフェノール誘導体
- □ プロポフォール
- → 【機序】GABA$_A$受容体のバルビツール酸結合部位に結合しCl$^-$チャネルを開口する
- → 【その他】リピッドマイクロスフェア製剤（o/w型乳濁性注射剤）
> フェンサイクリジン誘導体
- □ ケタミン
- → 【機序】NMDA受容体を非競合的に遮断する
> ブチロフェノン系
- □ ドロペリドール
- → 【機序】D$_2$受容体遮断作用を示す
- → 【その他】
  - ・適応は全身麻酔並びに局所麻酔の補助（制吐作用など）
  - ・錐体外路症状などに注意

(MEMO)

▶血液／ガス分配係数

- □ 37℃, 760mmHgにおいて血液1mLに溶けるガスの量（mL）.

▶神経遮断性麻酔

- □ 意識レベルを保ちつつ手術に適した鎮静, 鎮痛状態を得る方法
- □ ミダゾラム（鎮静作用）＋ペンタゾシン（鎮痛作用）

全身麻酔薬

無痛・意識消失・筋弛緩 の三大要素を伴う薬物

特徴

- 意識消失を伴う
- 不規則的下行性麻痺
- 麻酔の経過
  ① 無痛期　② 興奮期
  ③ 手術期　④ 延髄抑制期
- 麻酔補助薬を併用する
  場合がある

不規則的下行性麻痺

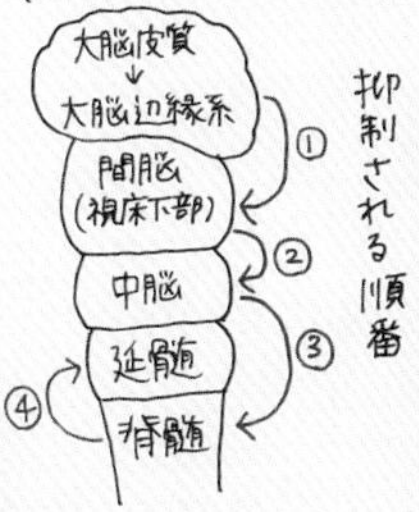

```
    大脳皮質
      ↓
   大脳辺縁系        ①
      ↓
    間脳                抑
  (視床下部)            制
      ↓          ②    さ
    中脳                れ
      ↓          ③    る
    延髄                順
      ↓                番
    脊髄  ←      ④
```

麻酔補助薬

痛覚閾値の上昇
→ フェンタニル、レミフェンタニル
術前の鎮静・不安除去
→ ベンゾジアゼピン系
気道分泌・迷走神経反射抑制
→ 抗コリン薬
胃酸分泌抑制
→ H₂受容体遮断薬
筋弛緩 → 筋弛緩薬
制吐 → D₂受容体遮断薬

	長所	短所
吸入麻酔薬	麻酔深度の調節が容易	手術に適した状態まで時間がかかる
静脈麻酔薬	速やかに手術期に達する	麻酔深度の調節が困難

吸入麻酔薬

ハロタン
- ⚠ 悪性高熱症、肝障害、重篤な不整脈
- � 亜酸化窒素と併用する

イソフルラン、セボフルラン、
デスフルラン、エンフルラン
- ☞ ハロタンに比べて肝障害や不整脈
  を生じにくい (カテコールアミン感受性
  増大作用が弱い)
  また、血液/ガス分配係数は小さく
  導入・覚醒が速やか

亜酸化窒素 (笑気)
- ☞ MACが大きい
  高濃度での吸入が必要で酸素
  欠乏を起こしやすい

MAC : 最小肺胞内濃度
  └→ 吸入麻酔薬のED₅₀に相当
  └→ MACが低いほど麻酔作用が強い

静脈麻酔薬

超短時間型バルビツール酸誘導体
チオペンタール、チアミラール
- ☞ 脂溶性が高く血液脳関門を
  容易に通過できる

ベンゾジアゼピン系　ミダゾラム
- ☞ 神経遮断性麻酔に用いる
  └→ 意識レベルをある程度保つ

イソプロピルフェノール誘導体　プロポフォール
- 禁 妊産婦、小児
- ⚠ 血管痛 (リピッドマイクロスフェア製剤のため)
- ☞ 導入と覚醒が速やかで、持続点滴
  静注することで長時間の麻酔の
  維持が可能。
  点滴静注の際にポリ塩化ビニルの
  輸液セットは用いない。

フェンサイクリジン誘導体　ケタミン

ブチロフェノン系　ドロペリドール

CHAPTER 14

#局所麻酔薬①

局所麻酔薬 ▶▷ 末梢知覚神経の伝導を遮断し
知覚、痛覚を遮断することで疼痛除去する

⇩

【特徴】
・意識消失を伴わない
・多くは塩基性薬物（アミン構造を有する）
・分子型で細胞膜を透過し、細胞内でイオン型となり、Na^+チャネルを遮断する
・薬効はpHの影響を受ける（酸性条件下で作用が減弱）
・血管収縮薬と併用する（作用延長、副作用軽減）
・自律神経、運動神経、中枢神経、心筋などのNa^+チャネルも遮断する
・自律神経→知覚神経（痛覚→温覚→角蝕）→運動神経の順で麻酔効果が現れる
・太い神経よりも細い神経、有髄神経よりも無髄神経のほうが抑制されやすい

酸性条件下ではイオン型が多くなり細胞膜を透過できない

炎症巣では細胞外液が酸性に傾くため作用が減弱

コカインは血管収縮作用を有しているため、併用しなくてよい

・手術中
・内視鏡検査
・穿刺痛
などに使用

Na^+
⑰ ⇄ ⑦
⑦ ⇄ ⑰　細胞内
⑦…イオン型
⑰…分子型

表面麻酔	浸潤麻酔	伝達麻酔	脊髄くも膜下麻酔	硬膜外麻酔
皮膚や粘膜の表面に塗布する	直接組織に注入する	脊髄からでた神経幹、神経叢、神経節の周囲に注入する	腰椎のくも膜下腔に注入する	カテーテルを留置し硬膜外腔に注入する

▶ 局所麻酔薬 📝

☐ 末梢知覚神経を遮断し知覚, 痛覚を遮断することで疼痛除去する
　・表面麻酔
　・浸潤麻酔
　・伝達麻酔
　・脊髄くも膜下麻酔
　・硬膜外麻酔

#局所麻酔薬②

▶

▶エステル型 📝

- ☐ プロカイン, テトラカイン, オキシブプロカイン, コカイン, アミノ安息香酸エチル
- → 【機序】末梢神経軸索のNa⁺チャネルを遮断し神経細胞の脱分極を抑制する
- → 【その他】コカインは神経終末のモノアミントランスポーター阻害によるNAの再取り込み阻害作用を有し血管収縮作用を示すため, 血管収縮薬の併用は不要

▶アミド型 📝

- ☐ リドカイン, ジブカイン, ブピバカイン, プロピトカイン, メピバカイン, ロピバカイン, オキセサゼイン
- → 【機序】末梢神経軸索のNa⁺チャネルを遮断し神経細胞の脱分極を抑制する
- → 【その他】
  - ・メピバカインは浸透性が悪く表面麻酔として用いられない
  - ・オキセサゼインは酸性条件下でイオン化しにくく胃内で作用するため胃潰瘍の疼痛除去などに用いられる

エステル型

プロカイン、テトラカイン、
オキシブプロカイン、コカイン、
アミノ安息香酸エチル

※血中偽性ChEにより容易に分解される
　→作用時間が短い
💧代謝物によるアレルギー
　メトヘモグロビン血症

麻薬に
指定されている。
精神依存を
来しやすい。
トロパン骨格
を有する。

アミド型

リドカイン、ジブカイン、
メピバカイン、ブピバカイン、
プロピトカイン、ロピバカイン、
オキセサゼイン

※肝臓
　→血中偽性ChEに分解されないため、作用時間は長い
💧アレルギー、心毒性

エステル結合　　　分解
H₂N—⟨benzene ring⟩—C(=O)—O—CH₂CH₂—N(CH₂CH₃)(CH₂CH₃)
プロカイン

アミド結合
⟨benzene ring with CH₃, CH₃⟩—NH—C(=O)—CH₂—N(CH₂CH₃)(CH₂CH₃)
リドカイン

▶ 筋弛緩薬（末梢性筋弛緩薬）

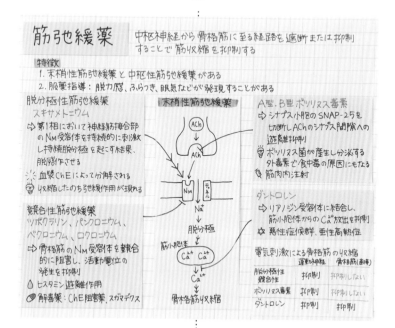

筋弛緩薬　中枢神経から骨格筋に至る経路を遮断または抑制することで筋収縮を抑制する

特徴
1. 末梢性筋弛緩薬と中枢性筋弛緩薬がある
2. 服薬指導：脱力感、ふらつき、眠気などが発現することがある

脱分極性筋弛緩薬
スキサメトニウム
⇨ 第1相において神経筋接合部のNM受容体を持続的に刺激し持続脱分極を起こす結果、脱感作させる
☼ 血漿ChEによって分解される
☞ 脱感作したのち弛緩作用が現れる

競合性筋弛緩薬
ツボクラリン、パンクロニウム、ベクロニウム、ロクロニウム
⇨ 骨格筋のNM受容体を競合的に阻害し、活動電位の発生を抑制する
♢ ヒスタミン遊離作用
☞ 解毒薬：ChE阻害薬、スガマデクス

末梢性筋弛緩薬
(ACh / ACh / NM / 末梢神経 / Na⁺ / 脱分極 / 筋小胞体 / Ca²⁺ Ca²⁺ / Ca²⁺ / 骨格筋収縮)

A型,B型ボツリヌス毒素
⇨ シナプス小胞のSNAP-25を切断しAChのシナプス間隙への遊離を抑制
☞ ボツリヌス菌が産生し分泌する外毒素で食中毒の原因にもなる
☞ 筋肉内注射

ダントロレン
⇨ リアノジン受容体に結合し、筋小胞体からのCa²⁺放出を抑制
☼ 悪性症候群、悪性高熱症

電気刺激による骨格筋の収縮

	運動神経	骨格筋（直接）
脱分極性 競合性	抑制	抑制しない
ボツリヌス毒素	抑制	抑制しない
ダントロレン	抑制	抑制

▶ 筋弛緩薬

☐ 中枢神経から骨格筋に至る経路を遮断または抑制することで筋収縮を抑制する

* 末梢性筋弛緩薬

▶ 脱分極性筋弛緩薬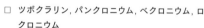

☐ スキサメトニウム
→【機序】第1相において神経筋接合部のNM受容体を持続的に刺激し持続脱分極を起こし脱感作させる

▶ 競合性筋弛緩薬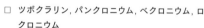

☐ ツボクラリン, パンクロニウム, ベクロニウム, ロクロニウム
→【機序】骨格筋の細胞膜（終板）にあるNM受容体を競合的に遮断し骨格筋の活動電位を抑制する

▶ A型,B型ボツリヌス毒素

☐ A型ボツリヌス毒素, B型ボツリヌス毒素
→【機序】シナプス小胞のSNAP-25を切断しAChのシナプス間隙への遊離を抑制する

▶ ダントロレン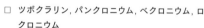

☐ ダントロレン
→【機序】リアノジン受容体に結合し, 筋小胞体からのCa²⁺放出を抑制する

#筋弛緩薬(中枢性筋弛緩薬)

▶ **中枢性筋弛緩薬** 📝

☐ クロルフェネシンカルバミン酸エステル
➔ 【機序】詳細な機序不明であるが多シナプス反射を抑制する
☐ チザニジン
➔ 【機序】α₂受容体の選択的刺激作用により脊髄多シナプス反射を抑制し筋緊張を伴う疼痛を緩和する
☐ エペリゾン
➔ 【機序】単シナプス反射および多シナプス反射を抑制するとともにγ運動ニューロンを抑制し,筋紡錘の感度も低下させる
➔ 【その他】Ca^{2+}チャネル遮断作用と交感神経活動の抑制により血流量の増大作用も持つ
☐ バクロフェン
➔ 【機序】$GABA_B$受容体を選択的に刺激し介在ニューロンなどに作用して単シナプス反射および多シナプス反射を抑制する
☐ アフロクアロン
➔ 【機序】介在ニューロンに作用して反射を抑制する
➔ 【その他】光線過敏症をおこすことがある

✳ 単シナプス反射と多シナプス反射

▶ **単シナプス反射**

☐ 感覚ニューロンから直接,α運動ニューロンへ興奮を伝える反射
☐ 膝蓋腱反射,アキレス腱反射 など

▶ **多シナプス反射**

☐ 介在ニューロンを介して2つ以上のシナプスが関与する反射
☐ 表在反射,屈曲反射,病的反射 など

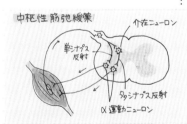

中枢性筋弛緩薬
介在ニューロン
単シナプス反射
多シナプス反射
α運動ニューロン

・単シナプス反射 および 多シナプス反射を抑制
エペリゾン
⇨ γ運動ニューロン抑制による筋紡錘感度の低下
バクロフェン
⇨ GABAB受容体を選択的に刺激
アフロクアロン
⇨ 介在ニューロンを抑制

クロルフェネシンカルバミン酸エステル
・多シナプス反射を抑制
✿ 運動器疾患に伴う有痛性痙縮
✳ 肝臓(グルクロン酸抱合)

チザニジン
・脊骨髄多シナプス反射を抑制
⇨ α₂受容体の選択的刺激作用により
ノルアドレナリンの遊離を抑制し筋緊張を伴う疼痛を緩和する
✳ 肝臓(CYP1A2)
⤷ シプロフロキサシンなどが阻害
タバコが誘導
🗣「立ち上がる際は ゆっくりと立ち上がり,めまいやふらつきに注意してください」

#骨格筋の病気
（筋萎縮性側索硬化症）

筋萎縮性側索硬化症（ALS）

▶▷ 上位・下位運動ニューロンがともに変性し、
全身の筋力低下・筋萎縮をきたす神経原性疾患

症状

発症期
・易疲労性
・軽微な
筋力低下

3~5年程度 →

進行期
・全身の筋萎縮
・飲み込めない
・上手く話せない
・歩きにくい
・呼吸筋麻痺

病態
原因不明

薬物治療

リルゾール：進行を遅延させる
⇨ グルタミン酸の遊離抑制とNMDA,
non-NMDA受容体の非競合的阻害,
電位依存性Naチャネルの遮断作用
などを示す.

バクロフェン：痙性麻痺に伴う痛みの緩和

予後
人工呼吸管理を行わない
限り生存期間は発症後
3~5年

▶ 筋萎縮性側索硬化症（ALS）

□ 全身の筋力低下・筋萎縮をきたす原因不明の神
経原性疾患

→【症状】
・発症期. 易疲労性, 軽微な筋力低下
・進行期：全身の筋萎縮, 飲み込めない, 上手く
話せない, 歩きにくい, 呼吸筋麻痺

▶ ALS治療薬

□ リルゾール

→【機序】グルタミン酸の遊離抑制とNMDA,
non-NMDA受容体の非競合的遮断, 電位依存
性Na$^+$チャネルの遮断作用などを示す（詳細な
機序は不明）

→【その他】ALSを対象とした希少疾患医薬品
（オーファンドラッグ）

▶ 中枢性筋弛緩薬

□ バクロフェン

→【機序】GABA$_B$受容体を選択的に刺激し介在
ニューロンなどに作用して単シナプス反射および
多シナプス反射を抑制する

#骨格筋の病気
（ギラン・バレー症候群,筋ジストロフィー）

▶ギラン・バレー症候群 📝

- ☐ 複数の末梢神経が障害されるポリニューロパチー
- ➡ 【症状】両側性の運動麻痺,感覚障害,自律神経障害

▶筋ジストロフィー 📝

- ☐ 慢性・進行性に筋細胞の変性・壊死をきたす疾患
- ➡ 【症状】眼瞼下垂,複視,筋力低下,易疲労感,脱力感
- ➡ 【その他】X連鎖劣性遺伝で男子のみ発症

ギラン・バレー症候群 ▶▶ 急性発症の炎症性神経障害.
複数の末梢神経が障害される
ポリニューロパチー.

病態
先行感染
（カンピロバクターが最多）
↓その後
自己免疫疾患

症状
・両側性の運動麻痺
・感覚障害
・自律神経障害

予後
多くの場合で良好
治療
・免疫グロブリン静注療法
・血液浄化療法

筋ジストロフィー ▶▶ 慢性・進行性に筋細胞の変性・壊死を
きたす疾患.

特徴
X連鎖劣性遺伝で
男子のみ発症

原因
ジストロフィン遺伝子の異常により生じる
細胞膜の安定性不足（デュシェンヌ型）

症状
・眼瞼下垂,複視
・筋力低下
・易疲労感
・脱力感

予後
10歳前後
↳ 歩行困難
10歳代後半から20歳代前半
人工呼吸器を使用しないと
多くが死亡

治療
有効な治療法は
確立されていない
（副腎皮質ステロイド
が一時的には効果を
示す）

(MEMO)

▶神経原性疾患（ニューロパチー）

☐ 筋肉を動かす神経が変性・死滅する.筋萎縮性側索硬化症,ギラン・バレー症候群 など

▶筋原性疾患（ミオパチー）

☐ 筋肉自体が障害を受ける.筋ジストロフィー など

#骨の構造

骨の構造

骨芽細胞が分化したもの

骨組織 = 骨細胞 + 骨基質

成分：90% I型コラーゲン
　　　10% プロテオグリカン

※ I型プロコラーゲン-N-プロペプチド
　（PINP）は骨形成マーカー

※ 骨塩（ヒドロキシアパタイト）は
　骨基質中の代表的な無機質
　（生体内の99%のCaが存在）

変形性関節症

▶▷ 関節軟骨の摩耗・変性のため
　　関節変形をきたす疾患

好発　中年の女性

症状　関節の疼痛、腫脹
　　　可動域制限、変形

治療　保存療法、外科系療法
　　　└生活指導、薬物療法 など

骨リモデリング

▶ 骨は吸収と形成を約3〜6ヶ月のサイクルで
　繰り返し組織の更新を行っている

役割　1) 支持器官としての機能維持
　　　2) 電解質（Ca.P）バランスの恒常性維持

骨吸収

破骨細胞
→ 骨組織の
　分解を担当
造血幹細胞由来

骨基質から
Ca⁺を
遊離する

酸性ホスファターゼを
分泌する

骨形成

骨芽細胞
→ 骨組織の新生、
　補強を担当
間葉系幹細胞由来

血中から
Ca⁺を
取り込む

アルカリ性ホスファターゼを
分泌して骨基質を産生
しながら埋入し骨細胞
となる

▶ 骨の構造 📝

□ 骨組織＝骨細胞＋骨基質
□ 骨細胞
□ 骨基質＝細胞外マトリックス＋骨塩など
□ ヒドロキシアパタイト（主成分：水酸化リン酸カルシウム）
□ I型プロコラーゲン-N-プロペプチド（PINP：I型コラーゲンの代謝物）

▶ 骨リモデリング 📝

□ **骨吸収**：破骨細胞が酸性ホスファターゼを分泌して骨基質からCa^{2+}を遊離させ血中Ca^{2+}濃度を上昇させる
□ **骨形成**：骨芽細胞がアルカリ性ホスファターゼを分泌して骨基質を産生・分泌しながら埋入し骨細胞となる

▶ 変形性関節症 📝

□ 関節軟骨の摩耗・変性の原因として関節変形をきたす疾患
→ 【症状】関節の疼痛，腫脹，可動域制限，変形

#骨粗鬆症

▶骨粗鬆症 📝

☐ 骨リモデリングのバランスが崩壊し, 骨が脆く骨折しやすくなる疾患
→【症状】易骨折性, 腰背部痛, 身長低下
→【その他】ロコモティブシンドローム（運動器症候群）の主な要因となる

（MEMO）

▶ロコモティブシンドローム

☐ 骨, 関節, 筋肉などの運動器の障害により要介護となる可能性が高い状態

骨粗鬆症 ▶▶ 骨リモデリングのバランスが崩壊し、骨が脆く骨折しやすくなる疾患

好発
閉経後の女性（エストロゲン欠乏 → 破骨細胞活性化）

原因
原発性：閉経, 加齢, 遺伝的要因
続発性：ステロイド, 内分泌疾患, 栄養障害 など

病態
骨リモデリングにおけるバランスが崩れた状態（骨吸収 ＞ 骨形成）

症状
・易骨折性
（特に脊椎椎体 大腿骨近位部）
・腰背部痛
・身長低下

その他POINT
・ロコモティブシンドロームの主な要因となる疾患
・血清Ca濃度は正常
・低アルブミン血症の患者は正確な血清Ca濃度の評価が困難（遊離型と結合型が存在する）

#骨粗鬆症治療薬

▶活性型VD₃(ビタミンD₃)製剤

- ☐ カルシトリオール(1α,25-(OH)₂ビタミンD₃):
  カルシトリオール, ファレカルシトリオール
- ☐ カルシドール(1α-(OH)ビタミンD₃):
  アルファカルシドール, マキサカルシトール など
- → 【機序】ビタミンD受容体に結合し, Ca^{2+}やリンの腸管からの吸収および腎臓での再吸収を高める

▶カルシウム製剤

- ☐ L-アスパラギン酸カルシウム, リン酸水素カルシウム, 乳酸カルシウム
- → 【機序】血中Ca^{2+}濃度を増加させる, ネガティブフィードバックによりパラトルモンの分泌を低下させ骨吸収を抑制する

▶VK₂製剤(ビタミンK₂製剤)

- ☐ メナテトレノン
- → 【機序】オステオカルシン(骨基質タンパク)の生成を促進し正常な骨代謝を維持する
- → 【その他】ワルファリン服用中の患者は禁忌

▶副甲状腺ホルモン製剤

- ☐ テリパラチド
- → 【機序】骨芽細胞の分化促進作用およびアポトーシス抑制作用により骨形成を促進する

▶ビスホスホネート製剤

- ☐ リセドロン酸, ミノドロン酸, アレンドロン酸, エチドロン酸, イバンドロン酸, パミドロン酸, ゾレドロン酸
- → 【機序】ヒドロキシアパタイトと結合し, 破骨細胞に取り込まれメバロン酸代謝経路のファルネシルニリン酸合成酵素を阻害し破骨細胞を減少させ骨吸収を抑制する

▶SERM (選択的エストロゲン受容体モジュレーター)

- ☐ ラロキシフェン, バゼドキシフェン
- → 【機序】破骨細胞のエストロゲン受容体を刺激し骨吸収を抑制する

▶カルシトニン製剤

- ☐ エルカトニン
- → 【機序】カルシトニン受容体に作用して破骨細胞活性を抑制し骨吸収を抑制する

▶イプリフラボン製剤

- ☐ イプリフラボン
- → 【機序】破骨細胞に直接的に作用し骨吸収を抑制する. 間接的にカルシトニン分泌促進作用も有する
- → 【その他】構造がワルファリンと類似しており相互作用に注意

イプリフラボン　　　　　　ワルファリン

▶抗RANKLモノクローナル抗体

- ☐ デノスマブ
- → 【機序】RANKL(破骨細胞分化促進因子)に特異的に結合・阻害することで破骨細胞の成熟を抑制する
- → 【その他】
  - 低Ca血症予防のためにビタミンD₃製剤, カルシウム製剤を併用する
  - がん骨転移による骨の溶解により生じる高Ca血症に対して処方される場合がある

骨粗鬆症の治療 [目標] 骨折の予防と骨密度の維持

- 生活習慣の改善 (食事療法 / 運動療法)　　• 薬物療法

食事療法

Ca、ビタミンD (VD)、ビタミンK (VK) の摂取が推奨
カゼインホスホペプチド (CPP) → 腸管からのCa吸収促進
シュウ酸、フィチン酸 → 腸管からのCa吸収阻害

運動療法

一定以上の負荷により
骨形成促進、骨吸収抑制 が
期待される

薬物療法

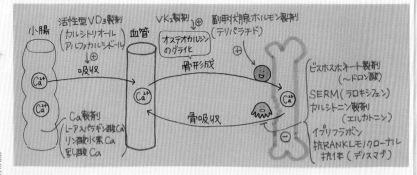

VD製剤 POINT

天然VD
□ ↓代謝⓵ 25位のOH化
⊘⊘ ↓代謝⓶ 1位のOH化

活性型VD
高齢者や腎不全患者には活性型を投与

VK₂製剤 POINT

脂溶性ビタミンのため、空腹時に
投与すると吸収が低下する
→ 食後or食直後に服用するべき

副甲状腺ホルモン製剤 POINT

- 使用開始後も冷蔵庫保存
- 注射は腹部や大腿部に行う
- 適応は骨折の危険性の高い場合のみ

ビスホスホネート製剤 POINT

- 空腹時に十分量の水 (180mℓ程度) で服用する
  ※ 硬度の高いミネラルウォーターは相剤作用のリスクあり
- 服用後少なくとも30分は横になったり、食事を摂ったり
  しないようにする※エチドロン酸を除く、イバンドロン酸は60分以上
- 服用を忘れて朝食を摂ってしまったときは翌朝起床時
  に服用する
- がん骨転移による高Ca血症に対しても使用される
- 歯科受診の際は必ず服用していることを伝える
- 経口ゼリー剤は低温、凍結を避けて保存する

抗RANKLモノクローナル抗体 POINT

デノスマブ Y— RANKL (破骨細胞分化促進因子)
　　　　 Y RANK
　　[NF-κB] ⇒ 分化すると破骨細胞

カルシトニン製剤 POINT

中枢性の鎮痛作用を有するが骨折予防効果は低い

#ホルモン 視床下部編

▶ホルモン

□ 細胞間の情報伝達を担う生理活性物質
〈 種類 〉
□ ペプチドホルモン:アミノ酸がペプチド結合により長く連なったポリペプチド
□ ステロイドホルモン:コレステロールから合成されるステロイド骨格含有ホルモン
□ アミン・アミノ酸誘導体ホルモン:少数のアミノ酸で構成される

▶ 性腺刺激ホルモン放出ホルモン
　(Gn-RH, LH-RH)

□ 作用:性腺刺激ホルモンの分泌促進
➡ 【 関連薬 】Gn-RH製剤(ゴナドレリン), Gn-RH受容体アゴニスト(リュープロレリン, ゴセレリン, ブセレリン, ナファレリン),Gn-RH受容体アンタゴニスト(デガレリクス, セトロレリクス, ガニレリクス)

▶ プロラクチン放出抑制ホルモン
　(PRIH, ドパミン)

□ 作用:PRLの分泌抑制
➡ 【関連薬】D₂受容体刺激薬(カベルゴリン, テルグリド, ブロモクリプチン)

▶ 甲状腺刺激ホルモン放出ホルモン
　(TRH)

□ 作用:TSH, プロラクチン(PRL)の分泌促進
➡ 【関連薬】TRH製剤(プロチレリン, タルチレリン)

▶ 成長ホルモン放出ホルモン
　(GH-RH)

□ 作用:成長ホルモン(GH)の分泌促進
➡ 【 関連薬 】GH-RH製剤(ソマトレリン), 成長ホルモン放出ペプチド(GH-RP)製剤(プラルモレリン)

▶ 成長ホルモン放出抑制ホルモン
　(GH-RIH, ソマトスタチン)

□ 作用:成長ホルモン(GH)の分泌抑制
➡ 【関連薬】ソマトスタチン誘導体(オクトレオチド, ランレオチド)

▶ 副腎皮質刺激
　ホルモン放出ホルモン(CRH)

□ 作用:副腎皮質刺激ホルモン(ACTH)の分泌促進
➡ 【 関連薬 】合成CRH(コルチコレリン)

(MEMO)

▶ フィードバック調節

□ 血中濃度が一定に保たれるよう,ホルモン濃度が低下した時には分泌が促進され,濃度が上昇したときには分泌が抑制されるシステムのこと

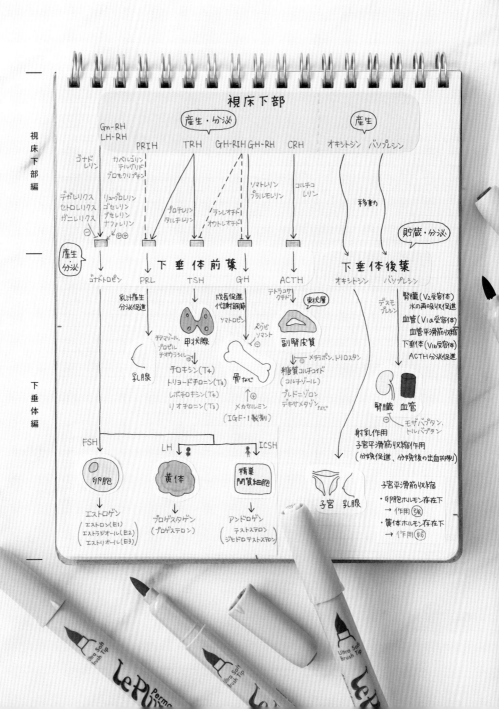

視床下部編

視床下部

産生・分泌

産生

Gn-RH
LH-RH   PRIH   TRH   GH-RIH GH-RH CRH   オキシトシン バソプレシン

ゴナド
レリン

カベルゴリン
テルグリド
ブロモクリプチン

デガレリクス
セトロレリクス
ガニレリクス

リュープロレリン
ゴセレリン
ブセレリン
ナファレリン

プロチレリン
タルチレリン

ソマトレリン
プラルモレリン

コルチコ
レリン

ソマトスタチン
ランレオチド
オクトレオチド

移行する

貯蔵・分泌

産生
分泌   下 垂 体 前 葉   下 垂 体 後 葉

ゴナドトロピン PRL   TSH   GH   ACTH   オキシトシン バソプレシン

乳汁産生
分泌促進

成長促進
代謝調節

ソマトロピン

テトラコサク
トリド

束状層

腎臓(V₂受容体)
水の再吸収促進

血管(V₁ₐ受容体)
血管平滑筋収縮

下垂体(V₁ᵦ受容体)
ACTH分泌促進

デスモ
プレシン

甲状腺

チアマゾール、
プロピル
チオウラシル

乳腺

チロキシン(T4)
トリヨードチロニン(T3)
レボチロキシン(T4)
リオチロニン(T3)

ペグビ
ソマント

骨など

骨など

メカセルミン
(IGF-1製剤)

副腎皮質

メチラポン、トリロスタン

糖質コルチコイド
(コルチゾール)

プレドニゾロン
デキサメタゾンなど

腎臓 血管

モザバプタン、
トルバプタン

射乳作用
子宮平滑筋収縮副作用
(分娩促進、分娩後の出血抑制)

下垂体編

FSH   LH   ICSH

卵胞   黄体   精巣
間質細胞

エストロゲン
エストロン(E1)
エストラジオール(E2)
エストリオール(E3)

プロゲスタゲン
(プロゲステロン)

アンドロゲン
テストステロン
ジヒドロテストステロン

子宮 乳腺

子宮平滑筋収縮
・卵胞ホルモン存在下
 → 作用 弱い
・黄体ホルモン存在下
 → 作用 弱い

#ホルモン 下垂体編

▶性腺刺激ホルモン（Gn, ゴナドトロピン）

- □ 標的細胞：精巣, 黄体, 卵胞
- □ 作用：性腺の発達, 性ホルモンの分泌促進

〈種類〉

- □ 卵胞刺激ホルモン（FSH）
  男：精母細胞に働きかけ精子形成促進
  女：卵胞に作用してその発育促進
- □ 黄体形成ホルモン（LHまたはICSH）
  男：ライディッヒ細胞に作用しテストステロン分泌を促進
  女：卵胞を熟成させ, 排卵や黄体形成を促進
- □ ヒト絨毛性性腺刺激ホルモン（hCG, ヒト絨毛性ゴナドトロピン）：妊娠中に産生されるホルモン

▶プロラクチン（PRL）

- □ 標的細胞：乳腺
- □ 作用：乳腺発育促進, 乳汁産生・分泌促進, 性腺機能抑制 など

▶甲状腺刺激ホルモン（TSH）

- □ 標的細胞：甲状腺
- □ 作用：甲状腺ホルモン（T_4, T_3）の産生・分泌促進

▶成長ホルモン（GH）

- □ 標的細胞：骨 など
- □ 作用：成長促進, 代謝調節（血糖上昇, 脂肪分解）など
- → 【関連薬】
  - ・選択的GH受容体遮断薬（ペグビソマント）
  - ・GH製剤（ソマトロピン）, IGF-Ⅰ製剤（メカセルミン）

▶副腎皮質刺激ホルモン（ACTH）

- □ 標的細胞：副腎皮質
- □ 作用：糖質コルチコイド（コルチゾール）の産生促進, アンドロゲン産生促進, メラニン細胞刺激

▶オキシトシン

- □ 標的細胞：乳腺, 子宮
- □ 作用：射乳作用, 子宮平滑筋収縮作用（分娩促進, 胎盤娩出後の出血抑制）

▶バソプレシン（ADH, 抗利尿ホルモン）

- □ 標的細胞：腎臓, 血管, 下垂体
- □ 作用：水の再吸収促進, 血管平滑筋収縮, ACTH分泌促進

（MEMO）

▶インスリン様成長因子-1（IGF-1, ソマトメジンC）

- □ プロインスリン類似構造をもちGHにより産生される
- □ 作用：ソマトメジンC受容体（IGF-Ⅰ受容体）を介した血糖調節作用や軟骨内骨形成作用を有する

▶ICSH

- □ 間質細胞刺激ホルモンの略. 男性における黄体形成ホルモンの呼び名

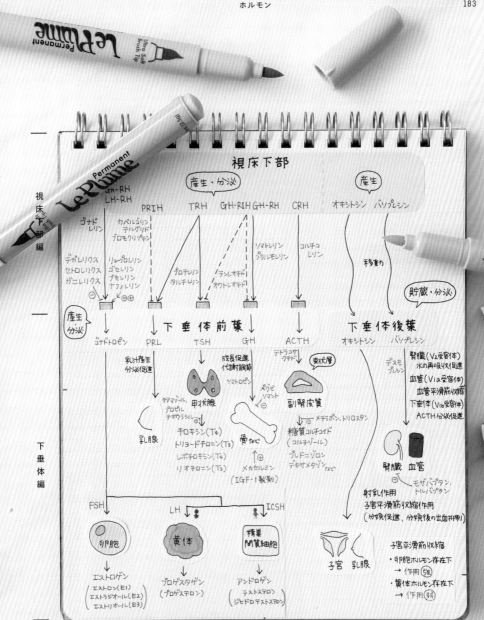

#クッシング症候群

▶ クッシング症候群

□ 慢性的なコルチゾールの過剰分泌に起因する疾患
→ 【症状】皮膚線条, 皮膚菲薄化, 血中コルチゾールの日内変動消失, 高血糖, 高血圧, 低K血症

▶ 副腎皮質ホルモン合成阻害薬

□ メチラポン
→ 【機序】11β-ヒドロキシラーゼ(CYP)を阻害しコルチゾール産生を抑制する
□ トリロスタン
→ 【機序】3β-ヒドロキシステロイド脱水素酵素を阻害しコルチゾールおよびアルドステロンの合成を阻害する
□ ミトタン
→ 【機序】副腎皮質細胞選択的な細胞毒性によりコルチゾールの合成を阻害する

クッシング症候群 ▶▷ 慢性的なコルチゾールの過剰分泌に起因する疾患

特徴
1. 満月様顔貌, 水牛様脂肪沈着, 中心性肥満
2. 血中コルチゾール上昇
3. 低用量デキサメタゾン抑制試験でコルチゾール分泌抑制なし

病態

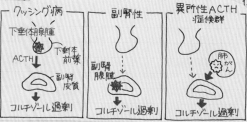

クッシング病 / 副腎性 / 異所性ACTH症候群

下垂体腺腫 → 下垂体前葉 ACTH↓ → 副腎皮質 → コルチゾール過剰

副腎腺腫 → コルチゾール過剰

肺がん → コルチゾール過剰

症状
皮膚線条
皮膚菲薄化
血中コルチゾールの日内変動消失
高血糖, 高血圧
低K血症

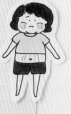

薬物治療
副腎皮質ホルモン合成阻害薬
メチラポン
⇨ 11β-ヒドロキシラーゼ阻害
Ⓜ ACTH分泌能の検査にも使用

トリロスタン
⇨ 3β-ヒドロキシステロイド脱水素酵素阻害

ミトタン
⇨ 副腎皮質細胞選択的な細胞毒性

#アジソン病，副腎クリーゼ

▶アジソン病 📝

☐ 原発性後天性副腎皮質機能低下症のことで, 副腎皮質ホルモンの分泌が低下する疾患

→【症状】低血圧, 脱水, 低Na血症, 高K血症, 低血糖, 体重減少, 好酸球増加, 無月経, 脱毛, 性欲減退, 色素沈着

▶副腎クリーゼ 📝

☐ 副腎機能が急激に低下し生命の危険を伴うような状態

→【症状】脱水, 悪心・嘔吐, 下痢

アジソン病
▶▷ 原発性後天性副腎皮質機能低下症のことで、副腎皮質の病変により副腎皮質ホルモンの分泌が低下する

特徴
ACTH上昇
血中コルチゾール低下

治療
ホルモン補充療法
日内変動に合わせて
朝多く夜少なくが原則

アルドステロン↓
低血圧、脱水、
低Na血症、
高K血症

アンドロゲン↓
無月経、脱毛、
性欲減退

コルチゾール↓
低血糖、体重減少
好酸球増加

ACTH↑
色素沈着

副腎クリーゼ
▶▷ 副腎の機能が急激に低下し
生命の危機を伴うような状態

特徴
・致命的となりうる危険な状態
・低血糖による 意識障害
・低血圧による ショック

下痢
脱水
悪心・嘔吐

原因
ACTH分泌低下
ステロイド薬の急な中止
両側副腎出血
など

治療
1. 低血糖・低血圧の補正
→ 生理食塩液、
ブドウ糖輸液、
昇圧薬の投与
2. 糖質コルチコイド投与

#副甲状腺機能亢進症

▶副甲状腺機能亢進症

□ パラトルモン（PTH）分泌が亢進し血清PTHが
　高値を示す結果, 多彩な症状を呈する病態

▶原発性副甲状腺機能亢進症

□ 腺腫などが原因となりPTH過剰分泌などを特
　徴とする
→【症状】高Ca血症, 低P血症, 消化器症状, 骨
　病変 など

▶二次性副甲状腺機能亢進症

□ 慢性腎不全により, リン排泄低下と活性化ビタ
　ミンD₃の産生低下によりカルシウム吸収が低下
　し代償的にPTH分泌の持続的亢進することが
　原因
→【症状】低Ca血症, 高P血症, 骨病変, 血管石
　灰化 など

(MEMO)

▶パラトルモン（PTH）

□ 標的細胞：骨, 腎臓
□ 作用
　・ 骨吸収促進：骨細胞からCa²⁺を遊離促進, 破骨細胞の活性化
　・ 遠位尿細管におけるCa²⁺の再吸収促進
　・ 近位尿細管におけるリン酸の排泄促進
　・ 活性型ビタミンD₃の産生促進

#副甲状腺機能亢進症治療薬

▶ リン吸着薬

- □ 沈降炭酸カルシウム, 炭酸ランタン水和物, スクロオキシ水酸化鉄, クエン酸第二鉄水和物, セベラマー塩酸塩(ポリカチオン性ポリマー), ビキサロマー(アミン機能性リン酸結合性ポリマー)
- → 【 機序 】消化管内のリン酸と結合しリンの吸収を抑制する
- → 【 その他 】腸管穿孔, 腸閉塞などが代表的な副作用

〈 服用のタイミング 〉
- □ 食直前:セベラマー塩酸塩, ビキサロマー, スクロオキシ水酸化鉄
- □ 食直後:沈降炭酸カルシウム, 炭酸ランタン水和物, クエン酸第二鉄水和物

▶ 活性型ビタミンD₃製剤

- □ カルシトリオール(1α,25-(OH)₂ビタミンD₃): カルシトリオール, ファレカルシトリオール
- □ カルシドール(1α-(OH)ビタミンD₃):アルファカルシドール, マキサカルシトール など
- → 【 機序 】ビタミンD受容体に結合し, Ca^{2+}やリン酸の腸管からの吸収および腎臓での再吸収を高める

▶ カルシウム受容体刺激薬

- □ エテルカルセチド塩酸塩, エボカルセト, シナカルセト塩酸塩
- → 【 機序 】副甲状腺細胞のカルシウム受容体(カルシウム感知受容体)を刺激してPTHの分泌を抑制する

(MEMO)

▶ 活性型ビタミンD₃(活性型VD₃:1,25-ジヒドロキシコレカルシフェロール)

- □ 腸管, 腎臓, 骨などに作用する脂溶性ビタミン
- □ 作用
  - ・腸管におけるCa^{2+}とリン酸の吸収促進:カルシウム結合タンパク質の合成促進 など
  - ・遠位尿細管におけるCa^{2+}の再吸収促進:PTHより作用は弱い
  - ・骨代謝促進:(大量のVD₃)骨吸収促進, (少量～通常量のVD₃)骨形成促進
  - ・細胞分化, 増殖
- □ 過剰症:高Ca血症
- □ 欠乏症:(小児)くる病, (成人)骨軟化症

CHAPTER 18

#ドーピング禁止薬物

▶ドーピング

☐ スポーツにおいて禁止されている物質や方法によって競技能力を高め，意図的に自分だけが優位に立ち，勝利を得ようとする行為．また，それを隠す行為

☐ 注意が必要な治療薬（一部）
- アロマターゼ阻害薬
- 抗エストロゲン薬
- 副腎皮質ステロイド
- 総合感冒薬（メチルエフェドリン，プソイドエフェドリン等を含む製剤）
- アドレナリン
- インスリン製剤
- プロベネシド
- 男性ホルモン製剤
- 排卵誘発薬
- Gn-RHアゴニスト製剤
- ダナゾール
- 視床下部ホルモン製剤
- 下垂体前葉ホルモン製剤
- 下垂体後葉ホルモン製剤
- 利尿薬
- 血漿増量薬（デキストラン，ヒドロキシエチルデンプン）
- アルブミン製剤
- 赤血球製剤
- エリスロポエチン製剤
- β受容体遮断薬
- β₂受容体刺激薬
- 鎮咳去痰配合剤
- 精神刺激薬
- 麻薬
- 血液透析
- 漢方製剤（麻黄，半夏，附子，丁子，細辛，呉茱萸 などを含有するもの）

#性ホルモン

▶性ホルモン

□ 身体の男性化・女性化,
生殖機能の調節に関わ
るステロイドホルモン

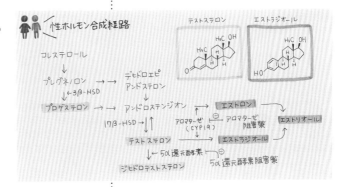

▶男性ホルモン(アンドロゲン)

□ テストステロン, ジヒドロテストステロン
□ 作用
  ・男性化作用:FSHと協力して精細管での精子
  形成を促進,副生殖器(精嚢腺,前立腺など)
  の発育促進,第二次性徴を促進
  ・タンパク質同化作用(骨,筋肉,造血組織など):
  タンパク質の合成促進作用,赤血球産生促進
  作用
  ・視床下部-下垂体系:下垂体前葉からのGn
  分泌の抑制作用(ネガティブフィードバックの
  増強)
□ ドーピング禁止薬物の代表格

▶女性ホルモン (エストロゲン, 卵胞ホルモン)

□ エストロン(E1 強さ:0.5)
  エストラジオール(E2 強さ:1)
  エストリオール(E3 強さ:0.1)
□ 作用
  ・子宮:子宮内膜の増殖を促進して,内膜を肥
  厚させる,女性副生殖器(子宮,腟,卵管)の発
  育促進,乳腺発育の促進,第二次性徴に関与

  ・視床下部-下垂体系:下垂体前葉からのGn
  分泌の抑制作用(ネガティブフィードバックの
  増強)
  ・電解質:弱いアルドステロン様作用を有する
  (水とNa⁺の再吸収促進),骨を成熟させ長骨・
  骨端線の閉鎖を促進(身長増加の停止),
  [成人]骨吸収抑制作用
□ LDLコレステロールの低下,血液凝固因子産生
増加

▶女性ホルモン (プロゲスタゲン, 黄体ホルモン)

□ プロゲステロン
□ 作用
  ・子宮:子宮内膜(増殖期)に働いて分泌腺の発
  育を促し,受精卵の着床に適した状態にする,
  エストロゲン作用に拮抗し,子宮収縮を抑制
  する,オキシトシン感受性を低下させる(流産
  の防止)
  ・乳腺:乳腺に作用し,乳腺小葉の発育を促進
  する
  ・全身性作用:黄体期での基礎体温を上昇させ
  る,下垂体前葉からのGn分泌を抑制する,Na⁺
  の尿中排泄を促進し,代償的にアルドステロ
  ン分泌を増加させ水分貯留をもたらす

#性ホルモン関連薬

▶プロゲスタゲン様作用薬

＞ 合成プロゲスタゲン

☐ プロゲステロン誘導体：**ジドロゲステロン, クロルマジノン, ヒドロキシプロゲステロン**

☐ 19-ノルテストステロン誘導体：**ノルエチステロン, レボノルゲストレル, デソゲストレル, ジエノゲスト**

☐ エチステロン誘導体：**ダナゾール**

▶アンドロゲン様作用薬

＞ 合成アンドロゲン

☐ **テストステロンエナント酸エステル**

＞ 蛋白同化ステロイド

☐ **メテノロン**

▶抗アンドロゲン薬

＞ アンドロゲン受容体遮断薬

☐ ステロイド性：**クロルマジノン, アリルエストレノール**

☐ 非ステロイド性：**フルタミド, ビカルタミド, エンザルタミド**

➡【機序】ジヒドロテストステロンならびにテストステロンのアンドロゲン受容体結合を阻害する

＞ 5α還元酵素阻害薬

☐ **デュタステリド, フィナステリド**

➡【機序】5α還元酵素を阻害しテストステロンよりも活性の強いジヒドロテストステロンへの変換を抑制する

▶エストロゲン様作用薬

＞ 合成エストロゲン

☐ **エストラジオール吉草酸エステル, エチニルエストラジオール** など

▶選択的エストロゲン受容体モジュレーター（SERM）

＞ 第2世代SERM

☐ **ラロキシフェン, バゼドキシフェン**

➡【機序】乳腺, 子宮のエストロゲン受容体に対し抗エストロゲン作用, 骨に対しエストロゲン様作用を示す

➡【その他】男性に対する適応はない（閉経後骨粗鬆症）

＞ 第1世代SERM

☐ **タモキシフェン, トレミフェン**

➡【機序】乳腺のエストロゲン受容体に対し遮断薬として作用し, 乳がん細胞の増殖を抑制する

▶抗エストロゲン薬

＞ エストロゲン受容体遮断薬

☐ **クロミフェン, フルベストラント**

➡【機序】乳腺のエストロゲン受容体に対し遮断薬として作用し, 乳がん細胞の増殖を抑制する

＞ アロマターゼ阻害薬

☐ ステロイド性：**エキセメスタン**

☐ 非ステロイド性：**アナストロゾール, レトロゾール**

➡【機序】脂肪組織のアロマターゼを阻害し, アンドロゲンからエストロゲンへの変換を抑制する

プロゲスタゲン様作用薬
- 合成プロゲスタゲン
- プロゲステロン誘導体
  ジドロゲステロン、クロルマジノン
  ヒドロキシプロゲステロン
- 19-ノルテストステロン誘導体
  ノルエチステロン、レボノルゲストレル
  デソゲストレル、ジエノゲスト
- エチステロン誘導体
  ダナゾール

アンドロゲン様作用薬
- 合成アンドロゲン
  テストステロンエナント酸エステル
  → 加水分解により遊離型
  テストステロンを生じる
- 蛋白同化ステロイド
  メテノロン
  → 男性化作用を減弱させた

抗アンドロゲン薬
- アンドロゲン受容体(AR)遮断薬
  クロルマジノン、アリルエストレノール
  → 黄体ホルモン誘導体
  フルタミド、ビカルタミド、エンザルタミド
  → 非ステロイド性化合物
- 5α還元酵素阻害薬
  デュタステリド、フィナステリド
  → 非選択的   Ⅱ型選択的
   (Ⅰ型、Ⅱ型)

エストロゲン様作用薬
- 合成エストロゲン
  エチニルエストラジオール
  → 肝初回通過効果を受けにくく
  経口投与可能
  エストラジオール吉草酸エステル

選択的エストロゲン受容体
モジュレーター(SERM)
- 第2世代SERM
  ラロキシフェン、バゼドキシフェン
  → 乳腺、子宮に対して抗エストロ
  ゲン作用、骨組織に対してエストロ
  ゲン様作用
- 第1世代SERM
  タモキシフェン、トレミフェン
  → 子宮体がんのリスク増大

抗エストロゲン薬
- エストロゲン受容体(ER)遮断薬
  クロミフェン
  → 負のフィードバックを抑制
  フルベストラント
  → ER分解促進作用もある
- アロマターゼ阻害薬
  アナストロゾール、レトロゾール
  エキセメスタン
  → 阻害能が最も高いのは
  レトロゾール

CHAPTER 18

#妊娠・分娩

▶妊娠・分娩

□ 妊娠：受精卵の着床（妊娠の成立）から胎児およびその付属物が母体外に出される（分娩）までの状態
□ 妊娠の経過と起こりうる異常
　　① **妊娠の成立**：卵巣から排卵された卵子は, 卵管内で精子と受精し, 受精卵は子宮体部の内膜に着床する
　　[起こりうる異常] 不妊症, 異所性妊娠
　　② **妊娠の維持**：胎児が発育するまで子宮筋は収縮せず, 正常では37週から42週未満まで妊娠が継続する
　　[起こりうる異常] 妊娠悪阻, 妊娠糖尿病, 妊娠高血圧症候群, 前置胎盤, 常位胎盤, 早期剥離
　　[分娩時期の異常]
　　・死産：妊娠満12週以降の死児の出産
　　・流産：妊娠22週未満での妊娠の中断
　　・早産：妊娠22週以上, 37週未満での分娩
　　・過期産：妊娠42週以降での分娩
　　③ **分娩**：子宮筋の周期的な収縮（陣痛）により, 胎児・胎盤が娩出される
　　[起こりうる異常] 微弱陣痛, 過強陣痛, 弛緩出血
　　④ **産褥**：分娩後に, 非妊娠時の状態に戻る
　　[起こりうる異常] 子宮復古不全, 産褥熱, 産褥乳腺炎
□ その他
　　・尿妊娠反応検査は, 推定排卵日の2週間以降あたりから陽性となる
　　・妊娠に伴い, 循環血流量が増加する（心拍出量, 肝血流量, 糸球体ろ過速度の増加など）
　　・妊娠の経過とともに, 母体の血清アルブミン値は低下する
　　・妊娠の経過とともに, 母体は鉄欠乏性貧血を起こしやすくなる
　　・妊娠に伴い, 胃酸分泌が低下する
　　・妊娠中の喫煙は低体重児の出産リスクを高める

＊妊娠・分娩で使用される薬物

▶子宮収縮薬

□ エルゴメトリン, オキシトシン, PG製剤（ジノプロスト, ジノプロストン, ゲメプロスト）
→ 【機序】Gqタンパク質共役型である各受容体を刺激することで子宮平滑筋が収縮する
→ 【各薬物の受容体】
　　オキシトシン － OT受容体
　　ジノプロスト － FP受容体
　　ジノプロストン － EP_1, EP_3受容体
　　エルゴメトリン － $α_1$受容体
　　ゲメプロスト － EP_1, EP_3受容体

▶子宮弛緩薬

□ リトドリン, イソクスプリン, 硫酸マグネシウム
→ 【機序】
　　・リトドリン, イソクスプリン：$β_2$受容体を刺激することで子宮平滑筋が弛緩する
　　・硫酸マグネシウム：Ca^{2+}に拮抗し細胞内へのCa^{2+}流入を抑制することで子宮平滑筋を弛緩する

▶胎児臓器の成熟促進薬

□ ベタメタゾン
→ 【目的と作用】胎児の肺成熟を促し, リーファクタント産生を増加させることで呼吸窮迫症候群を予防する

妊娠・分娩の経過

妊娠の成立 > 妊娠の維持 > 分娩 > 産褥

受精 / 精子 / 卵子 / 卵巣

分娩時期の異常

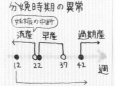
妊娠の中断
流産 / 早産 / 過期産
12 22 37 42 週
死産（死児の出産）

・尿妊娠反応検査
→ 推定排卵日の
2週間以降あたり
から陽性となる

起こりうる異常
① 微弱陣痛：分娩が進行しない
② 過強陣痛：胎児に多大な負担がかかる
③ 弛緩出血：胎児娩出後、子宮筋収縮不良に
より大量に出血する

妊娠に伴う変化
・循環血流量↑
⇒ 心拍出量↑
糸球体ろ過速度↑
・血清アルブミン濃度↓
・鉄欠乏性貧血
・胃酸分泌↓

〈妊娠・分娩で使用される薬物〉

子宮収縮薬

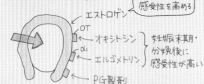

オキシトシンの
感受性を高める

エストロゲン
OT
オキシトシン ← 妊娠末期・
α₁ 分娩後に
エルゴメトリン 感受性が高い
PG製剤

⇨ Gqタンパク質 共役型 の各受容体刺激に
より子宮平滑筋が収縮する

PG製剤

ジノプロスト（PGF₂ₐ製剤）
▶ FP受容体
⚠ 非妊娠子宮も収縮させる

ジノプロストン（PGE₂製剤）
▶ EP₁、EP₃受容体
⚠ 非妊娠子宮は弛緩させる

ゲメプロスト（PGE₁製剤）
▶ EP₁、EP₃受容体

〔注〕2剤以上の子宮収縮薬の
同時併用は禁忌

	収縮パターン	使用の目的		
		分娩・陣痛促進	人工流産	分娩後出血防止
エルゴメトリン	持続的		○	○
オキシトシン		○		○
ジノプロスト	律動的	○	○	
ジノプロストン		○		
ゲメプロスト			○	

子宮弛緩薬

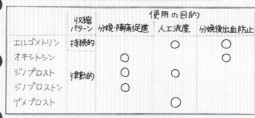

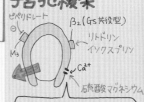

ピペリドレート
① β₂（Gs共役型）
リトドリン
イソクスプリン
M₃
Ca²⁺
硫酸マグネシウム

Ca²⁺に拮抗し細胞内へのCa²⁺
流入を抑制 → 平滑筋弛緩

胎児臓器の成熟促進薬

ベタメタゾン
⇨ 胎児肺の成熟を促進し、サーファクタントを増やす
これにより出生後の呼吸窮迫症候群を予防.

#妊娠・授乳と薬物

▶催奇形性

- □ 胎児に奇形を生じさせる性質のこと.
  妊娠4〜15週の器官形成期に問題となる
- □ 絶対過敏期:妊娠4〜7週.
  催奇形性リスクが最も高い時期
- □ all or noneの法則:妊娠4週以前の時期.胎児に影響がある場合には自然流産し,流産しない場合には,胎児に影響は全くないという法則
- □ 催奇形性を示す薬物:サリドマイド,レナリドミド,リバビリン,エトレチナート,コルヒチン,ガンシクロビル,アザチオプリン など
- □ 自然奇形:母体の薬剤使用とは無関係に一定の確率で生じる奇形

▶胎盤通過性

- □ 主に単純拡散により通過
- □ 影響を与える因子
  - ・分子量:分子量が小さい薬物ほど通過しやすい
    ※分子量1,000以上のものは通過しにくい
  - ・血漿タンパク結合率:タンパク結合率が低い薬物ほど通過しやすい
  - ・脂溶性:脂溶性の高い薬物ほど通過しやすい
  - ・分子形分率:分子形薬物の割合が大きい薬物ほど通過しやすい

(MEMO)
＊授乳婦の服薬

▶授乳婦服薬に対する考え方

- □ 可能な限り授乳継続が望ましく,コンプライアンスの低下や不必要な授乳中止を回避する必要がある

＊考慮すべき事項

▶母乳移行性

- □ 単純拡散で移行する(一部,トランスポーターが関与)塩基性薬物は酸性薬物と比較して移行しやすいとされる(母乳pH 6.8,血漿pH 7.4)

▶乳児における腸管吸収率

- □ 母乳移行した薬物は乳児において経口投与と同じと理解できる

▶乳児の薬物動態

- □ 分布容積や肝臓,腎臓の消失能が成人と異なる

▶相対的乳児摂取量

- □ 母乳を介した乳児への体重当たりの薬物摂取量が,母体への体重当たりの投与量の何%にあたるのかを示すもの.100を乗じて算出する

▶乳汁/血漿中薬物濃度比(M/P比)

- □ 血漿中から乳汁中への薬物の移行のしやすさの指標.薬物の脂溶性,分子量,タンパク結合率,pKaなどの影響を受ける

▶授乳中止が必要な薬物

- □ 乳児に大量に移行する可能性があるもの
  フェノバルビタール,エトスクシミド,プリミドン,テオフィリン,炭酸リチウム など
- □ 母乳分泌を抑制するもの
  ブロモクリプチン,カベルゴリン,エルゴタミン製剤,経口避妊薬 など
- □ 抗がん薬
- □ 国立成育医療研究センター指定薬剤
  放射性ヨード,コカイン,アミオダロン,サリドマイド など

妊婦の服薬に対する考え方

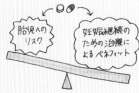

胎児へのリスク ⇄ 妊娠継続のための治療によるベネフィット

リスクとベネフィットを天秤にかけて
薬物治療の判断をする

服用を検討する薬物について考慮するべきこと

① 催奇形性
主な催奇形性を示す薬物
サリドマイド, レナリドミド, リバビリン, エトレチナート,
コルヒチン, ガンシクロビル, アザチオプリン

② 胎盤通過性
主に単純拡散により通過
▶通過しやすいもの
・分子量 小　　・血漿タンパク結合率 低
・脂溶性 高　　・分子型分率 大

抗菌薬 ✿
ペニシリン, セフェム系　　　テトラサイクリン系
マクロライド系　　　　　アミノグリコシド系
(クラリスロマイシンを除く)　ニューキノロン系
　　　　　　　　　　　クラリスロマイシン

抗ウイルス薬 ☼
アシクロビル, バラシクロビル　リバビリン
抗HIV薬　　　　　　　　アマンタジン
オセルタミビル, ザナミビル　ガンシクロビル
　　　　　　　　　　　バルガンシクロビル

解熱・鎮痛・抗炎症薬
アセトアミノフェン　　NSAIDs全般

ステロイド薬
・胎児治療目的　　・母体治療目的
　デキサメタゾン　　プレドニゾロン
　ベタメタゾン　　　メチルプレドニゾロン
　　　　　　　　　ヒドロコルチゾン

甲状腺疾患治療薬 ∅
甲状腺ホルモン剤　　放射線ヨウ素
(T3, T4)　　　　　チアマゾール
プロピルチオウラシル　(妊娠中期以降はOK)

糖尿病治療薬 ◌
インスリン製剤　経口血糖降下薬

降圧薬
ラベタロール　　　　ACE阻害薬
ニフェジピン　　　　ARB
メチルドパ　　　　　利尿薬
塩酸ヒドララジン

抗血栓薬
ヘパリン　　　　　　ワルファリン
イコサペント酸エチル

中枢神経作動薬
SSRI　　抗てんかん薬　　エルゴタミン
炭酸リチウム　三環系抗うつ薬

⚠ ほとんどの薬物が使用不可であるが, 妊娠継続
に必要な薬物でもあるため患者に合わせて検討

気管支喘息治療薬
吸入ステロイド　β2受容体刺激薬　キサンチン誘導体

消化器系の薬 ♪
H2受容体拮抗薬　　ミソプロストール
PPI　　　　　　　　ドンペリドン
メトクロプラミド　　センナ
酸化マグネシウム

ワクチン ✎
不活化ワクチン　　　生ワクチン
(インフルエンザウイルスなど)　(麻疹, 風疹, 水痘など)

赤字：妊婦使用可能

青字：妊婦使用不可

#前立腺肥大症（BPH）など

▶ 前立腺肥大症（BPH）

☐ 前立腺内腺部分（移行領域）と尿道周囲組織の
　肥大を認める疾患
→【症状】排尿困難, 腹圧排尿, 残尿感
→【その他】
　・男性ホルモンが強く関与する
　・直腸診で弾性があり硬い腫瘤（前立腺）を認
　　める　※前立腺がんは石様硬の結節
　・抗コリン作用により前立腺平滑筋が収縮する
　　ため注意

前立腺肥大症（BPH）

▶▶ 前立腺内腺部分（移行領域）と尿道周囲組織の肥大を認める疾患.
男性ホルモンが強く関与する.

原因① 機能的閉塞
α₁受容体機能が亢進して
平滑筋が過剰に収縮し
尿路の閉塞が生じる

原因② 機械的閉塞
ジヒドロテストステロンが
細胞増殖を促進し前立腺を
肥大させ, 尿道を圧迫させる

高齢男性

症状
排尿困難
腹圧排尿
残尿感

膀胱の
機能変化
夜間頻尿
尿意切迫感
切迫性尿失禁

二次的に
過活動膀胱を合併

検査
直腸診：弾性があり硬い腫瘤
血液検査：PSA 基準値内 or 軽度↑

治療
1. 生活指導
2. 薬物療法：選択的α₁受容体遮断薬
　　　　　　　5α還元酵素阻害薬
　　　　　　　抗アンドロゲン薬
3. 外科的治療：TURP（経尿道的前立腺切除術）

前立腺肥大症（BPH）など

▶ 選択的α₁受容体遮断薬 📝

□ タムスロシン, ナフトピジル, ウラピジル, シロドシン, テラゾシン, プラゾシン
→【 機序 】前立腺や尿道のα₁ₐ受容体を選択的に遮断し, 前立腺平滑筋を弛緩させ尿道抵抗を小さくする

選択的α₁受容体遮断薬

タムスロシン、ナフトピジル、ウラピジル
シロドシン、テラゾシン、プラゾシン

⇨ 前立腺平滑筋を
弛緩させ 尿道抵抗
を小さくする

前立腺（大きさは変わらない）

♦ 起立性低血圧

5α還元酵素阻害薬　　　　抗アンドロゲン薬

デュタステリド
テストステロン
⊖
還元↓5α還元酵素
ジヒドロテストステロン↓
⇨ 前立腺を縮小させる
NG！女性、小児
　　重度の肝障害
♦ 勃起不全、性欲減退

クロルマジノン、アリルエストレノール
ゲストノロンカプロン酸エステル
⇨ 血中テストステロンの
　前立腺細胞への取り込
　み阻害
⇨ 5α還元酵素 阻害
⚠ 抗アンドロゲン薬は
　PSAを約50%低下させる

▶ 5α還元酵素阻害薬 📝

□ デュタステリド
→【 機序 】5α還元酵素を阻害しテストステロンよりも活性の強いジヒドロテストステロンへの変換を抑制し前立腺を縮小作用させる

▶ 抗アンドロゲン薬 📝

□ ステロイド性：クロルマジノン, アリルエストレノール, ゲストノロンカプロン酸エステル
→【 機序 】前立腺細胞においてジヒドロテストステロンならびにテストステロンがアンドロゲン受容体に結合することを阻害し, アンドロゲン作用を抑制する

勃起不全（ED）

▶▶ 満足な性行為を行うのに十分な勃起が得られないか、または維持できない状態。

原因
・心因性：精神的な要素
・器質性：血管性、神経性など
・混合性（心因性＋器質性）

大脳皮質の性的
興奮によりcGMP
が増加して起こる

→治療：基本的には薬物治療

PDE5阻害薬

シルデナフィル、バルデナフィル
タダラフィル

NO ← 硝酸
⊖
⇨（作用増強しても）
可溶性グアニル酸　増加　PDE5
シクラーゼ
GTP ⟶ cGMP ⟶ 5'GMP

▶ 勃起不全（ED） 📝

□ 満足な性行為を行うのに十分な勃起が得られないか, または維持できない状態

▶ PDE5阻害薬 📝

□ シルデナフィル, タダラフィル, バルデナフィル
→【 機序 】PDE5を阻害しcGMPの分解を抑制する結果cGMP濃度を上昇させる
→【 その他 】タダラフィルは前立腺肥大症にも適応あり

#腎臓の機能

▶ 腎臓について

- □ 血液から尿を生成する工場（ネフロン）の集合体
- □ 糸球体ろ過速度（GFR）：単位時間あたりにろ過される原尿の量（mL/min）

▶ ネフロンについて

- □ ネフロン：腎臓の機能的な最小単位

▶ 腎小体

- □ 血液をろ過し，原尿を生成する

▶ 尿細管 📝

- □ 水の再吸収
- □ ヘンレ係蹄
  - ・細い下行脚：受動的に水の再吸収をおこなう
  - ・太い上行脚：Na^+-K^+-$2Cl^-$共輸送体が関与し能動的に溶質（イオン）のみを再吸収する．水の再吸収はおこらないため希釈される（薄い尿になる）

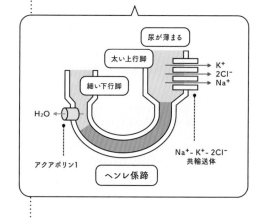

(MEMO)

▶ 糸球体バリア

- □ **内皮細胞**（チャージバリア）：陰性荷電を帯びる
- □ **基底膜**（チャージ＆サイズバリア）：陰性荷電と主成分（コラーゲン）がろ紙のような役割をはたす
- □ **足細胞**（サイズバリア）：足突起（足細胞にある指状の突起）の隙間をろ液が通過する
- □ **チャージバリア**：陰性荷電物質（酸性薬物, アルブミン, 結合形薬物など）はろ過されにくい
- □ **サイズバリア**：10nm以上のものは通過できない（赤血球：8,000nm　アルブミン：7nm　ブドウ糖：0.7nm　※グルコースやアミノ酸はろ過される）

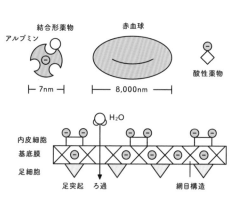

腎臓について

血液から尿を生成する工場(ネフロン)の集合体

役割：尿の生成と排泄、内分泌

仕事量：糸球体ろ過速度(GFR) 120mℓ/min
（原尿の生成量）　　　　　　　　　（健常人の場合）

構造：外側→皮質（腎動脈などの血管、
　　　　　　　　　　腎小体〜近位尿細管）

　　　内側→髄質（遠位尿細管〜尿管）

腎機能評価

✿ 糸球体ろ過が十分に
　行われているか

→ GFRの低下 = 腎機能の低下

低下の要因　　　　　　→症候
　　　　　　　　　　　　乏尿
・加齢
・腎血流量が減少するもの
　（心不全、NSAIDs服用など）

髄質の先端を
覆っている袋.
(イメージ)
髄質の扉 G

皮質

髄質

腎杯

腎盂

空洞になっている
部分(腔).
(イメージ)
尿管へ続く道路

膀胱
へ

糸球体　−役割：血液ろ過

ボーマン嚢

ネフロン

尿細管

役割：ろ過されたろ液(原尿)
　　　を受け取る

・近位尿細管
　役割：再吸収・分泌

・ヘンレ係蹄
　役割：(下行脚)
　　　　水の再吸収
　　　　(上行脚)
　　　　溶質の再吸収
　　　→尿を薄くする

・遠位尿細管
　役割：尿を薄くする

・集合管
　役割：尿成分の最終調整

ネフロンについて

腎臓の機能的な最小単位

　↳ ネフロン工場1つひとつが
　　　少しずつ尿を生成する

💡 1つの腎臓に100万個ある

ネフロン
・腎小体 ┌ ・糸球体
　　　　 └ ・ボーマン嚢
・尿細管 ┌ ・近位尿細管
　　　　 ├ ・ヘンレ係蹄
　　　　 └ ・遠位尿細管

腎小体

役割：血液をろ過し、原尿を生成する

仕事量：約180L/日

方法：加圧ろ過
　　　↳ 糸球体の血圧は他より高い!

尿細管

役割：水の再吸収(全体の約80%)

仕事量：約160L/日

方法：トランスポーターなど輸送担体
　　　を利用する

#近位尿細管から
ヘンレ係蹄に作用する利尿薬

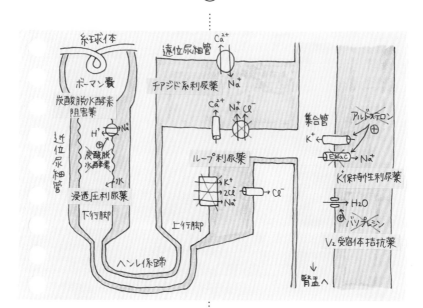

▶ 炭酸脱水酵素阻害薬 📝

□ アセタゾラミド

→【機序】

・尿細管細胞内:炭酸脱水酵素が触媒する $H_2O+CO_2→H_2CO_3$ の反応を抑制する結果,H_2CO_3 から解離する H^+ が不足するため,Na^+/H^+ 交換系が抑制され Na^+ と水の再吸収が減少する

・尿中:炭酸脱水酵素が触媒する $H_2CO_3→H_2O+CO_2$ の反応を抑制し HCO_3^- の排泄を促進する

▶ 浸透圧利尿薬 📝

□ イソソルビド,D-マンニトール,濃グリセリン・果糖

→【機序】

・血漿浸透圧を上昇させ,組織内から水を引き抜き腎血流量,糸球体ろ過速度を増加させる

・原尿へろ過された浸透圧利尿薬はほとんど再吸収されず水の再吸収を抑制する

▶ ループ利尿薬 📝

□ スルホンアミド系:アゾセミド, ブメタニド, フロセミド

□ アニリノピリジンスルホニルウレア系:トラセミド

→【機序】ヘンレ上行脚の Na^+-K^+-$2Cl^-$ 共輸送体を抑制し尿の再吸収機構を抑制する結果,集合管での水の再吸収が抑制される

炭酸脱水酵素阻害薬
アセタゾラミド
✿ 緑内障 など
💧 ・低K⁺血症などの電解質異常
・代謝性アシドーシス
・アルカリ尿
・尿路結石
→ HCO₃⁻排泄促進による

利尿作用が
弱いため、
利尿薬として
処方されること
は少ない

代謝性アシドーシス
📍予防薬
クエン酸カリウム・
クエン酸ナトリウム
水和物
📍治療薬
炭酸水素ナトリウム

アルカリ尿

酸性　尿　アルカリ性
HCO₃⁻

近位尿細管で 作用する利尿薬

浸透圧利尿薬
イソソルビド、D-マンニトール、
濃グリセリン・果糖
✿ 脳浮腫を軽減し、
脳圧降下
⚠ 循環血液量が増加するため
心臓に負担がかかりやすく
心不全患者の服用は増悪
のリスクがある。

ヘンレ係蹄（上行脚）で 作用する利尿薬

ループ利尿薬
スルホンアミド系：アゾセミド、ブメタニド、フロセミド
アニリノピリジンスルホニルウレア系：トラセミド
✿ 高血圧、浮腫（第一選択薬）など
⚠・低K⁺血症などの電解質異常
・高尿酸血症
💡・強力な利尿作用を有するが、
降圧作用は比較的弱い
・トラセミドには抗アルドステロン作用があり
他のループ利尿薬よりも低K⁺血症を
起こしにくい。
😵 めまいやふらつきに注意。（降圧作用による）

💉フロセミド注射液
・pH8.6〜9.6で調製される
・混合NG：酸性を示す注射剤
・希釈：生理食塩液 or ブドウ糖液

フロセミドと酸性薬物を混ぜると？

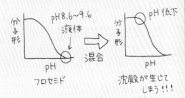

分子形　pH8.6〜9.6液体　→混合　分子形　pH低下
pH　　　　　　　　　　pH
フロセミド　　　　　　沈殿が生じて
　　　　　　　　　　　しまう!!!

ループ利尿薬の相互作用 🔄
・炭酸リチウム
→ リチウム中毒
・アミノグリコシド系抗菌薬
→ 腎毒性・第Ⅷ脳神経障害
・ジゴキシン
→ ジゴキシンの作用↑
・甘草を含む漢方薬
→ 低K⁺血症の増強

漢方薬の例 ←
・麻黄湯
・小青竜湯
・六君子湯

#遠位尿細管から集合管に作用する利尿薬

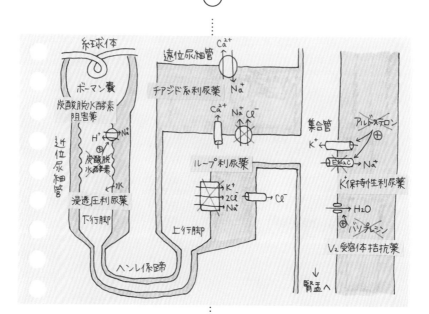

▶ チアジド系利尿薬 🗒

☐ チアジド系利尿薬：トリクロルメチアジド, ヒドロクロロチアジド
☐ チアジド類似利尿薬：インダパミド, トリパミド, メフルシド
➡ 【機序】近位尿細管の有機アニオン輸送系を介して尿細管中へ分泌され, 遠位尿細管のNa$^+$-Cl$^-$共輸送体を阻害しNa$^+$の再吸収を抑制する

▶ K$^+$保持性利尿薬 🗒

☐ カンレノ酸カリウム, スピロノラクトン, エプレレノン, トリアムテレン
➡ 【機序】Na$^+$,K$^+$-ATPaseの発現・活性を低下させる, またはNa$^+$チャネルを遮断することで利尿作用を示す

▶ 非ペプチド性バソプレシンV$_2$受容体拮抗薬 🗒

☐ トルバプタン, モザバプタン
➡ 【機序】V$_2$受容体の遮断作用による水の再吸収を抑制する

(MEMO)

▶ アクアポリン2

☐ 集合管にある水分子のみを通過させる水チャネル
☐ V$_2$受容体刺激により活性化され水の再吸収に関与する

遠位尿細管で作用する利尿薬

チアジド系利尿薬
　〇〇チアジド (例: トリクロル×チアジド)
チアジド類似利尿薬
　インダパミド、トリパミド、メフルシド
☆ 高血圧、浮腫
♦ 低K⁺血症、光線過敏症
　高尿酸血症・耐糖能低下 (高血糖症)
💡 Ca²⁺の再吸収を高める作用がある
　　　→ シュウ酸カルシウム結石の予防に適する

(Na⁺チャネル遮断薬)
🔄 インドメタシン ┐
　　ジクロフェナク ┘併用禁忌
　その他 NSAIDs → 併用注意
　　→ 急性腎不全

K⁺保持性利尿薬
(抗アルドステロン薬) カンレノ酸カリウム、スピロノラクトン、
　　　　　　　　　　　エプレレノン
(Na⁺チャネル遮断薬) トリアムテレン
☆ 高血圧、浮腫、原発性アルドステロン症
♦ 高K⁺血症、エストロゲン様作用、急性腎不全

非ペプチド性バソプレシンV₂受容体拮抗薬
　トルバプタン / モザバプタン
☆ トル: 他の利尿薬で効果不十分な体液貯留
　　モザ: 抗利尿ホルモン不適合分泌症候群に
　　　　　おける低Na血症の改善
♦ 口渇、脱水、腎不全、高Na血症
🔥 肝代謝型 (主にCYP3A4)
🈲 口渇を感じない、水分摂取困難な患者、
　　高Na血症、妊婦、無尿
🔄 CYP3A4阻害薬・誘導薬

💡 中等度の利尿作用
　＋ 末梢血管拡張作用
　⇒ 高血圧治療に適している ◎

ループ　　　　　　　　　　利尿作用
利尿薬 → 耐性 　併用 　増強・回復
　　　　┌チアジド系┐
　　　　│利尿薬　　│
　　　　└─────┘

(抗アルドステロン薬)
血中アルドステロン濃度が
上昇している場合に最も強く
作用する。
▶ 原発性アルドステロン症、
　利尿薬の長期投与など

集合管で作用する利尿薬

バソプレシンとは 😊
　　　視床下部
　　　下垂体後葉
　　　　│ 分泌
　　　　↓
　　　　刺激 → アクアポリン2 → 集合管
　　　　　　　　を発現させる
　V₂受容体　　　　　　　　水の再吸収
　　　　　　　　　　　　　　促進

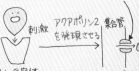

#腎不全

▶腎不全 📝

☐ 糸球体ろ過機能の低下（GFRの低下）を中心とした腎機能障害の状態

▶慢性腎臓病（CKD）／慢性腎不全（CRF） 📝

☐ 何らかの腎障害が3カ月以上持続する病態
➡ 【症状】貧血，息切れ，浮腫，夜間の尿が増える，全身倦怠感，骨ミネラル代謝異常
➡ 【その他】腎機能の回復は見込めず末期腎不全へ向かう

▶急性腎障害（AKI） 📝

☐ 数時間～数日間に急激に腎機能が低下する病態
➡ 【症状】尿量減少，浮腫，全身倦怠感
➡ 【その他】可逆的な腎機能低下で回復する可能性は高い
〈原因〉
☐ **腎前性**：原尿の材料不足＝腎血流または腎血圧の低下
☐ **腎性**：尿の生成過程における問題＝腎臓の器質的な病変
☐ **腎後性**：生成した尿の排泄通路の問題＝尿路の閉塞

▶リン吸着薬

☐ 沈降炭酸カルシウム，炭酸ランタン水和物，スクロオキシ水酸化鉄，クエン酸第二鉄水和物，セベラマー塩酸塩（ポリカチオン性ポリマー），ビキサロマー（アミン機能性リン酸結合性ポリマー）
➡ 【機序】消化管内のリン酸と結合しリンの吸収を抑制する

▶活性型ビタミンD₃（VD₃）製剤

☐ カルシトリオール（$1\alpha,25$-$(OH)_2$ビタミンD_3）：**カルシトリオール，ファレカルシトリオール**
☐ カルシドール（1α-(OH)ビタミンD_3）：**アルファカルシドール，マキサカルシトール** など
➡ 【機序】ビタミンD受容体に結合し，Ca^{2+}やリン酸の腸管からの吸収および腎臓での再吸収を高める

▶カルシウム受容体刺激薬

☐ **エテルカルセチド塩酸塩，エボカルセト，シナカルセト塩酸塩**
➡ 【機序】副甲状腺細胞のカルシウム受容体（カルシウム感知受容体）を刺激してPTHの分泌を抑制する

腎不全

\ 成人の8人に1人！/

慢性腎臓病(CKD) / 慢性腎不全(CRF)

↳ 何らかの腎障害が3ヶ月以上
　　持続する病態.

原因
糸球体腎炎
多発性囊胞腎　など

危険因子
高血圧、糖尿病、
脂質異常症、加齢
　　　　　　など

つまり…
・肥満
・飲酒
・たばこ
　　など

数ヶ月～数年に
わたって腎機能
が悪化する

主な症状

初期は
自覚症状が
ないことが多い

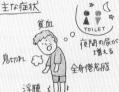

貧血
息切れ
浮腫
夜間の尿が
増える
全身倦怠感
骨ミネラル代謝異常

病院に行って
診てもらおう

検査・診断
① 腎障害：特にタンパク尿が重要
② 腎機能の低下：GFR < 60mL/分/1.73m²
①・②のいずれか or 両方が3ヶ月以上持続する

治療目標　腎機能悪化を防止
　　　　　　（回復は見込めない）

管理・服薬指導 など
① 生活指導：健康的な生活を！
② 食事：減塩・低タンパク質・低K・高カロリー
　　　リンを多く含むものは避ける
③ 血圧：CKDの場合、十分に下げる
④ 肥満：減量するように！
⑤ 原疾患の管理・治療　⑥ 薬物治療

急性腎障害 (AKI)

↳ 数時間～数日間で急激に
　　腎機能が低下する病態.

原因

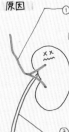

① 腎前性
　原尿の材料不足
　（腎血流や腎血圧↓）
　→ 脱水、心筋梗塞　など

② 腎性
　尿の生成過程の問題
　（腎臓の器質的な病変）
　→ 急性尿細管壊死、DIC

③ 腎後性
　生成した尿の排泄までの通路
　の問題（尿路の閉塞）
　→ 後腹膜線維症、前立腺肥大

症状：尿量減少、浮腫、全身倦怠感

検査
血液検査
　血清Cr↑、BUN↑、K⁺↑、HCO₃⁻↓
尿検査

	FENa	浸透圧	[Na]	尿比重
腎前性	<1%	↑	↓	↑
腎性	>1%	↓	↑	↓

治療
原因の除去、血液透析

治療目標　腎機能の回復

可逆的な機能
低下のため回復の
可能性が高い

治療薬
リン吸着薬：食物からのリン吸収抑制作用
　沈降炭酸カルシウム、炭酸ランタン水和物、
　セベラマー塩酸塩、ビキサロマー　など

活性型VD₃製剤：血清Ca²⁺濃度を適度に
　　　保ち、PTHの分泌抑制
　カルシトリオール、アルファカルシドール　など

Ca受容体刺激薬
　シナカルセト塩酸塩、エテルカルセチド塩酸塩

#尿毒症

▶ 尿毒症 📝

□ 腎機能の著しい低下により起こる全身性の臓器障害
□ 尿中排泄される物質（尿毒素：インドキシル硫酸など）の過剰蓄積
➡【症状】意識障害, 食欲不振, 悪心・嘔吐, けいれん, 心血管症状, 免疫異常, 浮腫, 皮膚症状

▶ 球形吸着炭 📝

□ クレメジン
➡【機序】腸内で産生される尿毒症物質を吸着し, 糞便中に排泄する
➡【その他】
・床に大量にこぼした場合, 転倒の原因となりうるので注意する
・飲みにくいなどで服薬アドヒアランスが低い場合は, 袋型オブラートや服薬補助ゼリーの使用を検討する

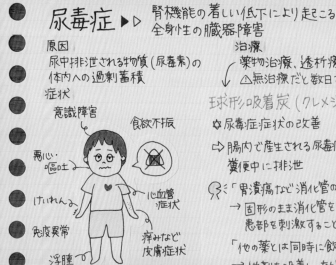

#腎性貧血

▶腎性貧血 📝

□ 腎機能低下によりエリスロポエチン(EPO)産生が低下したことで生じる貧血
→【症状】正球性(正色素性)貧血

▶エリスロポエチン(EPO)とは 📝

□ 血中の酸素分圧が低下すると遠位尿細管から分泌される糖タンパク質

▶造血薬 📝

> エリスロポエチン製剤
□ エポエチンアルファ, エポエチンベータ など
> ダルベポエチン製剤
□ ダルベポエチンアルファ
→【機序】赤芽球前駆細胞に直接作用し赤血球への分化増殖を促進する

(MEMO)

▶赤芽球癆

□ 抗エリスロポエチン抗体産生により, 赤血球系の造血が選択的に抑制され貧血をきたす疾患
□ エリスロポエチン製剤の副作用で生じることがある

腎性貧血 ▶▶ 腎機能低下によりエリスロポエチン(EPO)産生が相対的に不足したことにより生じる貧血.
CKDステージ G3以降で出現することが多い.

分類
正球性(正色素性)貧血
└ 赤血球の数が不足する貧血

EPO とは

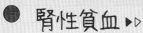

血中の酸素分圧が低下すると遠位尿細管から分泌される

分化増殖促進

成熟赤血球

治療

エリスロポエチン製剤
エポエチンアルファ、エポエチンベータ など

ダルベポエチン製剤
ダルベポエチンアルファ

> エリスロポエチン製剤よりも持続型で投与回数が少ない

☆ 腎性貧血

○ 高血圧性脳症、脳出血、心筋梗塞 など
↓
赤血球増多により血液粘稠度が上昇し、血栓塞栓症誘発の恐れがある

⚠ ヘマトクリット値の過度な上昇は重大な副作用の原因となるので定期的に検査する

#貧血

▶貧血とは

□ 血液中のヘモグロビン濃度が減少している状態

▶赤血球の検査項目

□ 赤血球数(RBC)
□ ヘモグロビン(Hb)
□ ヘマトクリット(Ht)
□ 網赤血球(Ret)

▶赤血球指数

□ 平均赤血球容積(MCV)
　・赤血球1個の平均の大きさ
　・基準値:80～100 fL
　　(fL:フェムトリットル＝10^{-15}L)
　・<80 fL:小球性
　　80～100 fL:正球性
　　100 fL<:大球性
□ 平均赤血球ヘモグロビン濃度(MCHC)
　・赤血球内の平均ヘモグロビン濃度
　・基準値:31～35%
　・<31%:低色素性
　　31～35%:正色素性
□ 平均赤血球ヘモグロビン量(MCH)
　・赤血球1個あたりの平均ヘモグロビン量
　・基準値:28～32 pg

(MEMO)

▶鉄の吸収

□ 食事中のFe^{3+}が,消化管内でFe^{2+}に還元され
　吸収される
　※吸収されたFe^{2+}は,再び酸化されFe^{3+}となり
　血中トランスフェリンと結合する(血清鉄)

▶ハプトグロビン

□ 赤血球から遊離したヘモグロビンと結合する
　血清タンパク質.複合体は速やかに血中から消
　失するため溶血によりハプトグロビンは消費さ
　れる.

▶ビタミンB_{12}が欠乏する理由

□ 内因子の欠乏:悪性貧血(自己免疫疾患),胃全摘
□ 内因子-ビタミンB_{12}複合体の吸収不足:回腸の
　病変
□ 摂取不足(菜食主義など)
□ 腸内の細菌や寄生虫による過剰消費

▶葉酸が欠乏する理由

□ 摂取不足
□ 薬剤性(メトトレキサートなど)
□ 需要亢進(妊娠,悪性腫瘍:DNA合成亢進)

▶内因子

□ 胃の壁細胞から分泌される糖タンパク質でビタ
　ミンB_{12}と結合し複合体となり回腸で吸収される

貧血とは
血液中のヘモグロビン濃度が減少している状態

原因
① 赤血球産生量の減少
　→ 産生低下、無効な造血

② 赤血球消失量の増大
　→ 破壊亢進、出血

酸素運搬量減少
　↑
赤血球数減少　　　酸素欠乏

WHOの貧血診断基準
ヘモグロビン濃度

 成人男性 : 13g/dL 未満

 成人女性・小児 : 12g/dL 未満

 妊婦・幼児 : 11g/dL 未満

・顔面蒼白
・眼瞼結膜
　蒼白

・頭痛　・めまい
・失神発作
・倦怠感
・労作時
　息切れ
・動悸
・頻脈

→ 妊婦では体液量増加により低下しやすい

赤血球の検査項目

🔴 赤血球数 (RBC)
一定体積の血液中における赤血球の数

♂ 450~550万/μL
♀ 350~500万/μL

🦠 ヘモグロビン (Hb)
一定体積の血液中におけるHb量
♂ 14~17g/dL　♀ 12~15g/dL

ヘマトクリット (Ht)　→ 貧血のときに低値になる
血液中に占める赤血球容積の割合 (%)
♂ 40~50%
♀ 35~45%

🔴 網赤血球 (Ret)
末梢血中の赤血球に対するRet
(幼若な赤血球) の割合 (%)
骨髄の赤血球産生能を表す　♂♀ 0.5~2.0%

赤血球指数
↳ 赤血球の大きさとヘモグロビン濃度を算出

↳ 高値:赤血球消失量が増大している
　低値:赤血球産生量が減少している

1. 平均赤血球容積 (MCV)
赤血球1個の平均の大きさ
基 80~100fL

2. 平均赤血球ヘモグロビン
濃度 (MCHC)
赤血球内の平均ヘモグロビン濃度
基 31~35%

3. 平均赤血球ヘモグロビン量
(MCH)
赤血球1個あたりの
平均ヘモグロビン量
基 28~32pg

#貧血の種類と治療薬

▶ 溶血性貧血

☐ 赤血球が寿命（約120日）より早く破壊（溶血）されることで生じる貧血
➡ 【症状】貧血症状，黄疸 など
➡ 【自己抗体】抗赤血球抗体
➡ 【その他】網赤血球の増加，LDH・間接型ビリルビン増加，ハプトグロビン低下

▶ 巨赤芽球性貧血

☐ ビタミンB_{12}欠乏や葉酸欠乏が原因となり産生された巨赤芽球が出現．巨赤芽球は骨髄内でアポトーシスを起こしやすく成熟赤血球の産生効率が低下
➡ 【症状】貧血症状，消化器症状，神経症状，汎血球減少 など
➡ 【その他】発症までの期間が長い：ビタミンB_{12}は肝臓に蓄えられており，胃を全摘しても発症まで5年程度

▶ 再生不良性貧血

☐ 造血幹細胞の質的異常や自己免疫により造血幹細胞が減少し血球が産生できなくなる疾患
➡ 【症状】貧血症状，易感染，出血傾向，汎血球減少 など

▶ 鉄欠乏性貧血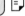

☐ 鉄の欠乏により，赤芽球のヘモグロビン合成が低下して起こる貧血
➡ 【症状】貧血症状，スプーン状爪，プランマー・ビンソン症候群（小球性低色素性貧血＋口角炎，舌炎，嚥下障害を合併するもの） など
➡ 【その他】
　・ 吸収障害（胃切除，無胃酸症など），摂取不足（偏食など），妊娠・授乳，成長期，出血などが原因
　・ 貯蔵鉄（血清フェリチン）の低下，血清鉄の低下（トランスフェリンは代償的に増加）
　・ 貧血患者の2/3を占める

＊ 貧血の治療薬

▶ ビタミンB_{12}製剤

☐ シアノコバラミン，ヒドロキソコバラミン，メコバラミン，コバマミド

▶ 蛋白同化ステロイド

☐ メテノロン
➡ 【機序】タンパク同化作用により赤血球産生を促進する

▶ G-CSF（顆粒球コロニー刺激因子）製剤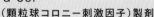

☐ フィルグラスチム，ペグフィルグラスチム，レノグラスチム
➡ 【機序】好中球前駆細胞（顆粒球系前駆細胞）に作用し，好中球の分化・増殖を促進する
➡ 【その他】抗悪性腫瘍薬投与による好中球減少症に用いられる

▶ 鉄剤

☐ 内服薬：クエン酸第一鉄ナトリウム，フマル酸第一鉄，溶性ピロリン酸第二鉄，硫酸鉄水和物
☐ 注射剤：含糖酸化鉄
➡ 【機序】血清鉄を増加させる

（MEMO）

▶ 悪性貧血

☐ 抗内因子抗体や抗胃壁細胞抗体などの産生により内因子が分泌不足となりおこる貧血で，自己免疫異常による巨赤芽球性貧血
➡ 【その他】萎縮性胃炎，胃がん，橋本病，アジソン病などを合併することが多い

溶血性貧血

▶ 自己抗体の産生により 赤血球
　が寿命より早く破壊される
　　　　　↓
　免疫機能を抑えたい
　　　　　↓
💊 副腎皮質ステロイド
　免疫抑制薬
　（アザチオプリン, シクロスポリンなど）

メテノロン
⇨ タンパク同化作用
により赤血球産生
を促進.
貧血だけでなく, 消耗
状態や骨粗しょう症
などにも使用.

再生不良性貧血

▶ 造血幹細胞の減少により
　血球が産生できなくなる
　　　　　↓
① 造血回復を目指す or ② 支持療法
　　　　　↓
💊 ① 免疫抑制薬
　　　アンドロゲン療法 (メテノロン)
　　② G-CSF製剤

副腎皮質ステロイドの
　　はたらき
・自己抗体の産生抑制
・マクロファージによる
　貪食作用抑制

VB12製剤
シアノコバラミン
メコバラミン など
💡 光に対し非常に
　不安定なため
　遮光して保管.

貧血の分類と種類 🩸

分類	種類
正球性貧血 MCV 80~100fL	腎性貧血、溶血性貧血 出血性貧血
大球性貧血 MCV 100fL<	巨赤芽球性貧血
正球性または 大球性貧血	再生不良性貧血
小球性 低色素性貧血 MCV <80fL MCHC <31%	鉄欠乏性貧血

G-CSF製剤
フィルグラスチム
レノグラスチム など
⇨ 好中球前駆
細胞に作用し、
分化・増殖を
促進.

鉄(ヘム鉄)を
多く含む食べ物
・レバー
・あさり
・牡蠣 など

巨赤芽球性貧血

▶ VB12や葉酸の欠えによる
　DNA合成障害によって
　巨赤芽球が出現
　　　　　↓
　不足しているビタミンを補いたい
　　　　　↓
💊 VB12製剤 (筋注が一般的)
　葉酸

鉄剤
クエン酸第一鉄Na
フマル酸第一鉄
石疑酸鉄 など
⇨ 血清鉄を増加
させる
💡 吸収率は Fe^{3+}< Fe^{2+}

鉄欠乏性貧血

▶ 鉄の欠えにより、赤血球の
　Hb合成が低下して起こる
　　　　　↓
　鉄を補いたい
　　　　　↓
💊 鉄剤 (内服薬が第一選択.
　経口鉄剤が困難、吸収障害
　があるなどの場合は 注射剤)

CHAPTER 21

#インスリン

▶インスリンの働き

- □ 骨格筋
  - ・グルコース取り込み促進
  - ・アミノ酸取り込み促進
- □ 肝臓
  - ・糖新生抑制
  - ・グリコーゲン合成促進
- □ 脂肪組織
  - ・グルコース取り込み促進

▶インスリン受容体

- □ チロシンキナーゼ内蔵型の受容体

(MEMO)

▶糖新生

- □ 肝臓でグリコーゲン以外からグルコースを合成すること
- □ グリコーゲン分解と合わせて血糖値を維持するシステム
- □ 材料:アミノ酸(アラニン など), 乳酸, ピルビン酸, 脂肪酸 など
- □ 副産物:遊離脂肪酸が代謝されるとケトン体が生成する(糖尿病性ケトアシドーシスの原因)

インスリンの働き 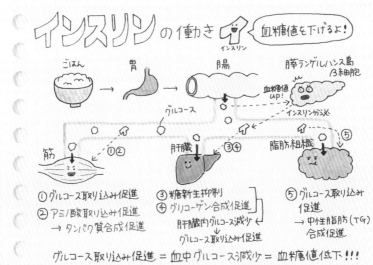 〈血糖値を下げるよ!〉

ごはん → 胃 → 腸　　膵臓ランゲルハンス島 β細胞

グルコース

血糖値UP! ‥‥→ インスリン分泌

筋　①②　　肝臓　③④　　脂肪組織　⑤

① グルコース取り込み促進
② アミノ酸取り込み促進
　→ タンパク質合成促進

③ 糖新生抑制
④ グリコーゲン合成促進
　肝臓内グルコース減少
　↓
　グルコース取り込み促進

⑤ グルコース取り込み
　促進
　→ 中性脂肪 (TG)
　　合成促進

グルコース取り込み促進 ＝ 血中グルコース減少 ＝ 血糖値低下!!!

インスリンの生成

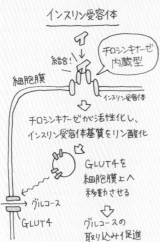

プロインスリン

Cペプチドを切断

Cペプチド

インスリン

インスリン顆粒に貯蔵

膵β細胞

2本のジスルフィド結合で繋がったポリペプチド

分泌促進因子

・グルコース
・インクレチン
・アミノ酸
・グルカゴン

分泌抑制因子

・ソマトスタチン

インスリン受容体

結合! イ

チロシンキナーゼ内蔵型

細胞膜

インスリン受容体

チロシンキナーゼが活性化し、インスリン受容体基質をリン酸化

GLUT4を細胞膜上へ移動させる

グルコース

GLUT4

グルコースの取り込み促進

インスリン分泌機序

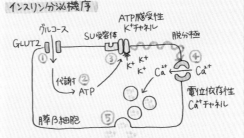

グルコース
GLUT2 ①
代謝 ②
ATP

SU受容体 ③
ATP感受性K⁺チャネル
K⁺ K⁺ K⁺

脱分極

Ca²⁺ Ca²⁺
電位依存性Ca²⁺チャネル

膵β細胞 ⑤

① GLUT2を介して膵β細胞内にグルコースが取り込まれる
② グルコースが代謝されATP産生、細胞内のATP濃度が上昇する
③ ATP感受性K⁺チャネルを閉口し、細胞内のK⁺濃度を高める
④ 脱分極が起こりCa²⁺チャネル開口
⑤ 細胞内流入したCa²⁺によりCa²⁺濃度が上昇し、その刺激によって顆粒内のインスリンが血中へ分泌される

＃糖尿病

▶ 糖尿病 🗒

- □ インスリン作用不足によって細胞に糖を正常に取り込めなくなる慢性の代謝性疾患
- ➡ 【症状】口渇, 多飲, 多尿, 体重減少

▶ 糖尿病の原因 🗒

- □ インスリン分泌障害
- □ インスリン抵抗性

▶ シックデイ 🗒

- □ 糖尿病患者が体調を崩し食欲不振のため普段通りの食事ができない状態

▶ 急性合併症 🗒

- □ 糖尿病性ケトアシドーシス（DKA）
- ➡ 【症状】脱水, 呼気アセトン臭, アシドーシス
- □ 高浸透圧高血糖症候群（HHS）
- ➡ 【症状】血漿浸透圧の著明な上昇

▶ 慢性合併症 🗒

- □ 糖尿病の慢性合併症
  - ・細小血管障害：三大合併症
    （糖尿病網膜症, 糖尿病腎症, 糖尿病神経障害）

（MEMO）

▶ 尿中Cペプチド

- □ プロインスリンが分解されて生じる産物

▶ HOMA-R

- □ インスリン抵抗性の指標. 血中インスリン濃度と空腹時血糖値より求められる

糖尿病

▷▷ インスリン作用不足によって細胞に糖を取り込めなくなる慢性の代謝性疾患.

糖尿病の原因

① インスリン分泌障害

膵臓からの分泌障害

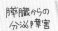

② インスリン抵抗性

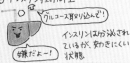

グルコース取り込んで！

嫌だよ〜！

インスリンは分泌されているが、効きにくい状態

症状

口渇、多飲、多尿、体重減少

初期は自覚症状に乏しい

血糖値のコントロールができないと…

⬇

急性合併症

→ インスリン作用不足による意識障害.
重症では昏睡に至る.

ex) 糖尿病性ケトアシドーシス (DKA)
高浸透圧高血糖症候群 (HHS)

慢性合併症

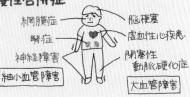

網膜症 — 脳梗塞
腎症 — 虚血性心疾患
神経障害 — 閉塞性動脈硬化症

細小血管障害 / 大血管障害

	DKA		HHS
	1型糖尿病 若年者	好発	2型糖尿病 高齢者
	インスリン治療の中断 感染、ストレス	誘因	下病 感染 利尿薬
	脱水 呼気アセトン臭 アシドーシス	所見	血漿浸透圧の著名な上昇

検査

- 血糖値…以下の3つのいずれかに該当
  空腹時≧126mg/dL
  75g OGTT 2時間値≧200mg/dL
  随時≧200mg/dL

➕

- HbA1c ≧6.5%
  ↳ 過去約2ヶ月間の平均血糖値を反映

⬇

糖尿病

他の検査例

- 糖化アルブミン…過去約2週間の平均血糖値を反映する
- 1.5-AG…過去約1週間の平均血糖値を反映する
- 尿中Cペプチド…内因性インスリン分泌能を反映する

糖毒性

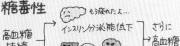

も疲れたよ…

高血糖持続 → インスリン分泌能低下 → さらに高血糖
→ インスリン抵抗性増大

糖尿病患者が体調を崩し、食欲不振のため普段通りの食事ができない状態 →

シックデイ

⚠ 食事量の減少 → 低血糖
服薬中止 → 著しい高血糖
など 血糖値の乱高下リスク

対処法

1. 絶食はしない
2. 食事が摂れていなくてもインスリン注射を継続する
3. 血糖値の自己測定
4. 脱水の予防   など

#1型糖尿病

▶1型糖尿病

□ インスリン分泌が急速・不可逆的に低下しておこ
る糖尿病
インスリン依存性糖尿病

→【 その他 】
・全糖尿病患者の5%以下
・自己免疫疾患

1型糖尿病 ▶▶

膵β細胞の破壊により、インスリン分泌が急速・
不可逆的に低下して起こる糖尿病。
最終的にインスリン依存状態になる。

特徴

発症年齢
小児〜青年期

ウイルス感染が引き金
となることがある
自己免疫疾患

細身のことが多い

原因

① ウイルス感染
② 免疫異常が起こり
自己免疫により膵
β細胞が破壊される
③ インスリン分泌能が低下・廃絶

自己抗体
・抗GAD抗体
・ICA
・IAA

治療 インスリン療法
目的:不足したインスリンを補い生命を維持する

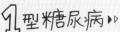

	0 4 8 12 16 20 24	
超速効型		生理的なインスリン分泌パターンに近い。食直前投与
速効型		生体内で産生されるインスリンと同じ構造をもつ。
中間型		1日2回または朝食前投与
混合型		速効型と中間型の混合剤
持効型		インスリン基礎分泌の維持を目的に使用される

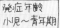

インスリンの注射部位

上腕部、大腿部、腹部、
臀部等のなるべく同じ
部位で少しずつずらした
場所。

基礎分泌 …常に一定量分泌されているインスリン
追加分泌 …摂食時に血糖値が上昇し、それに合わせて
一過性に分泌されるインスリン

#インスリン製剤

▶ インスリン製剤 🗒

> 超速効型
- □ **インスリン アスパルト**:B鎖28番目のプロリン残基をアスパラギン酸に置換したもの
- □ **インスリン リスプロ**:B鎖28番目のプロリン残基と29番目のリジン残基を入れ替えたもの
- □ **インスリン グルリジン**:B鎖3位のアスパラギン残基をリジンに29位のリジン残基をグルタミン酸に置換したもの

> 速効型
- □ インスリン, ヒト中性インスリン

> 中間型
- □ 二相性ヒトイソフェンインスリン

> 混合型
- □ 二相性プロタミン結晶性インスリンアナログ

> 持効型
- □ **インスリン グラルギン**:生理的pHでは微結晶となり沈殿し, 徐々に溶解し血中に移行する
- □ **インスリン デテミル**:ミリスチン酸基を付加し, 血漿アルブミンとの結合を利用し作用を持続化
- □ **インスリン デグルデク**:六量体同士が会合して連なる. ここから, 単量体が緩徐に溶解する
- ➔ 【機序】インスリン受容体に結合し, チロシンキナーゼを活性化する
- ➔ 【その他】等張化剤として濃グリセリンが使われる

(MEMO)

▶ インスリンの絶対的適応

- □ 1型糖尿病, 糖尿病合併妊婦, 重篤な感染症, 外科手術, 重篤な外傷, 高血糖性昏睡

▶ インスリン注射に関する注意事項

- □ 使用前に空打ちを行う
- □ 使用前は冷蔵保存, 使用開始後は常温保存
- □ 注射を忘れても2倍量を投与しない

#2型糖尿病

▶2型糖尿病 📝

- ☐ インスリン分泌障害とインスリン抵抗性亢進が関与しておこる糖尿病
- ☐ インスリン非依存性糖尿病
- ➔【その他】全糖尿病患者の95%程度

（MEMO）

▶妊娠糖尿病

- ☐ 妊娠によりインスリン抵抗性が増大し生じる軽度の血糖値異常. 分娩後に回復することが多い
- ☐ インスリンの絶対的適応
- ➔【その他】胎児に悪影響を及ぼす可能性（巨大児, 先天奇形など）がある

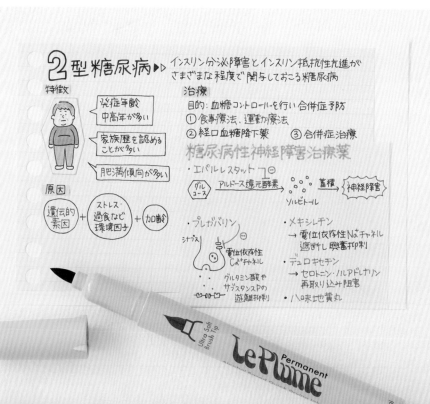

#糖尿病性神経障害治療薬

＊ 糖尿病性神経障害治療薬

▶ アルドース還元酵素阻害薬 📝

☐ エパルレスタット
➡ 【 機序 】アルドース還元酵素を阻害しソルビトールの蓄積を抑制する

▶ 神経障害性疼痛緩和薬 📝

☐ プレガバリン
➡ 【 機序 】電位依存性Ca^{2+}チャネルの$\alpha_2\delta$タンパク質に結合しCa^{2+}流入を抑制しグルタミン酸やサブスタンスPの遊離を抑制する

▶ 糖尿病神経障害治療薬 📝

☐ メキシレチン
➡ 【 機序 】電位依存性Na^+チャネルを遮断し神経の興奮を抑制する

▶ セロトニン・ノルアドレナリン 再取り込み阻害薬（SNRI）

☐ デュロキセチン
➡ 【 機序 】5-HT, NAの再取り込みを阻害する

▶ 漢方薬 📝

☐ 八味地黄丸

(MEMO)

▶ 乳酸アシドーシス

☐ 糖新生の抑制による乳酸貯留により血液中の乳酸が異常に増加し, 血液が酸性化した状態
☐ 昏睡, 全身倦怠感, 悪心・嘔吐, 下痢, 過呼吸, 筋肉痛 など

▶ インクレチン

☐ 食事摂取に伴い消化管から分泌され, インスリン分泌を促進するホルモンの総称. 単独ではインスリン分泌能を持たず血糖値が高いときのみインスリン分泌を促進する（血糖依存性）
〈 種類と作用 〉
☐ GIP
➡ 【 作用 】グルカゴン分泌促進, グルコース濃度依存性にインスリン分泌を促進し作用を持続化させる
☐ GLP-1（グルカゴン様ペプチド-1）
➡ 【 作用 】グルカゴン分泌抑制, グルコース濃度依存性にインスリン分泌を促進, 膵β細胞の保護作用（膵β細胞の増殖促進, アポトーシス抑制）食欲抑制, 神経保護作用, 胃排泄抑制, 心筋細胞保護, グルコース取り込み増加 など

#血糖降下薬

▶チアゾリジン薬

□ ピオグリタゾン
➡【機序】脂肪細胞に発現するPPAR-γを刺激し小型脂肪細胞への分化を促進する結果, アディポネクチンを増加させるとともに, TNF-α, 遊離脂肪酸分泌を抑制しインスリン抵抗性を改善する
➡【その他】浮腫, 急激な体重増加, 心不全の悪化などの副作用に注意

▶ビグアナイド系

□ メトホルミン, ブホルミン
➡【機序】AMP依存性プロテインキナーゼをリン酸化し活性化させ肝での糖新生抑制, 脂肪分解促進による肝臓のインスリン抵抗性の改善と筋の糖取り込みを亢進する
➡【その他】乳酸アシドーシスなどの副作用に注意

▶スルホニルウレア薬（SU剤）

□ 第一世代：トルブタミド
□ 第二世代：グリベンクラミド
□ 第三世代：グリメピリド
➡【機序】膵β細胞のSU受容体に結合し, ATP感受性K⁺チャネルを直接閉口しインスリン分泌を促進する
➡【その他】低血糖, 体重増加, 溶血性貧血などの副作用に注意

▶グリニド薬（速効型インスリン分泌促進薬）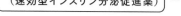

□ ナテグリニド, ミチグリニド, レパグリニド
➡【その他】膵β細胞のSU受容体に結合し, ATP感受性K⁺チャネルを遮断しインスリン分泌を促進する

▶DPP-4阻害薬（ジペプジル・ペプチダーゼIV阻害薬）

□ シタグリプチン, ビルダグリプチン, アログリプチン, リナグリプチン など
➡【機序】DPP-4を阻害しインクレチン濃度を上昇させグルカゴン分泌の抑制とインスリン分泌を促進する

▶GLP-1受容体刺激薬

□ リラグルチド, エキセナチド, リキシセナチド, デュラグルチド
➡【機序】膵β細胞のGLP-1受容体を刺激しグルカゴン分泌抑制とインスリン分泌を促進する
➡【その他】SU薬との併用で低血糖の発現率が高くなる

▶α-グルコシダーゼ阻害薬

□ ボグリボース, アカルボース, ミグリトール
➡【機序】小腸粘膜に存在するα-グルコシダーゼ（二糖類を単糖へ分解する酵素：マルターゼ）を阻害し糖の消化と吸収を遅延させる
➡【その他】腹部膨満感, 放屁, 下痢などの副作用に注意

▶SGLT（Na⁺/グルコース共輸送体）2阻害薬

□ イプラグリフロジン, ダパグリフロジン, トホグリフロジン, ルセオグリフロジン, カナグリフロジン, エンパグリフロジン
➡【機序】腎尿細管のSGLT2を選択的に阻害し糖の再吸収を抑制する
➡【その他】
・尿路感染症, 多尿, 脱水, 体重減少, 低血糖, ケトーシスなどの副作用に注意
・SGLT1は, 主に小腸粘膜上皮細胞で食物からのグルコース吸収に関与している

スルホニルウレア薬 (SU剤)

第一世代: トルブタミド
第二世代: グリベンクラミド
第三世代: グリメピリド

⇨ SU受容体に結合し
ATP感受性K⁺チャネルを
直接閉口する

DPP-4阻害薬

○○グリプチン (シタグリプチンなど)

⇨ DPP-4 (インクレチンが解酵素) を
阻害しインクレチン濃度を上昇
させる

💡 血糖依存的に作用を示す

グリニド薬

○○グリニド (ナテグリニド
など)

💡 SU構造は有さない

GLP-1受容体作動薬

○○チド (リラグルチドなど)

💡 血糖依存的に作用を示す
・投与部位から緩徐に吸収
されるため持続的な効果
を期待できる

インスリン

⇨ インスリン受容体に
結合し、チロシンキナーゼ
を活性化する

共通して注意すること
→ 低血糖
(ふらつきなどが生じるリスクが
あるため)

SU刺激薬

インクレチン
関連薬

インスリン
分泌促進

インスリン製剤

血糖
降下薬

糖の吸収・排泄
調節

インスリン
抵抗性
改善

吸収遅延

排
泄
促
進

α-グルコシダーゼ阻害薬

ボグリボース、アカルボース、
ミグリトール

⇨ 小腸粘膜に存在するα-グル
コシダーゼを阻害して消化と吸収
を遅延させる

⚠ 低血糖を生じたときは
ブドウ糖 (単糖類) を
摂取する

チアゾリジン薬

ピオグリタゾン

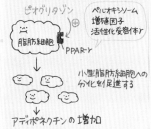

ペルオキシソーム
増殖因子
活性化受容体γ

脂肪細胞 PPAR-γ

小型脂肪細胞への
分化を促進する

アディポネクチンの増加

SGLT2阻害薬

○○グリフロジン (イプラグリフロジン
など)

⇨ 腎尿細管で
SGLT2を選択的
に阻害し糖の
再吸収を抑制する

SGLT2

Na⁺/グルコース
共輸送体2

❶ 尿路感染症
多尿、脱水、
体重減少

ビグアナイド系

メトホルミン、ブホルミン

⇨ AMP依存性プロテインキナーゼ
をリン酸化し活性化させる

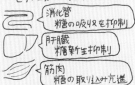

消化管
糖の吸収を抑制

肝臓
糖新生抑制

筋肉
糖の取り込み亢進

#脂質の種類と役割

▶ 遊離脂肪酸

- □ 脂肪酸そのもの

▶ 中性脂肪(トリグリセリド:TG)

- □ グリセロールに脂肪酸が3つエステル結合した
  もの
- → 【役割】肝臓や脂肪に蓄えられ,エネルギーが
  不足したときにグリセロールと遊離脂肪酸に分
  解され,糖新生やβ酸化の材料として使われる

▶ リン脂質

- □ グリセロールにリン酸基と脂肪酸がエステル結
  合したもの
- → 【役割】生体膜の構成成分

▶ コレステロールエステル

- □ コレステロールの水酸基に脂肪酸がエステル結
  合したもの
- → 【役割】リポタンパク質の構成成分
- → 【生合成に関与する酵素】
  - ・肝臓:ACAT(アシルCoA-コレステロールアシ
    ルトランスフェラーゼ)
  - ・血中:LCAT(レシチン-コレステロールアシル
    トランスフェラーゼ)

▶ 遊離コレステロール

- □ コレステロールそのもの
- → 【役割】生体膜の流動性の保持

▶ リポタンパク質の種類

〈 種類 〉

- □ カイロミクロン(CM)
- → 【役割】食事により摂取した脂質を遊離脂肪
  酸の形で末梢組織に供給する.脂溶性ビタミン
  の輸送も行う
- □ 超低比重リポタンパク質(VLDL)
- → 【役割】末梢組織に遊離脂肪酸,トリグリセリ
  ドを輸送する
- □ 中間比重リポタンパク質(IDL:VLDLレムナント)
- → 【役割】VLDLとLDLの中間体
- □ 低比重リポタンパク質(LDL)
- → 【役割】末梢組織にコレステロールを供給する
- □ 高比重リポタンパク質(HDL)
- → 【役割】末梢組織で余ったコレステロールを回
  収し肝臓以外の組織から肝臓へ輸送する

▶ 脂質代謝

- □ コレステロールの生合成と異化は全て肝臓で行
  われる

(MEMO)

▶ β酸化

- □ アシルCoAが2炭素単位ずつ連続的に酸化分解されアセチルCoAを生成する

▶ アポタンパク質

- □ 水にも脂にも親和性を示す
- → 【役割】リポタンパク質の形成と安定化,受容体のリガンド,リポタンパクリパーゼなどの活性化

脂質の種類と役割

中性脂肪
（トリグリセリド：TG）
エネルギーが不足したときに糖新生やβ酸化の材料として使われる

グリセロール
エステル結合

リン脂質
生体膜の構成成分

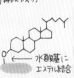

リン酸
エステル結合
⤷ 極性脂質

コレステロールエステル
リポタンパク質の構成成分

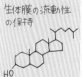

水酸基にエステル結合
⤷ 非極性脂質

遊離コレステロール
コレステロールそのもの
生体膜の流動性の保持

HO
⤷ 極性脂質

遊離脂肪酸
脂肪酸そのもの

脂肪酸
⤷ 極性脂質
非極性脂質 →

極性脂質 → 水に親和性を示す
非極性脂質 → 水に溶けない ＝ 血中に存在できない →

◯ ← 極性脂質とアポタンパク質で包みこまれたリポタンパク質として血中に存在する

リポタンパク質の種類

・カイロミクロン（CM）
・超低比重リポタンパク質（VLDL）
・中間比重リポタンパク質（IDL）
・低比重リポタンパク質（LDL）
・高比重リポタンパク質（HDL）

直径　TG
大　多
⬆　⬆
⬇　⬇
小　少

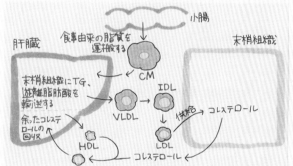

脂質代謝

コレステロールの生合成と異化は全て肝臓で行われる

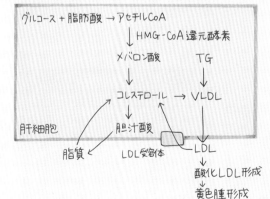

コレステロール異化
・最終産物 → 胆汁酸

役割
腸管内で食物中の脂質をミセル化し、脂質吸収に関与する

・多くは腸肝循環する

#脂質異常症

▶脂質異常症

- □ 高LDLコレステロール(高LDL-C)血症, 低HDL コレステロール(低HDL-C)血症, 高トリグリセリド(高TG)血症のいずれかを認める病態
- → 【症状】自覚症状に乏しい

▶家族性高コレステロール血症

- □ LDL受容体またはその関連遺伝子の異常による機能不全により高LDL-C血症を呈する常染色体優性遺伝性疾患
- → 【症状】眼瞼黄色腫, 若年での動脈硬化性疾患の合併, 結節性黄色腫, アキレス腱黄色腫

▶LDLアフェレーシス

- □ 体外循環装置を用いて血症からLDLを除去し, 浄化した血液を体内に戻す方法

▶コレステロール排出促進薬

- □ プロブコール
- → 【機序】
  - ・コレステロールの胆汁排泄を促進する
  - ・LDL受容体増加を介さずにLDLコレステロールの取り込みを促進する
  - ・LDLに対する抗酸化作用により血管壁へのコレステロール沈着を防ぐ(抗動脈硬化作用)
- → 【その他】家族性高コレステロール血症(ホモ接合体)に奏功する

▶その他の薬

- > PCSK9(前駆タンパク質変換酵素サブチリシン／ケキシン9)阻害薬
- □ エボロクマブ, アリロクマブ
- → 【機序】PCSK9に対するモノクローナル抗体. 肝細胞上でのLDL受容体とPCSK9の複合体形成を阻止し, LDL受容体のリサイクリングを復活させる
- > ミクロソームトリグリセリド転送タンパク質(MTP)阻害薬
- □ ロミタピド
- → 【機序】MTPを阻害し, カイロミクロン, VLDL の形成を抑制する

....

(MEMO)

＊脂質異常症治療薬の選択

▶高コレステロール血症治療薬

- □ HMG-CoA還元酵素阻害薬
- □ 小腸コレステロールトランスポーター阻害薬
- □ 陰イオン交換樹脂
- □ プロブコール

▶高トリグリセリド血症治療薬

- □ フィブラート系
- □ ニコチン酸誘導体
- □ ω-3系多価不飽和脂肪酸

＊用語

▶PCSK9(前駆タンパク質変換酵素サブチリシン／ケキシン9)

- □ 肝細胞膜上のLDL受容体の加水分解を促進するタンパク質

▶ミクロソームトリグリセリド転送タンパク質(MTP)

- □ TGをアポリポタンパク質Bへ輸送しカイロミクロン, VLDL形成に関与するタンパク質

脂質異常症 ▶▷

高LDLコレステロール血症 ---→ LDL-C ≧140mg/dL
低HDLコレステロール血症 ---→ HDL-C < 40mg/dL
高TG血症 ---------→ TG ≧150/dL
のいずれかを認める病態

特徴

・アテローム性動脈硬化
 を促進
 ⇨ 狭心症や脳梗塞
   などを引き起こしやすく
   なる

・自覚症状に乏しい
 ⇨ 服薬アドヒアランスが
   低下しやすい

原発性
遺伝子異常、
体質、原因不明

続発性
糖尿病、腎不全
クッシング症候群 など

正常

治療 目標：動脈硬化による合併症を引きおこさないようにコントロールする

① 食事療法・運動療法や禁煙など 生活習慣の改善を中心とする。
  基礎疾患がある場合にはその治療。
② ①で管理目標値を達成できない場合は併行して薬物治療

家族性高コレステロール血症

▶▷ LDL受容体またはその関連遺伝子の異常により
  高LDLコレステロール血症を呈する常染色体優性
  遺伝性疾患

症状

- 眼瞼黄色腫
- 若年での動脈硬化
  性疾患の合併
- 結節性黄色腫
- アキレス腱黄色腫

検査

・X線：アキレス腱の厚さが
     9mm以上
・血液検査：LDL-C、
        TCの増加
・家族歴

治療

ホモ接合体：LDLアフェレーシス
 ※薬物治療が無効なことが多い
ヘテロ接合体：生活習慣の改善、薬物治療（スタチンなど）

コレステロール排出促進薬
プロブコール

⇨ コレステロールの胆汁排泄促進

⇨ LDL受容体を介さずにLDL-Cの
  取り込みを促進する

⇨ LDLに対する抗酸化作用により
  血管壁へのコレステロール沈着防止

・ホモ接合体に奏功する

 ・投与部位から徐々に吸収され
  持続的な効果を期待できる

その他の薬
エボロクマブ、アリロクマブ

⇨ 前駆区タンパク質変換酵素
  サブチリシン/ケキシン9（PCSK9）
  阻害薬

ロミタピド

⇨ ミクロソームトリグリセリド輸送
  タンパク質（MTP）阻害薬

#高コレステロール血症治療薬

▶スタチン系（HMG-CoA還元酵素阻害薬）

- □ プラバスタチン, シンバスタチン, フルバスタチン, アトルバスタチン, ピタバスタチン, ロスバスタチン
- ➡【機序】HMG-CoA還元酵素を競合的に阻害し肝細胞内コレステロールを減少させ, 血中から肝臓へのLDLの取り込みを促進させるためにLDL受容体を増加させる. 血中LDLを低下, 血中TGを低下, 血中HDLを上昇させる

▶小腸コレステロールトランスポーター阻害薬

- □ エゼチミブ
- ➡【機序】小腸コレステロールトランスポーター（NPC1L1）に結合し, 食物からのコレステロール吸収, 胆汁中からのコレステロール再吸収を選択的に阻害し肝細胞内コレステロールを減少させ, 血中から肝臓へのLDLの取り込みを亢進させる

▶陰イオン交換樹脂

- □ コレスチミド, コレスチラミン
- ➡【機序】吸収されずに腸肝内で胆汁酸とイオン結合し, 胆汁酸とコレステロールの再吸収阻害, 排泄促進作用を示す
- ➡【その他】胆道が完全に閉塞している患者は薬効が期待できないため禁忌

(MEMO)

▶HMG-CoA還元酵素（3-ヒドロキシ-3-メチルグルタリルCoA還元酵素）

- □ HMG-CoAを還元しメバロン酸を生成する
- □ コレステロールやメバロン酸の量により発現量が異なる（メバロン酸増加：HMG-CoA還元酵素発現が抑制される）

▶横紋筋融解症

- □ 骨格筋細胞の壊死, 融解により筋細胞内成分が血液中に流出した状態
- ➡【症状】筋肉痛, 脱力感, クレアチニンキナーゼ上昇, ミオグロビン尿など. 進行例では, 尿細管が大量のミオグロビンで閉塞し急性腎不全に至ることもある

スタチン系 (HMG-CoA還元酵素阻害薬)

○○スタチン (プラバスタチンなど)

💧 横紋筋融解症、肝機能障害
　┗ 症状：筋肉痛、脱力感、
　　　　　ミオグロビン尿 など

💊 服用のタイミング：夕食後
　（コレステロール合成は夜間に亢進）

💡 通常スタンダードスタチンから治療開始

小腸コレステロールトランスポーター阻害薬

エゼチミブ

💊・腸肝循環を繰り返すため作用が持続する
　・代償的にコレステロール産生が亢進する

陰イオン交換樹脂

コレスチミド、コレスチラミン

💊 温水で服用すると膨張してしまうことがあるため
　常温の水または冷水で服用する

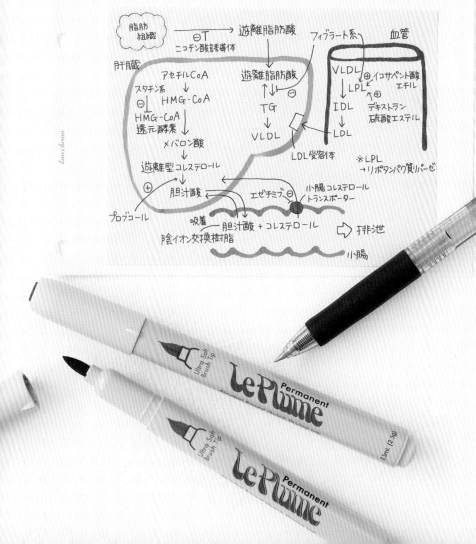

脂肪組織 → ⊖↑ ニコチン酸誘導体 → 遊離脂肪酸

フィブラート系　　血管

肝臓

アセチルCoA
スタチン系 ⊖ HMG-CoA
HMG-CoA還元酵素 ↓
メバロン酸 ↓
遊離型コレステロール ↓⊕
胆汁酸
プロブコール

遊離脂肪酸 ↑↓⊖
TG ↓
VLDL

VLDL ⊕ イコサペント酸 エチル
↓LPL
IDL ⊕ デキストラン硫酸エステル
↓
LDL

LDL受容体

※LPL → リポタンパク質リパーゼ

エゼチミブ ⊖ 小腸コレステロールトランスポーター

吸着 胆汁酸 + コレステロール ⇨ 排泄
陰イオン交換樹脂

小腸

#スタンダードスタチン

＊ スタンダードスタチン

▶ **プラバスタチン**

【 性質 】水溶性
【 代謝酵素 】なし
【 消失 】肝臓および腎臓
【 特徴 】安全性, 有効性がスタチンの中で
最も確立されている
【 その他 】MRP2により胆汁中へ排泄され
腸肝循環する

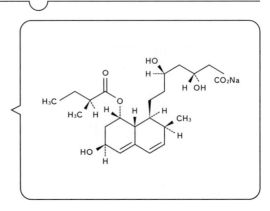

▶ **シンバスタチン**

【 性質 】脂溶性
【 代謝酵素 】CYP3A4
【 消失 】肝臓
【 特徴 】プロドラッグ
（肝臓で加水分解を受けて活性化）

▶ **フルバスタチン**

【 性質 】脂溶性
【 代謝酵素 】CYP2C9
【 消失 】肝臓
【 特徴 】抗酸化作用をもつ

#ストロングスタチン

* ストロングスタチン

▶ アトルバスタチン

【性質】脂溶性
【代謝酵素】CYP3A4
【消失】肝臓
【特徴】代謝物も同等の作用をもつ

▶ ピタバスタチン

【性質】脂溶性
【代謝酵素】(CYP2C9)
【消失】肝臓
【特徴】CYP代謝がわずかなため
相互作用は比較的少ない

▶ ロスバスタチン

【性質】性質:水溶性
【代謝酵素】(CYP2C9/2C19)
【消失】肝臓
【特徴】血中LDL低下作用が最も強い

#高トリグリセリド血症治療薬

▶ フィブラート系

- □ ベザフィブラート，フェノフィブラート，クロフィブラート，クリノフィブラート
- → 【機序】PPARα刺激作用により下記のことが起こる
  - ・肝細胞での脂肪酸のβ酸化を亢進し，TGの合成を抑制する
  - ・リポタンパク質リパーゼ(LPL)や肝性リパーゼ(HL)の発現が増加，活性化され，リポタンパク質内のTGの代謝が亢進する
  - ・アポリポタンパク質C-Ⅲ(LPL抑制性制御因子)の発現抑制を介してLPLの活性を亢進する
  - ・アポA-ⅠやA-Ⅱの産生を促進して血清HDLを増加させる
- → 【その他】コレステロールの胆汁酸排泄促進作用を持つため胆石症に注意

▶ ニコチン酸誘導体

- □ ニセリトロール，ニコモール
- → 【機序】
  - ・脂肪組織のニコチン受容体を刺激することで脂肪細胞からの遊離脂肪酸の放出を抑制する
  - ・LPL活性を亢進する(血清TG減少)
  - ・アポA-Ⅰの分解抑制やCETPの活性低下作用を示す(LDLの低下，HDLの増加)

▶ ω-3系多価不飽和脂肪酸

- □ イコサペント酸エチル(EPA-E)
- → 【機序】
  - ・SREBP-1c抑制による遊離脂肪酸合成抑制，PPARα活性化によるTG合成抑制作用を示す(VLDL産生を抑制)
  - ・LPL活性化によりTGの分解を促進する(血清TG低下)
  - ・血小板でのアラキドン酸代謝を競合的に阻害しTXA$_2$の生成を阻害する(血栓形成抑制作用)
- → 【その他】出血傾向などの副作用に注意(出血している患者は禁忌)

▶ 脂質異常症治療薬(その他)

- □ デキストラン硫酸
- → 【機序】LPL，トリグリセリドリパーゼを活性化する

(MEMO)

▶ ω-3系とω-6系

- □ カルボキシ基と反対の末端にあるメチル基の炭素をω炭素(n炭素)という
- □ ω-6系(n-6系)多価不飽和脂肪酸：アラキドン酸，リノール酸，γ-リノレン酸
- □ ω-3系(n-3系)多価不飽和脂肪酸：EPA，ドコサヘキサエン酸(DHA)，α-リノレン酸

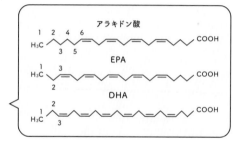

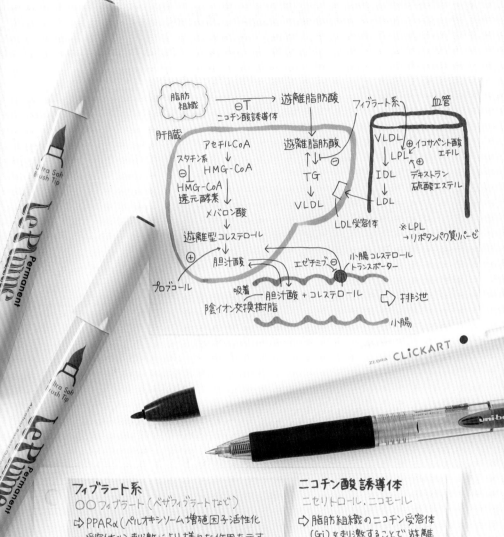

フィブラート系
○○フィブラート（ベザフィブラートなど）
⇨ PPARα（ペルオキシソーム増殖因子活性化
　受容体α）刺激により様々な作用を示す

デキストラン石硫酸
⇨ LPL、トリグリセリドリパーゼを
　活性化する
◊ ショックなど

ニコチン酸誘導体
ニセリトロール、ニコモール
⇨ 脂肪組織のニコチン受容体
　(Gi) を刺激することで遊離
　脂肪酸の放出を抑制

ω-3系多価不飽和脂肪酸
イコサペント酸エチル
◉ 服用のタイミング：食直後
　（食事によって分泌された胆汁酸が吸収促進する）

CHAPTER 23

#痛風・高尿酸血症

▶痛風・高尿酸血症

- ☐ 尿酸結晶が関節内に析出することにより,激烈
な痛みを伴う急性関節炎発作を主症状とした
症候群
- → 【症状】痛風発作,痛風腎,痛風結節
- → 【その他】尿酸産生過剰型と尿酸排泄低下型
があるが尿酸排泄低下型が多い

痛風・高尿酸血症

▶ 痛風は尿酸結晶が関節内に析出することにより起こる。
激烈な痛みを伴う急性関節炎発作を主症状とした症候群である。
尿酸代謝異常による高尿酸血症（血清尿酸値 > 7.0 mg/dL）が根底に
あり、進行すると皮下結節や腎機能障害が生じる。

特徴

・30～50歳代の男性に多い

・栄養価の高い食事摂取をしている
　人に多く、生活習慣病の1つ

・発作時は白血球増多、
　赤沈亢進、CRP上昇が認められる

・足の親指の付け根に好発。
　（第一母趾関節）

症状

痛風発作
下肢関節に激痛・熱感・
発赤・腫脹が出現する

長期にわたって血清
尿酸値が高値のとき

痛風腎
尿酸塩結晶が
腎臓に沈着し生じる
腎機能障害

痛風結節
耳介、肘関節、
第一中足趾節関節
などの皮下、骨に生じる

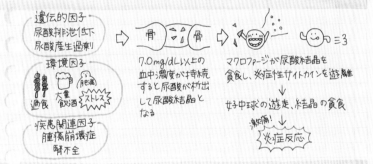

遺伝的因子
尿酸排泄低下
尿酸産生過剰

環境因子
過食　大量飲酒　ストレス　肥満

疾患関連因子
腫瘍崩壊症
腎不全

7.0 mg/dL以上の
血中濃度が持続
すると尿酸が析出
して尿酸結晶と
なる

マクロファージが尿酸結晶を
貪食し、炎症性サイトカインを遊離

好中球の遊走、結晶の貪食

激痛！→ 炎症反応

治療

目標：血清尿酸値を 6 mg/dL以下にコントロール

① 薬物療法
　├ 痛風発作治療薬
　└ 尿酸降下薬　　尿酸の合成促進・排泄抑制作用

② 生活指導

アルコール → 制限する

プリン体の多い食物　　海藻類の摂取は◎

どうして足の指に発症しやすいの？

末梢で血流に乏しい
↓
体温が下がりやすい
↓
尿酸溶解度が低下しやすい
↓
尿酸結晶が析出しやすい

#痛風・高尿酸血症治療薬

▶痛風発作治療薬

- □ コルヒチン
- → 【機序】チューブリンに結合し重合を阻害することで微小管の形成を妨げ, マクロファージのサイトカイン放出と好中球の遊走を阻害する

▶尿酸生成抑制薬

- □ プリン構造：アロプリノール
- □ 非プリン構造：フェブキソスタット, トピロキソスタット
- → 【機序】キサンチンオキシダーゼを競合的に阻害し尿酸の生合成を抑制し血清尿酸値を低下させる
- → 【その他】
  - ・メルカプトプリン, アザチオプリン投与中患者は禁忌
  - ・フェブキソスタット：重度腎障害患者にも使用可能(慎重投与)

▶尿酸排泄促進薬

- □ プロベネシド, ベンズブロマロン
- □ ブコローム：尿酸排泄促進作用を併せ持つNSAIDsの仲間(抗炎症作用あり)
- → 【機序】近位尿細管にある尿酸トランスポーター(URAT1)を競合的に阻害し尿酸の再吸収を抑制する
- → 【その他】副作用である劇症肝炎で緊急安全性情報あり(ベンズブロマロン)

▶尿酸分解酵素薬

- □ ラスブリカーゼ
- → 【機序】尿酸を酸化し, アラントインと過酸化水素に分解する

痛風発作治療薬

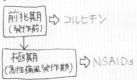

前兆期（発作前）⇒ コルヒチン

極期（急性痛風発作期）⇒ NSAIDs

※ 重症例ではステロイドを投与
※ 治療開始前
→ 尿酸降下薬は投与せず NSAIDs.
尿酸降下薬服用中
→ 尿酸降下薬は継続し NSAIDs
を追加する

コルヒチン

チューブリンに結合し重合を
阻害することで微小管の
形成を妨げる

マクロファージのサイトカイン放出
と好中球の遊走を阻害

🆖 妊婦　⚠ 再生不良性貧血・下痢など

⚠ イヌサフランの球根に含まれ食中毒の原因になり得る

尿酸代謝の流れ

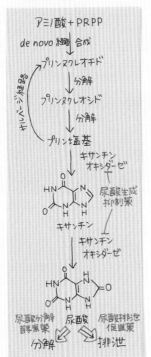

アミノ酸 + PRPP

de novo 経路 合成

プリンヌクレオチド
↓ 分解
プリンヌクレオシド
↓ 分解
プリン塩基

（サルベージ経路）

キサンチン
オキシダーゼ

尿酸生成
抑制薬

キサンチン

キサンチン
オキシダーゼ

尿酸分解　尿酸　尿酸排泄
酵素薬　　　　　促進薬

分解　　　排泄

尿酸降下薬① 尿酸生成抑制薬

- プリン構造：アロプリノール
- 非プリン構造：フェブキソスタット、トピロキソスタット
⇨ キサンチンオキシダーゼを阻害し、尿酸の生成を
抑制する
↻ テオフィリン、メルカプトプリンはキサンチンオキシダーゼ
阻害により代謝が阻害される
💡 アロプリノール ──代謝──→ オキシプリノール
　　　キサンチンオキシダーゼ ← これも活性あり！

尿酸降下薬② 尿酸排泄促進薬

プロベネシド、ベンズブロマロン、ブコローム

URAT1

⇨ 近位尿細管にある尿酸
トランスポーター（URAT1）を
競合的に阻害し、尿酸の
再吸収を抑制する

⚠ 尿路結石予防のために
尿アルカリ化薬（クエン酸カリウム・クエン酸ナトリウム）
を併用する。水分も十分に摂取する。

尿酸降下薬③ 尿酸分解酵素薬

ラスブリカーゼ

尿酸 ──酸化（⊕）──→ アラントイン + H_2O_2

☆ がん薬物療法に伴う高尿酸血症

#尿路結石

▶尿路結石

- □ 腎・尿管・膀胱・尿道といった尿路に結石が生じる疾患

〈 上部尿路結石 〉

- □ 腎結石
- → 【 症状 】無症状が多い
- □ 尿管結石
- → 【 症状 】疼痛, 血尿
  ※結石が膀胱に落下すると腎盂内圧が低下し痛みは消失する

〈 下部尿路結石 〉

- □ 膀胱結石
- → 【 症状 】排尿困難, 頻尿, 残尿感
- □ 尿道結石
- → 【 症状 】排尿困難, 疼痛

▶結石成分

- □ シュウ酸カルシウム結石
- □ リン酸カルシウム結石
- □ 尿酸結石
- □ シスチン結石
- □ リン酸マグネシウムアンモニウム結石

▶薬物治療

- □ クエン酸製剤
- → 【 機序 】尿中Ca^{2+}に対するキレート作用, 尿のアルカリ化による再発予防作用を示す
- □ アロプリノール
- → 【 機序 】尿酸合成抑制による結石の再発予防作用を示す
- □ チオプロニン
- → 【 機序 】尿中シスチンに対するキレート作用によるシスチン結石の溶解・再発予防作用を示す
- □ チアジド系利尿薬
- → 【 機序 】尿中Ca^{2+}排泄量の減少によるカルシウム含有結石の再発予防
- □ マグネシウム製剤
- → 【 機序 】シュウ酸と結合し, 腸管内でシュウ酸吸収を抑制するとともに, 尿中でシュウ酸マグネシウム(シュウ酸カルシウムよりも可溶性が高い)となり排泄を促進する

尿路結石 ▶▶ 腎・尿管・膀胱・尿道といった尿路に 結石が生じる疾患

好発年齢
男性界：40歳代
女性界：50歳代（閉経後）

男性のほうがやや多い

分類・主な症状
腎結石
　┗無症状が多い

上部尿路結石
下部尿路結石

尿管結石
　┗疼痛、血尿
結石が膀胱に落下
すると痛みは消失

膀胱結石
　┗排尿困難、
　　頻尿、残尿感

尿道結石
　┗排尿困難、疼痛

特徴
・長径10mm未満の小結石は自然排泄されやすい
・診断には尿検査、超音波（腎エコー）検査、
　X線検査などが用いられる

治療
1) 結石が小さく緊急でない場合 → 保存的治療（自然排石）
2) 薬物治療
3) その他 ex) カルシウムを多く含む食品 → 腸管でのシュウ酸の吸収抑制

結石成分 ①析出しやすい尿の性状 ②原因 ③特徴

カルシウム含有結石 ← 上部尿路結石の約90％を占める

・シュウ酸カルシウム結石
① 酸性
② 高Ca血症、高尿酸尿症、高シュウ酸尿症
　シュウ酸を多く含む食品（ホウレンソウなど）
③ シュウ酸カルシウム + 希硫酸 →溶解→ シュウ酸
　　　　　　　　　　　　　　　　　金属
　　　　　　二座配位子として金属に
　　　　　　配位しキレートを形成する

・リン酸カルシウム結石
① アルカリ性
② 高Ca血症、尿細管性アシドーシス
　副甲状腺機能亢進症

尿酸結石
① 酸性
② 高尿酸血症、痛風、尿酸排泄促進薬 など
③ 尿pHの低下で形成されやすい

シスチン結石
① 酸性
② シスチン尿症（遺伝性）など
③ 尿pHの低下で形成されやすい
　シスチン →還元→ システイン×2分子 となる

リン酸マグネシウムアンモニア結石
① アルカリ性
② 尿路感染症 など
③ 女性の下部尿路結石に多い

薬物治療
■ 疼痛緩和
　NSAIDs、非麻薬性鎮痛薬、抗コリン薬

■ 結石溶解・再発予防
　クエン酸製剤：尿中Caに対するキレート作用、
　　　　　　　　尿のアルカリ化による再発予防

　アロプリノール：尿酸合成阻害による再発予防

　チオプロニン：尿中システインに対するキレート作用
　　　　　　　　によるシスチン結石の溶解・
　　　　　　　　再発予防

　チアジド：尿中Ca排泄量の減少による
　　　　　　Ca含有結石の再発防止

　Mg製剤：シュウ酸と結合し尿中でシュウ酸
　　　　　　Mgとなり排泄を促進

#過活動膀胱と低活動膀胱

▶ 過活動膀胱

□ 膀胱の不随意な収縮による尿意切迫感を必須
　症状とする症候群
➡ 【症状】尿意切迫感, 頻尿, 夜間頻尿, 切迫性
　尿失禁

＊ 過活動膀胱の薬物治療

▶ 抗コリン薬

□ プロピベリン, オキシブチニン, ソリフェナシン,
　フェソテロジン, トルテロジン, イミダフェナシン
➡ 【機序】M₃受容体遮断により細胞内Ca^{2+}濃度
　の上昇を抑え膀胱排尿筋(膀胱平滑筋)の収
　縮を抑制する
➡ 【その他】プロピベリン, オキシブチニンは電
　位依存性Ca^{2+}チャネルを直接遮断し膀胱平滑
　筋を弛緩させる

▶ β₃受容体刺激薬

□ ミラベグロン
➡ 【機序】β₃受容体刺激により膀胱平滑筋の弛
　緩を促進する

▶ β₂受容体刺激薬

□ クレンブテロール
➡ 【機序】
　・β₂受容体刺激によりcAMP濃度を上昇させ
　　外尿道括約筋の収縮を増強する(骨格筋へ
　　の直接作用)
　・β₂受容体刺激によりcAMP濃度を上昇させ
　　膀胱平滑筋を弛緩させる

▶ 平滑筋弛緩薬

□ フラボキサート
➡ 【機序】平滑筋細胞内への電位依存性Ca^{2+}
　チャネル遮断作用とPDE阻害作用により膀胱平
　滑筋を弛緩させる

▶ 低活動膀胱(弛緩性膀胱)

□ 排尿筋低活動によって定義される病態
➡ 【症状】排尿困難, 尿勢低下, 残尿増加

＊ 低活動膀胱の薬物治療

▶ 直接型コリン刺激薬
　(ムスカリン受容体刺激薬)

□ ベタネコール
➡ 【機序】M₃受容体を選択的に刺激し消化管や
　膀胱平滑筋を収縮させる
➡ 【禁忌】パーキンソニズムのある患者

▶ 選択的α₁受容体遮断薬

□ タムスロシン, ナフトピジル, ウラピジル, シロド
　シン, テラゾシン, プラゾシン
➡ 【機序】前立腺や尿道のα₁ₐ受容体を選択的
　に遮断し, 前立腺平滑筋を弛緩させ尿道抵抗
　を小さくする

▶ コリンエステラーゼ阻害薬

□ ジスチグミン
➡ 【機序】可逆的にChEを阻害しAChの分解を
　抑制することで平滑筋収縮を増強する

過活動膀胱

▶▶ 膀胱の不随意な収縮による尿意切迫感を必須症状とする症候群.
通常は頻尿を伴い、切迫性尿失禁を伴うこともある.

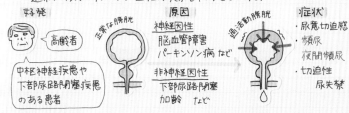

好発　　　　　　　原因　　　　　　過活動膀胱　　症状

高齢者　　　　神経因性　　　　　　　　　　　・尿意切迫感
　　　　　　　脳血管障害　　　　　　　　　　・頻尿
正常な膀胱　　パーキンソン病 など　　　　　　夜間頻尿

中枢神経疾患や　　　　　　　　　　　　　　　・切迫性
下部尿路閉塞疾患　非神経因性　　　　　　　　　尿失禁
のある患者　　　　下部尿路閉塞
　　　　　　　　　加齢　など

薬物治療①

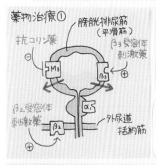

抗コリン薬　　膀胱排尿筋
　　　　　　　(平滑筋)
　　　　　　　β₃受容体
　　　　　　　刺激薬

β₂受容体
刺激薬　　　　外尿道
　　　　　　　括約筋

抗コリン薬

プロピベリン、オキシブチニン、ソリフェナシン
フェソテロジン、トルテロジン、イミダフェナシン

⇨ プロピベリンとオキシブチニンはM₃受容体遮断に
加え、Ca²⁺チャネル阻害による直接膀胱平滑筋弛緩

三環系抗うつ薬も
抗コリン作用による
膀胱排尿筋弛緩
作用がある

⚠ 口渇、便秘、
腹痛、尿閉
眼圧上昇

特に高齢者では
副作用に注意

β₃受容体刺激薬

ミラベグロン

⚠ 便秘・口渇など
└ 抗コリン薬と比較したら発現率は低い

β₂受容体刺激薬

クレンブテロール

✿ 腹圧性尿失禁 (気管支拡張薬としても使用)
⚠ 動悸、頭痛、悪心、発疹など

薬物治療②

平滑筋弛緩薬

電位依存性
Ca²⁺チャネル

治療

1. 生活習慣改善
   行動療法
2. 薬物療法
3. 清潔間欠的導尿

平滑筋弛緩薬

フラボキサート

💡 抗コリン薬よりも副作用が少ない
作用はマイルド

低活動膀胱 (弛緩性膀胱)

▶▶ 排尿筋低活動によって定義される病態.
明確な診断基準は存在せず、薬物治療も
強く推奨されていない.

症状

排尿困難、尿勢低下、残尿増加

薬物治療

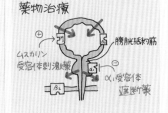

ムスカリン
受容体刺激薬

膀胱括約筋

α₁受容体
遮断薬

#眼

▶眼の構造

- ☐ 角膜
- ☐ 水晶体
- ☐ 硝子体
- ☐ 毛様体
- ☐ 網膜
- ☐ 黄斑
- ☐ 隅角

▶眼房水

- ☐ 栄養を供給し老廃物を運搬する. また, 眼圧を維持する液体

眼の構造 👀

水晶体
血管や神経の分布がない
透明な組織. 厚さを
変えることでピント調節
に関与する.

角膜
入射光を透過させる透明な膜.

虹彩

シュレム管

硝子体
透明なゼリー状
組織. 眼球の
形態維持に関与.

毛様体
血管豊富な組織で
眼房水を産生すると
ともに, 収縮・弛緩
することで水晶体の
厚さを変化させる.

網膜   強膜
光受容体が存在し
視覚情報を視神経細胞
に伝達する.   視神経
※光受容細胞
(杆体細胞…光の強弱
 錐体細胞…色

脈絡膜

黄斑
最も鋭い視覚を有する場所で
錐体細胞のみが密に羅列する
無血管野

眼房水

水晶体や角膜に栄養を供給し
老廃物を運搬する.
また, 眼圧を維持する液体.

産生 毛様体

産生に関わる因子 β_2受容体 →刺激で↑
　　　　　　　　　　α_2受容体 →遮断で↑
　　　　　　　　　　炭酸脱水酵素

流出経路
線維柱帯-シュレム管流出路 (約90%)
ブドウ膜強膜流出路 (約10%)
　↳ 虹彩 + 毛様体 + 脈絡膜

流出に関わる因子 α_1受容体 →遮断で↑
　　　　　　　　　　FP受容体 ↗
　　　　　　　　　　M3受容体 ↗ 刺激で↑
　　　　　　　　　　Rhoキナーゼ →阻害で↑

#眼の機能

✳ 散瞳と縮瞳

▶ **散瞳**

□ 暗いところで, ものをよく見るための機能
□ 瞳孔散大筋:収縮
□ 瞳孔括約筋:弛緩
□ 隅角:狭くなる

▶ **縮瞳**

□ 明るいところで, 光を制限するための機能
□ 瞳孔散大筋:弛緩
□ 瞳孔括約筋:収縮
□ 隅角:広くなる

✳ 眼のピント調節

▶ **近くを見るとき**

□ 毛様体筋:収縮
□ 毛様体小帯:弛緩
□ 水晶体:厚くなる(水晶体のもつ弾性で)

▶ **遠くを見るとき**

□ 毛様体筋:弛緩
□ 毛様体小帯:緊張
□ 水晶体:薄くなる(毛様体小帯に引かれて)

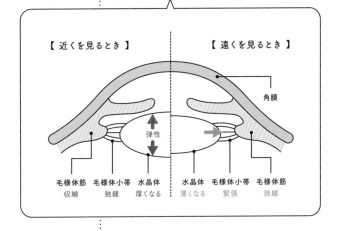

#緑内障

▶ 緑内障

□ 日本における主な失明原因
→【症状】視野狭窄, 視力低下

＊ 眼房水流出促進薬 1

▶ コリン刺激薬

□ 直接型：ピロカルピン
□ 間接型：ジスチグミン（ChE阻害薬）
→【機序】M₃受容体刺激またはAChの分解を抑制し, 毛様体筋, 瞳孔括約筋を収縮（縮瞳）させシュレム管を開放し隅角を拡張させる（眼房水流出を促進）

▶ 交感神経刺激薬

□ ジピベフリン
→【機序】アドレナリンのプロドラッグ. アドレナリンに代謝された後, α₂受容体刺激による眼房水産生抑制作用に加え, β₂受容体刺激により促されたPGが眼房水流出を促進する
→【その他】
・角膜透過性が高い
・適応は開放隅角緑内障（閉塞隅角緑内障には禁忌）

▶ Rhoキナーゼ阻害薬

□ リパスジル
→【機序】細胞骨格の形成に関与するRhoキナーゼを阻害し, 線維柱帯の細胞骨格や細胞外マトリックス構造を変化させ, 眼房水流出抵抗を低下させ流出を容易にする

＊ 眼房水流出促進薬 2

▶ プロスタグランジン（PG）関連薬

□ イソプロピルウノプロストン, ラタノプロスト, タフルプロスト, ビマトプロスト, トラボプロスト
→【機序】FP受容体刺激によりブドウ膜強膜流出路からの眼房水流出促進する

▶ α₁受容体遮断薬

□ ブナゾシン
→【機序】選択的にα₁受容体を遮断しブドウ膜強膜流出路からの眼房水流出を促進する. また, 末梢血管抵抗を減少させる作用もある

＊ 眼房水産生抑制薬

▶ α₂受容体刺激薬

□ アプラクロニジン, ブリモニジン
→【機序】毛様体のα₂受容体を刺激しcAMP産生を抑制し眼房水産生を抑制する
→【その他】ブリモニジンは, ブドウ膜強膜流出路から眼房水排泄を促進する作用もある

▶ β受容体遮断薬

□ 非選択的β遮断薬：チモロール, カルテオロール, レボブノロール
□ 選択的β₁受容体遮断薬：ベタキソロール
□ αβ受容体遮断薬：ニプラジロール
→【機序】毛様体のβ₂受容体を遮断しcAMP産生を抑制し眼房水産生を抑制する
→【その他】ニプラジロールはα₁受容体遮断作用を有し眼房水流出も促進する

▶ 炭酸脱水酵素阻害薬

□ アセタゾラミド, ドルゾラミド, ブリンゾラミド
→【機序】毛様体上皮細胞の炭酸脱水酵素を阻害し眼房水産生を抑制する

緑内障 ▷▷

日本における主な失明原因. 進行性の網膜神経節細胞の消失とそれに対応した視野異常を生じる緑内障性視神経症で多くの場合, 自覚症状なしに不可逆的に進行する

原因 眼圧の上昇
 ↳ これにより視神経乳頭の変化と, それに対応した視野障害をきたす

原発緑内障
→ 原因不明のもの

① 原発開放隅角緑内障
▶ 眼房水の出口が目詰まりした状態.
眼圧が22mmHg以上のものと正常なものがある.

② 原発閉塞隅角緑内障
▶ 隅角が閉塞して眼圧が上昇した状態

続発緑内障
→ 他の疾患や薬物によるもの

① ステロイド緑内障
▶ ステロイド投与により房水の流出が悪くなる

② 落屑緑内障
▶ 高齢者に多い

③ 血管新生緑内障
▶ 隅角にできた新生血管が房水流出路を閉塞

発達緑内障
→ 隅角発達異常によるもの

症状
初期は無自覚の場合が多い
視野狭窄, 視力低下 など

<u>急性緑内障発作</u>

散瞳を契機として眼痛, 霧視, 頭痛悪心, 嘔吐などがおこる.

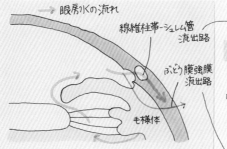

→ 眼房水の流れ

線維柱帯-シュレム管
流出路

ぶどう膜強膜
流出路

毛様体

→ **眼房水流出促進薬①**

コリン刺激薬
ピロカルピン
ジスチグミン
↳ 毛様体筋, 瞳孔括約筋の収縮作用もある
(縮瞳)

交感神経刺激薬
ジピベフリン
(NG) 閉塞隅角緑内障

Rhoキナーゼ阻害薬
リパスジル

眼房水産生抑制薬

β受容体遮断薬
チモロール, カルテオロール
レボブノロール
ベタキソロール
ニプラジロール

(NG) 気管支喘息
コントロール不十分な心不全

💡 ニプラジロールはα₁受容体も遮断するため流出促進もする

α₂受容体刺激薬
アプラクロニジン
ブリモニジン

炭酸脱水酵素阻害薬
アセタゾラミド
ドルゾラミド
ブリンゾラミド

→ 眼房水流出促進薬②

PG関連薬
イソプロピルウノプロストン, ラタノプロスト
タフルプロスト, ビマトプロスト, トラボプロスト

⊘ 眼局所の刺激症状, 虹彩色素沈着
まつげの伸長

💡・瞳孔系に影響しない
・イソプロピルウノプロストンは線維柱帯-シュレム管流出路からの流出も促進

α₁受容体遮断薬
ブナゾシン
↳ 末梢血管抵抗の減少

#白内障・加齢性黄斑変性症

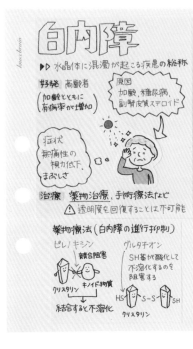

▶白内障 📝

- ☐ 水晶体に混濁が起こる疾患の総称
- ➔【症状】無痛性の視力低下、まぶしさ

▶白内障治療薬

- ☐ ピレノキシン
- ➔【機序】キノイド物質がクリスタリンと結合して不溶化するのを競合的に阻害し白内障の進行を抑制する
- ☐ グルタチオン
- ➔【機序】グルタチオンの補充により, クリスタリンのSH基が酸化して不溶化するのを阻害する

▶加齢性黄斑変性症 📝

- ☐ 加齢によって生じる原因不明の黄斑変性
- ➔【症状】中心視力の低下, 変視症, 中心暗点, 色覚異常 など
- ✱ 加齢性黄斑変性症の治療薬

▶血管内皮細胞増殖因子(VEGF)阻害薬

- ☐ ペガプタニブ, ラニビズマブ, アフリベルセプト
- ➔【機序】脈絡膜新生血管の形成にかかわるVEGFの働きを阻害し脈絡膜血管新生を抑制する

▶光線力学的治療用製剤

- ☐ ベルテポルフィン
- ➔【機序】脈絡膜新生血管に集積, 光線によりフリーラジカルを放出し新生血管に損傷, 閉塞を起こす

#充血と点眼液

▶ 充血

☐ 結膜炎による表在性充血

* 充血治療薬

▶ α₁受容体刺激薬

☐ ナファゾリン
➔ 【機序】血管平滑筋のα₁受容体を刺激し細動脈を収縮させ表在性充血を改善する

* その他の点眼液

▶ 角膜治療薬

☐ コンドロイチン硫酸エステルナトリウム
➔ 【機序】生理的な粘性を保持して角膜の乾燥を防止し角膜を保護する
☐ 精製ヒアルロン酸ナトリウム
➔ 【機序】分子内に多数の水分子を保持し眼の乾燥を防止し角膜上皮の創傷治癒を促進する

(MEMO)

▶ 点眼液の服薬指導

☐ 点眼前に石けんなどで十分に手を洗う
☐ 点眼瓶の先がまつげに触れないように注意する
☐ 点眼は1回1滴
☐ 点眼後は静かに閉瞼し,涙嚢部を圧迫する(全身性の副作用を回避)
☐ 点眼液を併用する際には,5分以上の間隔をあける:結膜嚢内の涙液が置き換わるのに5分程度
☐ 複数点眼時は指定がなければ下記のいずれか
　・(薬液の性質)水溶性→懸濁性→脂溶性の順に点眼する
　・一番効かせたい薬剤を最後に点眼する
　・ゲル化剤は他剤の吸収阻害の原因となるので最後に点眼する
☐ 眼の周りにあふれた薬液は拭き取る.手についた薬液は洗い流す

#がんとは

▶がん

〈 がん細胞の特徴 〉

- □ 増殖:自律性の異常増殖
- □ 浸潤:周囲の正常臓器に浸潤し,種々の機能障害や症状を起こす
- □ 転移:リンパ性転移,血行性転移,播種

〈 原因 〉

- □ 遺伝的因子に環境因子が組み合わさり発症

▶がん原遺伝子

〈 バイオマーカー 〉

- □ EGFR(上皮成長因子受容体)
  - ・細胞膜に存在する受容体で受容体型チロシンキナーゼを有する
  - ・非小細胞肺がんに関連
  - ・リガンド:EGF(上皮成長因子),TGF-α(腫瘍細胞増殖因子-α) など

〈 シグナル伝達 〉

  - ・チロシンキナーゼ活性化→RAS→RAF→MAPK→遺伝子転写→細胞周期進行,抗アポトーシス
  - ・チロシンキナーゼ活性化→PI3K→AKT→mTOR→遺伝子転写→細胞周期進行,抗アポトーシス
- → [EGFR遺伝子変異陽性患者に有効な薬物] ゲフィチニブ,エルロチニブ など

- □ HER2
  - ・細胞膜に存在する受容体で受容体型チロシンキナーゼを有する
  - ・乳がん,胃がんに関連
  - ・リガンド:不明

〈 シグナル伝達 〉

  - ・リガンド結合→チロシンキナーゼ活性化→細胞内シグナル伝達→細胞増殖
- → [過剰発現する患者に有効な薬物] トラスツズマブ,ラパチニブ など

- □ RAS
  - ・RASファミリー(KRAS, NRAS, HRAS)はEGFRのシグナル伝達の下流に属し,活性化されると,RASよりも下流のシグナル伝達を活性化するため細胞増殖がおこる
- → [RAS遺伝子変異陽性のがんに有効な薬物] セツキシマブ,パニツムマブ

- □ BCR-ABL
  - ・9番染色体(ABL遺伝子)と22番染色体(BCR遺伝子)の相互転座(フィラデルフィア染色体)によるBCR-ABL融合遺伝子がBCR-ABLタンパク(キメラタンパク質)を生じ,BCR-ABLチロシンキナーゼを恒常的活性化するため白血球細胞が常に増殖する.慢性骨髄性白血病に関与
- → [フィラデルフィア染色体陽性の白血病患者に有効な薬物] イマチニブ,ダサチニブ など

(MEMO)

* 腫瘍とがん

▶腫瘍

- □ 生理的制御を受けずに,自律性に異常増殖する病変

▶がん

- □ 腫瘍のうち浸潤,転移などをきたし,生体に重篤な影響をもたらしうるもの.悪性腫瘍

▶がん抑制遺伝子

- □ 正常な細胞増殖を抑制する遺伝子.変異し機能喪失すると発がんに関与する
- □ p53(様々ながん),RB(骨肉腫,小細胞肺がんなど),APC(大腸がん),BRCA1/2(乳がん)

がん

がんとは、腫瘍のうち浸潤・転移などをきたし、生体に重篤な影響をもたらしうるもの。悪性腫瘍.

がん細胞の特徴
① 増殖　② 浸潤　③ 転移

病態・症状

正常細胞が栄養物質や酸素を奪われるとともに、がん細胞の増殖・浸潤により物理的な障害を受ける

[局所症状]
周辺組織への浸潤、圧迫による疼痛、閉塞、出血、臓器機能障害　など

[腫瘍随伴症候群]
栄養消費、発熱、高Ca血症、サイトカインの放出による体重減少

原因

遺伝的因子に環境因子が組み合わさり発症

がん遺伝子	発がん物質
がん抑制遺伝子	食事、生活習慣　など

がん原遺伝子 ▶ 正常な細胞増殖を促進する遺伝子
　　↓変異
がん遺伝子

[バイオマーカー]

EGFR (非小細胞肺がん)
▶ 細胞膜に存在する受容体で受容体型チロシンキナーゼを有する

HER2 (乳がん、胃がん)
▶ スコア 0~1+：陰性　2+：再検査　3+：陽性

RAS (大腸がん)
▶ EGFRのシグナル伝達の下流に属す

BCR-ABL (慢性骨髄性白血病)
▶ 9番染色体と22番染色体の相互転座によってキメラタンパク質を生じる

腫瘍マーカー

がんの診断、鑑別診断、治療の効果判定、治療後の経過観察
→腫瘍マーカーだけで確定診断はできない

肺がん
腺がん：CEA, SLX
扁平上皮がん：
　　CYFRA21-1, SCC
小細胞がん：
　　NSE, Pro-GRP

肝細胞がん
AFP, PIVKA-II

胆道がん
CA19-9

前立腺がん
PSA, PAP

食道がん
SCC

乳がん
CA15-3

胃がん
CEA

膵がん
CA19-9, CEA, CA125

大腸がん
CEA, CA19-9

子宮体がん
CA125

子宮頸がん
SCC

卵巣がん
CA125, SLX

#代謝拮抗薬

▶ 葉酸代謝拮抗薬

☐ メトトレキサート, ペメトレキセド
➡ 【機序】DHFRを阻害しテトラヒドロ葉酸合成を抑制する

▶ ピリミジン代謝拮抗薬

> フッ化ピリミジン系

☐ フルオロウラシル(5-FU), ドキシフルリジン, テガフール, カペシタビン
➡ 【機序】
　・5-FUが代謝されFdUMPとなりdUMPと拮抗する結果, チミジル酸合成酵素(TS)を阻害する
　・5-FUが代謝されFUTPに変換されるとRNAに取り込まれRNA機能障害をおこす
➡ 【その他】
　・ドキシフルリジン, テガフール, カペシタビンは副作用の回避を目的としたプロドラッグ
　・ホリナート, レボホリナートを併用することで5-FUの作用を増強可能
　・急速静注後, 持続注入　※携帯型ディスポーサブル注入ポンプを使用

> シチジン系

☐ シタラビン, ゲムシタビン, エノシタビン
➡ 【機序】dCTPと競合してDNA鎖に取り込まれDNA鎖の伸張を阻害する
➡ 【その他】
　・シタラビンはDNA依存性DNAポリメラーゼおよびDNA依存性RNAポリメラーゼを阻害
　・エノシタビンはシタラビンの作用持続を目的としたプロドラッグ

▶ プリン代謝拮抗薬

☐ メルカプトプリン
➡ 【機序】生体内でチオイノシン酸(TIMP)に変換されイノシン代謝を阻害する

（MEMO）

▶ S-1（テガフール・ギメラシル・オテラシル配合剤）

☐ ギメラシル：ジヒドロピリミジン脱水酵素(DPD)を阻害し5-FUの代謝を阻害する
☐ オテラシル：消化管障害の軽減
☐ 投与方法：1日2回, 28日間連日投与のうち14日間休薬する

作用する細胞周期

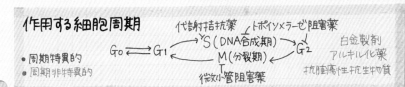

- 周期特異的
- 周期非特異的

代謝拮抗薬　トポイソメラーゼ阻害薬

$G_0 \rightleftarrows G_1 \rightarrow S(DNA合成期) \rightleftarrows G_2$
$M(分裂期)$

白金製剤
アルキル化薬
抗腫瘍性抗生物質

微小管阻害薬

代謝拮抗薬

→ 核酸合成の阻害を行う.
　S期に作用する

葉酸代謝拮抗薬

メトトレキサート、ペメトレキセド
⇨ DHFRの阻害
⇨ ペメトレキセドはTSの阻害も
🔴 間質性肺炎、腎障害など
💡 葉酸類似構造をもつ

ピリミジン代謝拮抗薬① フッ化ピリミジン系

フルオロウラシル(5-FU)、ドキシフルリジン、
テガフール、カペシタビン
⇨ 5-FUが代謝され、FdUMPとなり
　dUMPと拮抗する結果 TSを阻害
⇨ 5-FUが代謝され、FUTPとなるとRNA
　に取り込まれ RNA機能障害をおこす
🔴 手足症候群、激しい下痢・腹痛など
💡 代謝の流れ

カペシタビン　　　　　　　　　　　　テガフール
　↓CYP2C9　　　　　　　　　　　　↓CYP2A6
ドキシフルリジン　腫瘍組織内酵素　→ 5-FU

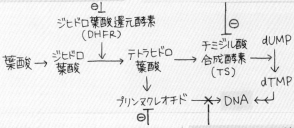

⊖
ジヒドロ葉酸還元酵素
(DHFR)

⊖

$葉酸 \rightarrow \begin{matrix} ジヒドロ \\ 葉酸 \end{matrix} \xrightarrow{\downarrow} \begin{matrix} テトラヒドロ \\ 葉酸 \end{matrix} \rightarrow \begin{matrix} チミジル酸 \\ 合成酵素 \\ (TS) \end{matrix} \begin{matrix} dUMP \\ \downarrow \\ dTMP \end{matrix}$

プリンヌクレオチド ─✕→ DNA ←
⊖

プリン代謝拮抗薬

メルカプトプリン
⇨ 生体内でチオイノシン酸(TIMP)に変換され
　イノシン代謝を阻害することで、アデニル酸,
　グアニル酸の生合成を阻害
🔄 メルカプトプリン → キサンチンオキシダーゼで代謝
　アロプリノール、フェブキソスタット
　→ キサンチンオキシダーゼ阻害作用
　よって併用するとメルカプトプリンの代謝が
　阻害され、作用増強するため併用禁忌

ピリミジン代謝拮抗薬② シチジン系

シタラビン、ゲムシタビン、エノシタビン
⇨ dCTPと競合してDNA鎖に取り
　込まれDNA鎖の伸張を阻害
💡 シトシン + デオキシリボース類似
　構造をもつ.
・エノシタビン ─代謝→ シタラビン
　[目的：作用持続]

#白金製剤，アルキル化薬，抗腫瘍性抗生物質

▶ 白金製剤

- □ シスプラチン，カルボプラチン，オキサリプラチン，ネダプラチン
- → 【機序】DNAの塩基と架橋形成（共有結合）しDNA複製・転写を阻害する
- → 【その他】投与量はカルバートの式を用いて計算する

▶ アルキル化薬

> ナイトロジェンマスタード類
- □ シクロホスファミド，イホスファミド，メルファラン，ベンダムスチン
- → 【機序】グアニンをアルキル化し架橋形成することでDNA複製およびRNA転写を阻害する
- → 【その他】ベンダムスチンは有糸分裂チェックポイント阻害作用なども有する

> スルホン酸アルキル類
- □ ブスルファン
- → 【機序】細胞内でアルキル化によりDNAやタンパク質の間に架橋形成し細胞分裂を阻害する

> ニトロソウレア類
- □ ニムスチン，ラニムスチン，カルムスチン
- → 【機序】DNAのアルキル化によりDNAに損傷を与える

> トリアゼン類
- □ ダカルバジン，テモゾロミド
- → 【機序】DNAのメチル化によりDNAに損傷を与える

▶ 抗腫瘍性抗生物質

> アントラサイクリン系
- □ ドキソルビシン，エピルビシン，ダウノルビシン，イダルビシン
- → 【機序】
  - ・DNAにインターカレーション（結合）しDNA，RNA合成を阻害する
  - ・トポイソメラーゼIIを阻害する
  - ・活性酸素を生成する

> 抗腫瘍性抗生物質（その他）
- □ ブレオマイシン
- → 【機序】鉄イオンとキレートを形成しフリーラジカル（活性酸素）を発生させ非酵素的にDNA鎖を切断する
- □ マイトマイシンC
- → 【機序】DNAアルキル化によるDNA鎖間に架橋を形成する
- □ アクチノマイシンD
- → 【機序】DNAインターカレーションによるDNA・RNAの合成阻害作用を示す

白金製剤 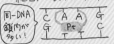 Pt 細胞周期非特異的

シスプラチン、カルボプラチン、
オキサリプラチン、ネダプラチン
⇨ DNAの塩基と架橋形成（共有結合）しDNA複製・転写を阻害

同一DNA鎖内が多い！	C	A	A	G
	G	T・Pt・T	C

☀️ 腎排泄
⚠️ 総投与回数に注意する
→ 8回を超えるとアナフィラキシーリスク↑

	シスプラチン	カルボプラチン	オキサリプラチン
副作用	悪心・嘔吐 腎障害	骨髄抑制	末梢神経障害
希釈に使用できる輸液	生理食塩水	生理食塩水 ブドウ糖輸液	ブドウ糖輸液
その他特徴	腎障害予防のため、投与前後に大量輸液（1000〜2000mLずつ）を行う。利尿薬が併用されることがある	シスプラチンの副作用の悪心・嘔吐、腎障害を軽減した薬 → 大量輸液不要	他の白金製剤と異なり大腸がんに対して有効性を示す

アルキル化薬 非特異的

[ナイトロジェンマスタード類]
シクロホスファミド、イホスファミド、メルファラン、
ベンダムスチン
⇨ 核酸であるグアニンをアルキル化し架橋形成（共有結合）することでDNAの複製およびRNAの転写を阻害

	A	C	G	T
	T	G・C	A

🩸 出血性膀胱炎、腎障害、脱毛 など
😊 CYPにより水酸化を受けて活性体となり作用を示す二次発がん性物質。
・常温で揮発するため、調製時は閉鎖式の薬物混合器具を使用する

シクロホスファミド ─CYP→ 活性代謝物 + アクロレイン・メスナ
イホスファミド　　　　　　　　　出血性膀胱炎

[スルホン酸アルキル類]
ブスルファン 🩸間質性肺炎、けいれん発作など

[ニトロソウレア類]
ニムスチン、ラニムスチン、カルムスチン 🩸脳浮腫

[トリアゼン類]
ダカルバジン テモゾロミド

抗腫瘍性抗生物質

[アントラサイクリン系]
ドキソルビシン、ダウノルビシン、エピルビシン、
イダルビシン DNA鎖の間に入り込む！
⇨ ① DNAにインターカレーションしDNA、RNA合成を阻害する
② トポイソメラーゼⅡ阻害
③ 活性酸素生成
💊 ・1mg/min以上の速度で投与してはいけない
・リポソーム製剤 目的 がん病変部への集積
⚠️ ・心毒性を避けるため総投与量上限を超えないように注意
・起壊死性薬物であり、血管外漏出に注意が必要

ブレオマイシン、マイトマイシンC、アクチノマイシンD
⇨ 鉄イオンとキレートを形成しフリーラジカル（活性酸素）を発生させ非酵素的にDNA鎖を切断 フリーラジカル

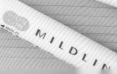

#トポイソメラーゼ阻害薬, 微小管阻害薬

▶ トポイソメラーゼ阻害薬

> トポイソメラーゼⅠ阻害薬

□ イリノテカン

➡ 【機序】トポイソメラーゼⅠを阻害しDNA複製を停止させる

> トポイソメラーゼⅡ阻害薬

□ エトポシド

➡ 【機序】トポイソメラーゼⅡを阻害して2本鎖切断DNAを蓄積させDNA合成を阻害する

▶ 微小管阻害薬

> タキサン系

□ パクリタキセル, ドセタキセル

➡ 【機序】チュブリンに結合し, 微小管の脱重合を阻害することで紡錘糸機能を障害する

> ビンアルカロイド系

□ ビンクリスチン, ビンブラスチン, ビンデシン, ビノレルビン

➡ 【機序】チュブリン重合を阻害し紡錘糸形成不全を起こすことで細胞分裂を抑制する

(MEMO)

▶ DNAトポイソメラーゼ

□ DNAのねじれやゆがみを解消する酵素

□ **トポイソメラーゼⅠ**：2本のDNA鎖のうち, 1本を切断して再結合する

□ **トポイソメラーゼⅡ**：2本のDNA鎖のうち, 2本を切断して再結合する

トポイソメラーゼ阻害薬 〔S期(~G2期)に作用する〕

トポイソメラーゼⅠ阻害薬
└→ 2本のDNA鎖のうち 1本を切断して再結合する

イリノテカン ❶下痢
 ↓
SN-38 〔活性代謝物〕
 ↓
グルクロン酸抱合 → 〔UGT1A1〕 └→ 遺伝子多型の影響を受ける
 ↓
胆汁排泄

◀ イリノテカンはカンレンボク由来の抗腫瘍性アルカロイドカンプトテシンから合成された

⚠ 遅発性下痢を生じることがある

腸管 [SN-38 G] ← 腸内細菌 脱抱合 → [SN-38 G]

再活性化したSN-38が腸管粘膜を傷害して生じる
[対処] 半夏瀉心湯、ロペラミド など

トポイソメラーゼⅡ阻害薬
└→ 2本のDNA鎖のうち 2本とも切断して再結合する

エトポシド
❶点滴静注
〔DEHPフリーの点滴ラインを使用する〕

トポイソメラーゼ阻害薬

DNA複製部位がねじれ、ゆがみ発生!

トポイソメラーゼがDNAを切断、再結合する ✕

ねじれ、ゆがみがなくなりDNA複製できる ✕

〔作用機序〕

DNAを複製できないようにしてアポトーシス誘導

微小管阻害薬 〔M期に作用して細胞分裂抑制〕

微小管阻害によって軸索輸送も阻害されて末梢神経障害をおこす

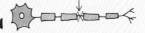

微小管とは
αチュブリン βチュブリン → 多数重合

・神経細胞軸索中では軸索輸送にも関与

1本細胞分裂の際に紡錘体1本を構成する

重合と脱重合によって長さを調節している

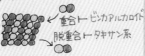
重合 → ビンカアルカロイド
脱重合 → タキサン系

タキサン系
パクリタキセル、ドセタキセル
❶末梢神経障害、筋肉痛 関節痛
❶難水溶性でヒマシ油とアルコールが添加物として含まれる
→ アルコール過敏でないか確認しておく
・投与の際は
〔0.22μm以下のメンブレンフィルター
 DEHPフリーの点滴ライン〕
を使用する

ビンカアルカロイド類
ビンクリスチン、ビンブラスチン、ビンデシン、ビノレルビン
❶末梢神経障害、便秘など
⚠ 起壊死性薬物のため血管外漏出に注意

タキサン系も ▶ 起壊死性薬物のため血管外漏出に注意

#分子標的薬①

▶EGFR阻害薬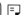

> 抗EGFR抗体薬
- □ セツキシマブ, パニツムマブ
→ 【機序】EGFRに結合し受容体活性化を阻害する
  【その他】
→ ・KRAS遺伝子野生型大腸がんで効果あり
  ・副作用として皮膚障害を生じることがある

> EGFRチロシンキナーゼ阻害薬
- □ ゲフィチニブ, エルロチニブ, アファチニブ, オシメルチニブ
→ 【機序】EGFRのATP結合部位に結合し, EGFRチロシンキナーゼを選択的に阻害する
→ 【その他】
  ・EGFR遺伝子変異陽性例に有効
  ・副作用として皮膚障害, 間質性肺炎を生じることがある
  ・緊急安全性情報(ゲフィチニブ:急性肺障害, 間質性肺炎)

▶HER2阻害薬

> 抗HER2抗体薬
- □ トラスツズマブ, ペルツズマブ
→ 【機序】HER2に結合し受容体活性化を阻害する
→ 【その他】
  ・HER2過剰発現で有効
  ・アナフィラキシー様症状, 心毒性, 間質性肺炎などの副作用あり

> HER2チロシンキナーゼ阻害薬
- □ ラパチニブ
→ 【機序】HER2のATP結合部位に結合し, チロシンキナーゼ活性を阻害する
→ 【その他】HER2過剰発現で有効

▶セリン・スレオニンキナーゼ阻害薬

> mTOR阻害薬
- □ テムシロリムス, エベロリムス
→ 【機序】
  ・FKBPに結合しmTORを阻害することで細胞増殖を抑制する
  ・VEGF産生を抑制し血管新生を抑制する

▶プロテアソーム阻害薬

- □ ボルテゾミブ, カルフィルゾミブ, イキサゾミブクエン酸エステル
→ 【機序】腫瘍細胞のプロテアソームを可逆的に阻害し増殖を抑制することでアポトーシスを誘導する

(MEMO)

▶EGFR阻害薬による皮膚障害

- □ EGFRは上皮組織の増殖・分化に関与しているため皮膚障害が生じる

▶抗HER2抗体薬による心毒性

- □ 正常心筋細胞にもHER2が発現しているため心毒性を示す. 適宜心機能検査を行う

▶mTOR＝セリン・スレオニンキナーゼ

- □ PI3K/AKT経路の下流にあり細胞周期進行, 抗アポトーシス, 血管新生の調節因子に関与する

▶プロテアソーム

- □ 細胞内の不要になったタンパク質を分解する装置

分子標的薬

EGFR阻害薬

① 抗EGFR抗体薬

セツキシマブ
パニツムマブ

受容体活性化を
阻害

② EGFRチロシンキナーゼ
阻害薬

ゲフィチニブ、エルロチニブ、
アファチニブ、オシメルチニブ

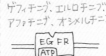

ATP結合部位に結合し
EGFRチロシンキナーゼを
選択的に阻害する

HER2阻害薬

① 抗HER2抗体薬

トラスツズマブ
ペルツズマブ

受容体活性化を阻害

② HER2チロシンキナーゼ
阻害薬

ラパチニブ

HER2 ATP

ATP結合部位に結合し
チロシンキナーゼ活性を阻害

セリン・スレオニンキナーゼ
阻害薬

- mTOR阻害薬

テムシロリムス、エベロリムス

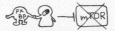

- FKBPに結合し、mTORを阻害し
  細胞増殖を抑制する
- VEGF産生を抑制し血管新生抑制

プロテアソーム阻害薬

↳ 細胞内の不要になった
  タンパク質を分解する装置

ボルテゾミブ、カルフィルゾミブ、
イキサゾミブクエン酸エステル

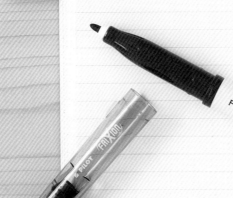

不要になった
タンパク質　　　　分解　　アポトーシス誘導

#分子標的薬②

▶ 血管新生阻害薬

> 抗VEGF抗体薬／抗VEGFR2抗体薬
- □ 抗VEGF抗体薬：ベバシズマブ
- □ 抗VEGFR2抗体薬：ラムシルマブ
- → 【機序】VEGFまたはVEGFR2を阻害し血管新生を阻害する
- → 【その他】副作用として高血圧となる場合がある

> VEGFRチロシンキナーゼ阻害薬
- □ ソラフェニブ, スニチニブ, パゾパニブ, レゴラフェニブ
- → 【機序】VEGFRのチロシンキナーゼ活性化を抑制しシグナル伝達を抑制する
- → 【その他】手足症候群となる場合がある

▶ 非受容体型 チロシンキナーゼ阻害薬

> BCR-ABL阻害薬
- □ イマチニブ, ニロチニブ, ダサチニブ
- → 【機序】
  - ・BCR-ABLのチロシンキナーゼを阻害する
  - ・KIT, PDGFRなどのチロシンキナーゼも阻害する
- → 【その他】フィラデルフィア染色体陽性例で有効

> ALK阻害薬
- □ クリゾチニブ, アレクチニブ
- → 【機序】HER2のATP結合部位に結合し, チロシンキナーゼ活性を阻害する
- → 【その他】ALK融合遺伝子陽性例で有効

▶ 抗細胞表面抗原抗体薬

> 抗CD20抗体薬
- □ リツキシマブ, オファツムマブ
- → 【機序】B細胞系が発現するCD20抗原に特異的に結合し補体活性化を誘導する（古典経路）
- → 【その他】
  - ・CD20陽性例で有効
  - ・B型肝炎ウイルス感染有無を確認する（劇症肝炎, 肝炎発症のリスクあり）

▶ 抗RANKL抗体薬

- □ デノスマブ
- → 【機序】RANKLへ特異的に結合しRANKへの結合を阻害する
- → 【その他】骨粗鬆症治療薬としても使用される

(MEMO)

▶ 血管新生

- □ 新たな血管を構築すること
- □ がん細胞は自ら血管新生因子（VEGFなど）を放出し血管新生を促進する

血管新生阻害薬

① 抗VEGF抗体薬 抗VEGFR2抗体薬

ベバシズマブ、ラムシルマブ

VEGFまたはVEGFR2を阻害し血管新生を阻害

② VEGFRチロシンキナーゼ阻害薬

ソラフェニブ、スニチニブ、パゾパニブ、レゴラフェニブ

チロシンキナーゼ活性化を抑制しシグナル伝達を抑制する

非受容体型チロシンキナーゼ阻害薬

① BCR-ABL阻害薬

イマチニブ、ニロチニブ、ダサチニブ
↓
BCR-ABLやKID、PDGFRなどのチロシンキナーゼを阻害

② ALK阻害薬

クリゾチニブ、アレクチニブ
↓
ALKチロシンキナーゼ阻害
+α
MET、ROS1チロシンキナーゼ阻害

抗細胞表面抗原抗体薬

- 抗CD20抗体薬

リツキシマブ、オファツムマブ

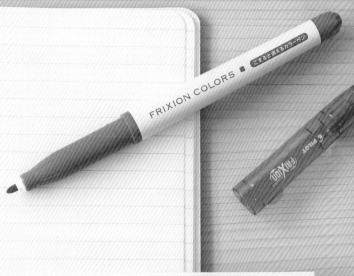

補体活性化を誘導する（古典経路）

抗RANKL抗体薬

骨芽細胞が産生するリガンド、RANKに結合し破骨細胞を活性化、骨吸収を促進

デノスマブ

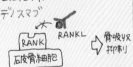

骨吸収抑制

免疫チェックポイント阻害薬, ホルモン療法薬

▶ 免疫チェックポイント阻害薬

> **抗CTLA-4抗体薬**

□ イピリムマブ

→【機序】CTLA-4に結合し, 抗原提示細胞 (CD80/86) と結合しているT細胞の活性抑制を抑制する

> **抗PD-1抗体薬**

□ ニボルマブ, ペムブロリズマブ

→【機序】T細胞のPD-1とがん細胞PD-L1の結合を阻害しT細胞活性抑制を抑制する

▶ ホルモン療法薬

> **Gn-RHアナログ:アゴニスト**(写真内①)

□ ゴセレリン, リュープロレリン

→【機序】Gn-RH受容体をダウンレギュレーション (脱感作) させLH, FSH, テストステロンの合成・分泌を抑制する

→【その他】前立腺がん随伴症状の一時的な増悪, 骨塩量の低下, 更年期症状などの副作用がある

> **Gn-RHアナログ:アンタアゴニスト**(写真内②)

□ デガレリクス

→【機序】内因性Gn-RHに拮抗し, Gn-RH受容体を遮断する結果, LH, FSHの分泌を抑制する

> **アロマターゼ阻害薬**(写真内③)

□ ステロイド性:**エキセメスタン**

□ 非ステロイド性:**アナストロゾール, レトロゾール**

→【機序】脂肪組織のアロマターゼを阻害し, アンドロゲンからエストロゲンへの変換を抑制する

→【その他】乳がん (閉経後) が適応

> **CYP17阻害薬**(写真内④)

□ アビラテロン

→【機序】アンドロゲン合成酵素であるCYP17 (17αヒドロキシラーゼ) を阻害する

> **抗エストロゲン薬**(写真内⑤)

□ 第1世代SERM:**タモキシフェン, トレミフェン**

□ SERD:**フルベストラント**

→【機序】乳腺のエストロゲン受容体に対し拮抗薬として作用し, 乳がん細胞の増殖を抑制する

→【その他】
・乳がん (閉経後) が適応
　※タモキシフェンは閉経前乳がんにも適応あり
・タモキシフェンはCYP2D6により代謝活性化を受ける
・フルベストラントはエストロゲン受容体遮断作用に加え受容体の分解を促し発現を低下させる

> **抗アンドロゲン薬**(写真内⑥)

□ ステロイド性:**クロルマジノン**

□ 非ステロイド性:**フルタミド, ビカルタミド, エンザルタミド**

→【機序】前立腺細胞においてジヒドロテストステロンならびにテストステロンがアンドロゲン受容体に結合することを阻害し, アンドロゲン作用を抑制する

→【その他】
・間質性肺炎の副作用
・フルタミドに重篤な肝障害で緊急安全性情報あり
・非ステロイド性は前立腺がん組織のアンドロゲン受容体を遮断する

免疫チェックポイント阻害薬

→ 過剰な免疫反応により自己の細胞を攻撃しないための免疫抑制機能。この機能を利用し、がん細胞が免疫からの攻撃を回避する。

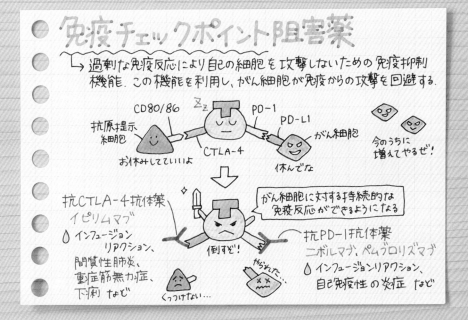

ホルモン療法薬

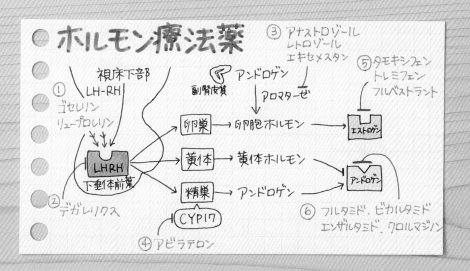

#抗がん薬の副作用と支持療法

▶インフュージョンリアクション

- ☐ 主にモノクローナル抗体投与により炎症性サイトカインが放出されるアレルギー様反応(詳細不明)
- ☐ 発熱, 悪心・嘔吐, 頭痛, 血圧低下, 呼吸困難, 血管浮腫 など

▶悪心・嘔吐

- ☐ 抗がん薬を有害物質と認識し体外へ排出するために嘔吐中枢が刺激されることで生じる

〈 分類 〉
- ☐ 急性:5-HTの影響が大きい
- ☐ 遅発性:サブスタンスPの影響が大きい
- ☐ 突発性
- ☐ 予期性

〈 3つの発現機序 〉
- ① 腸クロム親和性細胞が抗がん薬を有害物質と感知し5-HTやサブスタンスPを分泌する
- ② 血管内へ投与された抗がん薬がCTZを介して嘔吐中枢の5-HT₃受容体やNK₁受容体へ伝達される
- ③ 大脳皮質が嘔吐中枢制御に関与しており, 悪心・嘔吐の経験や不安などが嘔吐中枢を刺激する

▶下痢

〈 分類と発症機序 〉
- ☐ **早期性下痢**:投与後24時間以内に発現するもの. コリン作動性による下痢
- ☐ **遅発性下痢**:投与24時間以降〜数カ月後に発現するもの. 腸管粘膜障害が主な原因

▶口内炎

- ☐ 抗がん薬による口腔粘膜の基底細胞の障害 など

▶骨髄抑制

〈 症状と対策 〉
- ☐ 白血球減少(易感染性):[対策] うがい・手洗いの励行, 口腔ケア, G-CSF製剤の使用 など
  ※白血球数低下を伴う発熱時には感染症を疑い, 直ちに十分量の抗生物質(ニューキロノン系抗菌薬, カルバペネム系抗菌薬)の投与をおこなう
- ☐ 血小板減少(出血傾向):[対策] 血小板輸血のみ
- ☐ 赤血球減少(貧血):[対策] 赤血球輸血のみ

▶手足症候群

- ☐ 手足や指先, 足底などの四肢末端部に, 皮膚の発赤, 腫れ, かゆみ, しびれ, ヒリヒリ・チクチク感, ただれ, ひび割れ, 水ぶくれ, 痛み, 角質化などが認められる

▶腫瘍崩壊症候群

- ☐ がん細胞の急速な崩壊により細胞内成分や代謝産物が体内蓄積し多彩な病態を生じる
- ☐ 急性腎不全, 心室性不整脈などを生じ突然死の原因となる

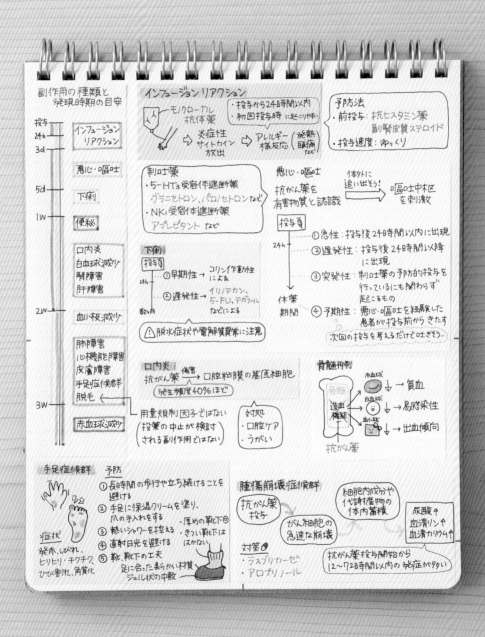

副作用の種類と発現時期の目安

投与
24h ─ インフュージョンリアクション
3d ─
　　　悪心・嘔吐
5d ─
　　　下痢
1w ─
　　　便秘

　　　口内炎
　　　白血球減少
　　　腎障害
　　　肝障害
2w ─
　　　血小板減少

　　　肺障害
　　　心機能障害
　　　皮膚障害
　　　手足症候群
　　　脱毛
3w ─
　　　赤血球減少

インフュージョンリアクション

モノクローナル抗体薬
・投与から24時間以内に起こりやすい
・初回投与時に起こりやすい

→ 炎症性サイトカイン放出 → アレルギー様反応（発熱・頭痛 など）

予防法
・前投与：抗ヒスタミン薬　副腎皮質ステロイド
・投与速度：ゆっくり

制吐薬
・5-HT₃受容体遮断薬
　グラニセトロン、パロノセトロンなど
・NK₁受容体遮断薬
　アプレピタント など

悪心・嘔吐
抗がん薬を有害物質と認識 → （体外に追い出そう！）嘔吐中枢を刺激

投与直後
24h
①急性：投与後24時間以内に出現
②遅発性：投与後24時間以降に出現
③突発性：制吐薬の予防的投与を行っているにも関わらず起こるもの
休薬期間
④予期性：悪心・嘔吐を経験した患者が投与前からきたす
次回の投与を考えるだけで吐きそう…

下痢
投与直後
①早期性 → コリン作動性による。
②遅発性 → イリノテカン、5-FU、テガフールなどによる
数日後
⚠脱水症状や電解質異常に注意

口内炎
抗がん薬 →障害→ 口腔粘膜の基底細胞
発生頻度40%ほど
用量規制因子ではない（投薬の中止が検討される副作用ではない）
対処・口腔ケア・うがい

骨髄抑制
骨髄 造血機能 抗がん薬
赤血球↓→貧血
白血球↓→易感染性
血小板↓→出血傾向

手足症候群
予防
①長時間の歩行や立ち続けることを避ける
②手足に保湿クリームを塗り、爪の手入れをする
③熱いシャワーを控える
④直射日光を避ける
⑤靴、靴下の工夫　足に合った柔らかい材質　ジェル状の中敷
厚めの靴下◎　きつい靴下ははかない

症状
発赤、しびれ、ヒリヒリ・チクチク、ひび割れ、角質化

腫瘍崩壊症候群
抗がん薬投与 → がん細胞の急速な崩壊 → 細胞内成分や代謝産物の体内蓄積 → 尿酸↑血清リン↑血清カリウム↑
抗がん薬投与開始から12〜72時間以内の発症が多い
対策
・ラスブリカーゼ
・アロプリノール

#制吐薬の選択

▶ 注射抗がん薬に対する予防的制吐療法

☐ **高度リスク**(嘔吐発現率:90%を超える)

➡ 【 **対象抗がん薬** 】
シクロホスファミド, シスプラチン, ストレプトゾシン, ダカルバジン, カルムスチン

➡ 【 **制吐薬:3剤併用** 】5-HT$_3$受容体遮断薬, NK$_1$受容体遮断薬, デキサメタゾン

☐ **中等度リスク**(嘔吐発現率:30%〜90%)

➡ 【 **対象抗がん薬(強力な制吐療法が必要なもの)** 】
カルボプラチン, イホスファミド, イリノテカン, メトトレキサート

➡ 【 **制吐薬** 】NK$_1$受容体遮断薬, 5-HT$_3$受容体遮断薬, デキサメタゾン

☐ **その他の中等度リスク**

➡ 【 **制吐薬** 】5-HT$_3$受容体遮断薬, デキサメタゾン

☐ **軽度リスク**(嘔吐発現率:10〜30%)

➡ 【 **制吐薬** 】デキサメタゾン

▶ 突発性悪心・嘔吐に対する制吐療法

☐ 作用機序の異なる制吐薬を複数, 定時投与することが推奨される

▶ 予期性悪心・嘔吐に対する予防・治療

☐ 急性および遅発性の悪心・嘔吐を経験させない

☐ 経験してしまった場合はベンゾジアゼピン系抗不安薬(ロラゼパム, アルプラゾラムなど)を投与するなどの対策を検討する

▶ 放射線照射に伴う 悪心・嘔吐に対する制吐療法

☐ グラニセトロン投与

✳ 制吐療法に用いられる制吐薬

▶ 5-HT$_3$受容体遮断薬

☐ 第1世代:**グラニセトロン** など

☐ 第2世代(長時間作用型):**パロノセトロン**(遅発性嘔吐にも効果あり)

➡ 【 **機序** 】腸管壁粘膜の求心性迷走神経末端の5-HT$_3$受容体を遮断し, 嘔吐中枢やCTZへの刺激伝達を阻害する

➡ 【 **その他** 】急性嘔吐に有効

▶ NK$_1$受容体遮断薬

☐ **アプレピタント, ホスアプレピタント**

➡ 【 **機序** 】嘔吐中枢およびCTZに存在するNK$_1$受容体を遮断することでサブスタンスPにより惹起される嘔吐を抑制する

➡ 【 **その他** 】遅発性嘔吐に有効

▶ 糖質コルチコイド関連薬

☐ **デキサメタゾン**

➡ 【 **機序** 】制吐作用が認められている(詳細な機序は不明)

(MEMO)

▶ その他の制吐薬

☐ **オランザピン**

➡ 【 **機序** 】嘔吐中枢やCTZのドパミン, セロトニン, ヒスタミンなどの悪心・嘔吐に関与する受容体を遮断することから制吐目的で使用されることがある

#出血性膀胱炎と血管外漏出

▶ 出血性膀胱炎

- □ シクロホスファミド, イホスファミドの代謝産物であるアクロレインが原因
- □ アクロレイン:膀胱粘膜に接触すると微小血管から出血や膀胱萎縮を引き起こす

〈対策〉

- □ メスナの投与
- → 【機序】アクロレインの生成抑制および不活性化
- → 【注意】脳症があらわれることがある
- □ ナイトロジェンマスタード類投与の1時間前から頻回, かつ大量の水分摂取を行う

▶ 血管外漏出

- □ 薬液が血管外の周囲の組織に漏れてしまう現象
- □ 発赤, 腫れ, 痛み, (数時間〜数日後)潰瘍, 壊死など

▶ 血管外漏出時の対応

- □ 留置針に残っている薬液をシリンジで吸引したあと針を抜去
- □ 漏出した箇所を心臓より高く上げる
- □ 漏出箇所の冷却(ビンカアルカロイド系とエトポシドを除く)

＊ その他

- □ デクスラゾキサンの投与:アントラサイクリン系血管外漏出時に組織障害を抑制する
- □ 新しい抗がん薬のルートは漏出した手足とは異なる手足から確保する

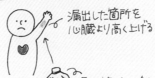

#緩和ケアとオピオイドローテーション

▶ 緩和ケア

- □ 身体的な痛みのみならず, 精神的, 社会的, スピリチュアルな苦痛などの全人的苦痛(トータルペイン)に対するケア

▶ 痛みの原因は?

〈 がん疼痛の分類 〉
- □ **侵害受容性疼痛**:体性痛, 内臓痛
  - ・オピオイド有効
- □ **神経障害性疼痛**
  - ・プレガバリン投与

▶ どのくらい痛い?

- □ 数値的評価スケール(NRS:Numerical Rating Scale)やフェイススケールなど

▶ 鎮痛薬の5原則

- □ 経口投与
- □ 時刻を決めて規則正しく
- □ WHO3段階除痛ラダー
- □ 患者ごとに適切な量で
- □ その上で細かい配慮を

▶ 定期投与とレスキュードーズ

- □ 突出痛
- □ 持続痛

▶ オピオイドローテーション

- □ 副作用の発現や十分な鎮痛効果が得られない時に異なるオピオイドへ変更する

(MEMO)

▶ 神経障害性疼痛治療薬

- □ プレガバリン
- → 【機序】電位依存性Ca^{2+}チャネルの$\alpha_2\delta$タンパク質に結合しCa^{2+}流入を抑制しグルタミン酸やサブスタンスPの遊離を抑制する

緩和ケアとオピオイドローテーション

身体的、精神的、社会的、
スピリチュアルな苦痛などの
全人的苦痛に対するケア.
がんと診断されたときからスタート.

痛みの原因は?

がん疼痛
├ 侵害受容性疼痛 ──────→ オピオイド有効
│　├ 体性痛 (皮膚、骨など)　　　　オピオイドの効き目
│　└ 内臓痛 (胃、腸など)　　　　　は乏しい
└ 神経障害性疼痛 ──────→ プレガバリン投与
　　→ 末梢神経の圧迫や断裂

どのくらい痛い?

痛みの評価法の例
・数値的評価スケール (NRS)
　→ 0〜10の11段階で評価
・フェイススケール
　→ 😊 🙂 😐 🙁 😣 1番近い表情を選ぶ

どこまで痛みを抑えたい?

疼痛の治療目標
① 夜間の睡眠の確保
② 安静時の痛みの消失
③ 体動時の痛みの消失
④ 日常生活が送れる

鎮痛薬の5原則

① 経口投与
　→ 投与が簡便で用量調節が容易
② 時刻を決めて規則正しく
　→ 血中濃度を安定させ、持続的に除痛
③ WHO 3段階除痛ラダーに従って
　　選択する
④ 患者ごとに適切な量で
　→ 必要量は患者ごとに異なる
⑤ その上で細かい配慮を
　→ わかりやすい患者指導や副作用予防策など

WHO 3段階除痛ラダー

弱オピオイド コデイン トラマドール など	強オピオイド モルヒネ オキシコドン フェンタニル メサドン など

非オピオイド NSAIDs アセトアミノフェン
鎮痛補助薬　抗けいれん薬など

第1段階	第2段階	第3段階

定期投与薬とレスキュードーズ

突出痛: 一過性の痛みの増強
　　→ レスキュードーズで対応する
　　　[経口で速効性のあるもの]

持続痛:
24時間のうち12時間
以上経験される平均
的な痛み
→ 定期投与薬で対応

縦軸: オピオイド投与量　横軸: 時間　痛み

オピオイドローテーション

▶ 副作用の発現や十分な
　鎮痛効果が得られない
　ときに異なるオピオイドへ
　変更すること
ex) モルヒネ ─[変更]→ フェンタニル
　　　　　　　　　　　オキシコドン

▶ #オピオイドとオピオイド受容体

オピオイド
→ オピオイド受容体に結合する物質のこと
（モルヒネ, 内因性モルヒネ様ペプチドなど）

疼痛緩和の機序
・上行性痛覚伝導路の抑制
・下行性痛覚抑制系の亢進

（Giタンパク質共役型）⇒ cAMP産生抑制、K⁺チャネル開口
オピオイド受容体のサブタイプ

	μ 受容体	δ 受容体	κ 受容体
発現部位	脳	脊髄	脊髄
結合する内因性オピオイド	β-エンドルフィン メチオニン・エンケファリン	ロイシン・エンケファリン	ダイノルフィン
鎮痛効果	強い	弱い	弱い
呼吸抑制	強い	弱い	弱い

作用 ▨▨▨：三大副作用

中枢抑制作用
　鎮痛、鎮咳、呼吸抑制、眠気
中枢興奮作用
　悪心・嘔吐、縮瞳
末梢作用
　便秘、胆汁分泌抑制作用、掻痒感

投与量と作用

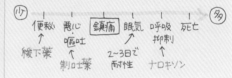

（少）便秘　悪心　鎮痛　眠気　呼吸　死亡（多）
　　　　　　嘔吐　　　　　　抑制
　緩下薬　　制吐薬　2～3日で　ナロキソン
　　　　　　　　　耐性

▶ オピオイド

□ オピオイド受容体に結合する物質のこと

(MEMO)

▶ 内因性モルヒネ様ペプチド

□ メチオニンエンケファリン, ロイシンエンケファリン, β-エンドルフィン, ダイノルフィン など
□ オピオイド受容体に結合する生体内物質

▶ オピオイドによる便秘

□ 腸内神経叢におけるACh遊離を抑制し腸管壁からの5-HT遊離を促進する
　※ACh遊離抑制 → 腸管運動の低下, 5-HT遊離促進 → 5-HT₂受容体刺激による消化管緊張の亢進

#麻薬及び向精神薬取締法による規制

▶ 医療用麻薬

- □ **アヘンアルカロイド**(1%以下のコデイン, ヘロインなど除く)：モルヒネ, コデイン
- □ **コカアルカロイド**：コカイン
- □ **半合成麻薬**：オキシコドン
- □ **合成麻薬**(LSD, MDMA除く)：メサドン, ペチジン, フェンタニル, レミフェンタニル, タペンタドール, ケタミン など

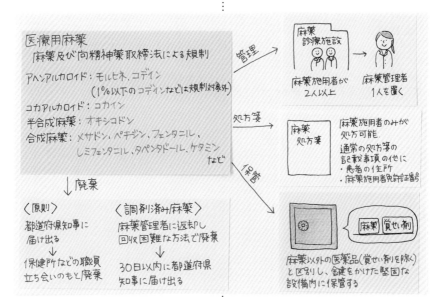

#麻薬および類似薬

▶ 麻薬性鎮痛薬（天然）

☐ モルヒネ
→【機序】μ受容体を刺激するだけでなく，δおよびκ受容体も弱いながら刺激する
→【その他】
- 3位のフェノール性水酸基がグルクロン酸抱合された場合 → 消失
- 6位のアルコール性水酸基がグルクロン酸抱合された場合 → 活性代謝物

▶ 麻薬性鎮咳薬

☐ コデイン
→【機序】オピオイド受容体刺激作用により咳中枢を抑制し咳反射を抑制する
→【その他】CYP2D6によりモルヒネに変換される（10%程度）

▶ 麻薬性鎮痛薬（半合成／合成）

☐ オキシコドン
→【機序】μ受容体，κ受容体を刺激する
☐ フェンタニル
→【機序】μ受容体を刺激する
☐ レミフェンタニル
→【機序】μ受容体を選択的に刺激する
☐ ペチジン
→【機序】μ受容体刺激，Na$^+$チャネル遮断，アトロピン様，パパベリン様の鎮痙作用を有する
☐ メサドン
→【機序】
- L体：μ受容体を刺激する
- D体：NMDA受容体を遮断する

▶ 非麻薬性鎮痛薬

☐ トラマドール, タペンタドール
→【機序】μ受容体刺激作用とNA・5-HTの再取り込み阻害作用を示す
→【その他】弱オピオイド（モルヒネの1/5程度の鎮痛作用）

▶ 拮抗性非麻薬性鎮痛薬

☐ ペンタゾシン
→【機序】μ受容体に対し部分刺激薬，κ受容体に対し完全刺激薬として作用する
☐ エプタゾシン
→【機序】μ受容体に対し遮断薬，κ受容体に対し完全刺激薬として作用する
☐ ブプレノルフィン
→【機序】μ受容体，δ受容体，κ受容体に対し部分刺激薬として作用する

▶ オピオイド受容体拮抗薬

☐ ナロキソン
→【機序】μ受容体を選択的に遮断する
☐ レボルファン
→【機序】μ受容体，κ受容体を遮断する

麻薬性鎮痛薬（天然）

モルヒネ

⇨ μ受容体の完全アゴニスト

※ (モルヒネ) グルクロン酸抱合 —3位→ 消失
　　　　　　　　　　　　　—6位→ 活性代謝物

[腎障害患者では排泄遅延により副作用が強くなる]

💊 錠剤、徐放カプセル、経口ゼリー、原末、注射剤、坐剤　※経皮吸収型はない

👁 ・腸肝循環を受ける
　・便秘が発現したときにはオピオイドの変更を検討する

← CYP2D6

麻薬性鎮咳薬

コデイン

⇨ μ受容体刺激

☆ 鎮咳、鎮痛

[コデイン自体に作用があるわけではない。モルヒネの吉程度。]

NG 気管支喘息患者 など

麻薬性鎮痛薬（半合成／合成）

オキシコドン
　鎮痛効果はモルヒネの1.5～2倍
　弱塩基性薬物で乳汁移行しやすい
　モルヒネと比較して腎機能障害の影響は受けにくい

フェンタニル
　全身麻酔に用いられることがある
　[貼付剤]・吸収量が増大することがあるため、貼付中の熱い温度での入浴などは避ける
　　・ハサミなどで切って使用することは避ける
　　・用量調整の難点などからオピオイド導入には適さない

レミフェンタニル
　非特異的エステラーゼにより速やかに代謝される

ペチジン　鎮痛効果はモルヒネの吉程度

メサドン　他の鎮痛薬では治療困難ながん性疼痛

非麻薬性鎮痛薬

トラマドール、タペンタドール
　↓CYP2D6
活性代謝物

⇨ μ受容体刺激、ノルアドレナリン・セロトニン再取り込み阻害

👁 弱オピオイドでモルヒネの吉程度の鎮痛作用を示す

拮抗性非麻薬性鎮痛薬

ペンタゾシン ⇨ μ部分作動、κ完全作動
エプタゾシン ⇨ μ拮抗、κ完全作動
ブプレノルフィン ⇨ μ、δ、κ部分作動

👁 第二種向精神薬
　・モルヒネ依存者への投与は離脱症状を引き起こす

オピオイド受容体拮抗薬

ナロキソン、レボルファン

☆ オピオイドによる呼吸抑制の解除

⚠ ナロキソンは肝初回通過効果を著しく受けるため経口投与無効

CHAPTER 26

#肺がん

▶肺がん

- □ 非小細胞肺がんと小細胞肺がんに大別される肺に発生するがん
- ➜【症状】咳嗽, 血痰, 喘鳴, 嗄声, 呼吸困難など
- □ 非小細胞肺がん
  - ・扁平上皮がん
  - ・大細胞がん
  - ・腺がん
- □ 小細胞肺がん

肺がん ▶▶ 非小細胞肺がんと小細胞肺がんに大別される
肺に発生するがん

特徴
- 男性に多い
- 特徴的な症状がなく発見が遅れることが多い
- 転移は脳転移が最多

危険因子
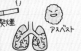
喫煙　アスベスト
慢性閉塞性肺疾患

症状
咳嗽、血痰
喘鳴、嗄声
呼吸困難
など

扁平上皮がん
- 太い気管支に発生しやすい
- 腫瘍マーカー
  SCC, CYFRA

20%

大細胞がん
- 末梢に発生しやすい

5%

腺がん
- 末梢に発生しやすい
- 腫瘍マーカー
  CEA

60%

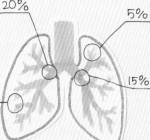

小細胞がん
15%
- 太い気管支に発生しやすい
- 腫瘍マーカー
  NSE Pro-GRP
- 増殖速度が速く、化学療法や放射線療法の感受性が高い

非小細胞肺がんの治療
ステージや患者の意思・状況に合わせ
手術・放射線療法・薬物療法
第一選択
　　　↓
白金製剤を中心に治療.
EGFRチロシンキナーゼ
阻害薬などの分子標的の薬
単剤治療法もある.

小細胞肺がんの治療
ステージや患者の意思・状況に合わせ
放射線療法と薬物療法を中心に行う
主に 白金製剤 + トポイソメラーゼ阻害薬
例) PI療法：シスプラチン + イリノテカン

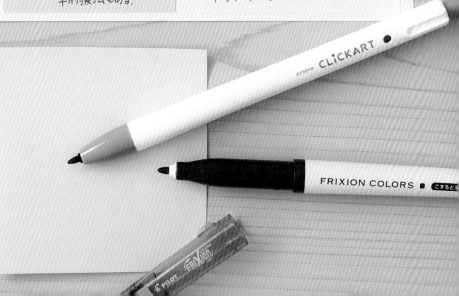

#消化器のがん

▶食道がん

- □ 扁平上皮がんと腺がんの組織型がある食道に発生するがん
- → 【症状】嚥下障害, 胸部違和感, 嗄声 など
- □ 腫瘍マーカー：SCC, CYFRA

▶胃がん

- □ 組織型は腺がんが最も多い胃に発生するがん
- □ 腫瘍マーカー：CEA, CA19-9

▶大腸がん

- □ 組織型は腺がんで部位により結腸がん, 直腸がんと分けられる
- □ 腫瘍マーカー：CEA, CA19-9

▶GIST（消化管間質腫瘍）

- □ 消化管の間葉系腫瘍のうち, カハールの介在細胞由来の腫瘍

▶肝細胞がん

- □ 原発性肝がんの9割を占めるがん
- □ 腫瘍マーカー：AFP, PIVKA-II, AFLP-L3

▶胆道系がん

- □ 発生部位により胆嚢がん, 胆管がん, 乳頭部がんに分けられる
- □ 腫瘍マーカー：CEA, CA19-9

▶膵がん

- □ 大多数は外分泌腺から発生する膵管がん. 予後が悪いがんの代表格
- → 【症状】黄疸, 血糖値上昇, 腹痛, 腰背部痛 など
- □ 腫瘍マーカー： CEA, CA19-9

消化器のがん

治療方針

① 可能であれば外科的切除

② 薬物療法は主に白金製剤、
フッ化ピリミジン系を中心に
行う

肝細胞がん

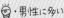
カチコチ

- 💡 男性に多い
  - 慢性肝炎、肝硬変を背景に
    発症することが多い
- 💀 B,C型肝炎ウイルス、アルコール

↳ 原発性肝がんのうち約9割

胆道系がん

胆嚢がん
- 60歳以上の女性に多い
- 黄疸は進行後から
- 胆石を伴うことが多い

胆管がん
- 黄疸は初期から進行性に

乳頭部がん
- 黄疸は初期から動揺性に

↳ 胆管がんと乳頭部がんは
高齢の男性に好発 😊

大腸がん

- 💡 比較的女性で多い
  - 好発部位はS状結腸、直腸
  - 肝臓に転移しやすい
- 💀 肥満、家族歴、加工肉（ベーコン）

キードラッグ🏈
フッ化ピリミジン系 & 白金製剤
& トポイソメラーゼI阻害薬

↳ 術後にイレウスの予防の目的で
大建中湯が用いられることがある

食道がん

- 扁平上皮がん（90%）
- 腺がん

- 💡 60〜70歳以上の男性に多い
  - 好発部位：胸部中部食道
- 💀 加齢、喫煙、アルコール、
  熱い食飲物

キードラッグ🏈
シスプラチン、フルオロウラシル

- 嚥下障害
- 胸部違和感
- 嗄声　など

食道が狭くなる
胃

胃がん

壁深達度　（浅）— 粘膜下層 —（深）
早期　　進行

- 💀 ヘリコバクター・ピロリ感染、
  喫煙、高塩分食の摂取

キードラッグ🏈
フッ化ピリミジン系、白金製剤、
タキサン系、イリノテカン、
トラスツズマブ　など

↳ 組織型は腺がんが最も多い

↳ 予防因子：野菜・果物の摂取
　　　　　　　など

GIST（消化管間質腫瘍）

▶ 消化管の間葉系腫瘍のうち
カハールの介在細胞由来の腫瘍

- 💡 多くは胃粘膜下腫瘍として発生
  - 全てが悪性腫瘍というわけ
    ではない

↳ c-kit遺伝子の変異が
主な原因とされる

膵がん

- 💡 大多数は外分泌腺から発生
  する膵管がん
  - 予後が悪い
- 💀 糖尿病、喫煙、肥満、
  慢性膵炎、家族歴

→ 症状は
- 黄疸
- 血糖値
  上昇
- 腹痛
- 腰背部痛
  など

術後補助療法
→ FOLFOX療法
進行・再発症例
→ FOLFIRI療法
などがある

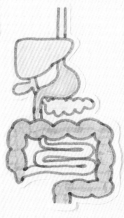

#乳房,婦人科系がん

▸乳がん

- □ 乳腺の乳管や小葉から発生する上皮性腫瘍（浸潤がん,非浸潤がんなど）
- □ しこり,乳房や乳頭の変化,血性分泌 など
- □ 腫瘍マーカー：CEA, CA15-3, CA125

▸卵巣がん

- □ 卵巣に発生するがん.大部分は腺がん(漿液性腺がんが最多)
- □ 腫瘍マーカー：CEA, CA125

▸子宮頸がん

- □ 性行為によるHPV感染を原因とする.組織型は扁平上皮がんが多い
- □ 腫瘍マーカー：SCC(扁平上皮がん)

▸子宮体がん

- □ 子宮内膜の異常増殖が原因のがん.組織型は腺がんが多い
- ➡ 【症状】不正出血
- □ 腫瘍マーカー：CA125, CA19-9

乳房・婦人科系がん

乳がん

▶▷ 乳腺の乳管や小葉から発生する
上皮性腫瘍

特徴
- 閉経前後の女性に多い
- 浸潤性乳管がんが最も多い
- 生存率は比較的高い

危険因子
早い初経
遅い閉経
未産、高齢出産

高エストロゲン期間長い

エストロゲン
がん細胞も育ててしまう

治療方針
HER2過剰発現やホルモン受容体
の有無、閉経前か後で異なる

卵巣がん

▶▷ 卵巣に発生するがん。
大部分は腺がんで
漿液性腺がんが最も多い。

卵巣

特徴
- 50〜60歳代前半がピーク
- 自覚症状に乏しく発見が遅れる
ことが多い

危険因子
未産婦、高脂肪食、肥満 など
治療
基本的に手術を行いリスクに応じて
薬物療法を行う
パクリタキセル、カルボプラチン
ドセタキセル、シスプラチン

子宮頸がん

▶▷ 性行為によるヒトパピローマウイルス
(HPV)の感染を原因とするがん。
組織型は扁平上皮がんが多い。

特徴
- 前がん病変：子宮頸部上皮の異形成
- 20〜40歳代がピーク
- ワクチンによる予防が有効

危険因子
HPV持続感染
喫煙
免疫不全

キードラッグ 🖊
シスプラチン

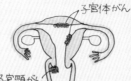
子宮体がん
子宮頸がん

子宮体がん

▶▷ 子宮内膜の異常増殖が原因の
がん。組織型は腺がんが多い。

特徴
- 前がん病変：子宮内膜増殖症
- 50〜60歳前後がピーク

危険因子 エストロゲン刺激

症状
不正性器出血

キードラッグ 🖊
ドキソルビシン
シスプラチン、カルボプラチン、
パクリタキセル

#男性のがん（前立腺がん，精巣腫瘍）

▶ **前立腺がん** 📝

- ☐ 主に前立腺外腺が腫瘍化する腺がん
- ➡ 【症状】排尿困難，夜間頻尿，残尿感
- ☐ 腫瘍マーカー：PSA

▶ **精巣腫瘍** 📝

- ☐ 大半の組織型は胚細胞腫瘍
- ➡ 【症状】無痛性陰嚢腫大
- ☐ 腫瘍マーカー：hCG，AFP

前立腺がん ▶▷ 主に前立腺外腺が腫瘍化する腺がん

特徴

- ・50歳以上で高齢になるほど多い
- ・アンドロゲン（男性ホルモン）依存性腫瘍
- ・骨転移しやすい
- ・ホルモン療法は2〜3年で無効かとなり 去勢抵抗性前立腺がんとして再燃する

加齢、家族歴、黒人 脂肪摂取、肥満

症状
排尿困難
夜間頻尿
残尿感

精巣腫瘍 ▶▷ 大半の組織型は胚細胞腫瘍

特徴

- ・20〜30歳代の男性
- ・陰嚢腫大が発見契機となる ことがほとんど
- ・抗がん薬は良好な効果を示しやすい

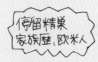
停留精巣
家族歴、欧米人

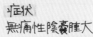
症状
無痛性陰嚢腫大

泌尿器系がん（腎がん，膀胱がん）

▶ 腎がん

□ 組織型は腎細胞がん
→【症状】古典的三徴

▶ 膀胱がん

□ 大部分は移行上皮がん
→【症状】肉眼的血尿，頻尿，排尿痛
□ 腫瘍マーカー：尿中NMP22

腎がん ▷▷ 組織型は腎細胞がん

特徴

・50歳以上の男性に多い
・化学療法が効かない
・肺，骨転移をきたしやすい
・古典的三徴
・多彩な全身症状（腫瘍随伴症候群）

長期血液透析
肥満など

古典的三徴
・肉眼的血尿
・腰背部痛
・腹部腫瘤

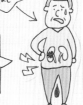

膀胱がん ▷▷ 大部分は移行上皮がん

特徴

・50〜70歳代の男性に多い
・同時性・異時性に多発しやすい
・初期症状は無症候性
　肉眼的血尿が多い

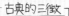

炎症　NR₂　芳香族アミン

症状
肉眼的血尿
頻尿、排尿痛

その他の腫瘍

▶ 脳腫瘍 📝

- □ 頭蓋内に発生した腫瘍の総称
- → 【症状】頭蓋内圧亢進症状, 脳局所症状
- → 【その他】MRI
  （造影剤：ガドペント酸ジメグルミン注射液
  ※腎機能障害患者には使用できない）

▶ 甲状腺がん 📝

- □ 甲状腺に発生する悪性腫瘍. 組織型として, 乳頭がん, 濾胞がん, 未分化がん, 髄様がんがある

▶ 頭頸部がん 📝

- □ 顔面から頸部までの範囲にできる悪性腫瘍の総称
- □ 腫瘍マーカー：尿中NMP22

▶ 皮膚がん（悪性黒色腫） 📝

- □ メラノサイトががん化したもの. 皮膚がんの中で最も悪性度が高く予後が悪い

▶ 骨腫瘍 📝

- □ 骨肉腫
- □ 転移性骨腫瘍

脳腫瘍 ▷▷ 頭蓋内に発生した腫瘍の総称

頭蓋内圧
亢進症状
・頭痛
・うっ血乳頭
・嘔吐

脳局所症状
・てんかん発作
・失語　・片麻痺
・内分泌障害
・眼球運動障害

検査
MRI：造影剤（ガドペント酸ジメグルミン注射液）
腎障害のある患者にはNG

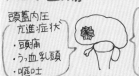

甲状腺がん
▷▷ 甲状腺に発生する悪性腫瘍

[特徴]
・組織型により特徴が異なる
　└→ 乳頭がん、濾胞がん
　　　未分化がん、髄様がん
・女性に多い
・乳頭がん、濾胞がんは甲状腺
　刺激ホルモン（TSH）依存性

頭頸部がん
▷▷ 顔面から頸部までの範囲にできる
　　悪性腫瘍の総称

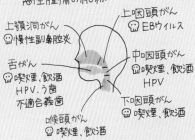

上顎洞がん
💀慢性副鼻腔炎

上咽頭がん
💀EBウイルス

中咽頭がん
💀喫煙、飲酒
　HPV

舌がん
💀喫煙、飲酒
　HPV、う歯
　不適合義歯

下咽頭がん
💀喫煙、飲酒

喉頭がん
💀喫煙、飲酒

皮膚がん（悪性黒色腫）
▷▷ メラノサイトががん化したもの。
　　皮膚がんの中で最も悪性度
　　が高く予後が悪い。

紫外線

治療
・切除可能
　→ 手術
・転移・再発
　→ 薬物療法

白人に
多い

骨腫瘍 ▷▷ 骨に発生する悪性腫瘍。
手術だけでは予後が悪く、術前、術後薬物療法が行われる

原発性
→ 骨肉腫、ユーイング肉腫など

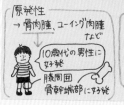

10歳代の男性に好発

膝周囲
骨幹端部に好発

転移性
転移
肺、乳房、前立腺、腎などに生じたがんが骨に転移したもの。

#血液系のがん

▶ 悪性リンパ腫

□ リンパ系細胞（B細胞, T細胞, NK細胞）ががん
　化したもの
➡【症状】リンパ節腫脹

▶ 多発性骨髄腫

□ 形質細胞ががん化し異常に増殖する疾患. 骨
　組織破壊が生じる
□ 骨打ち抜き像を認める

▶ 白血病

□ 造血幹細胞のがん化により正常血球産生が抑
　制されるとともに, 異常血球が骨髄や全身臓器
　に浸潤, 末梢血中にも出現する致死的な疾患
➡【症状】貧血, 発熱, 出血傾向
〈分類〉
□ 急性リンパ性白血病（ALL）
□ 急性骨髄性白血病（AML）・急性前骨髄球性白
　血病（APL）
□ 慢性リンパ性白血病（CLL）
□ 慢性骨髄性白血病（CML）

血液系のがん

 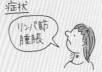

悪性リンパ腫

▶▷ リンパ系細胞（B細胞、T細胞、NK細胞）ががん化したもの。

特徴
・ホジキンリンパ腫と非ホジキンリンパ腫がある
・日本ではB細胞性非ホジキンリンパ腫が多い

検査
ヘリコバクター・ピロリ感染の検査
胃に限局しているとき 胃

症状
リンパ節腫脹

化学療法の例
非ホジキンリンパ腫にR-CHOP療法
（リツキシマブ、シクロホスファミド、ドキソルビシン、ビンクリスチン、プレドニゾロン）

骨がどんどん溶けていく（骨破壊）→ 高Ca血症

がん化した形質細胞がたくさん
骨芽細胞 ⊖ 破骨細胞 ⊕ X線 骨打ち抜き像

多発性骨髄腫

▶▷ 形質細胞ががん化し異常に増殖する疾患。骨組織破壊が生じる。

特徴
・骨盤、脊椎、肋骨、頭蓋骨などで骨破壊が生じやすい
・免疫グロブリンが大量に産生され赤血球の連銭形成が生じる
・ベンズ・ジョーンズタンパクが尿中に排泄される
　└ 免疫グロブリンのL鎖が2量体形成したもの

白血病

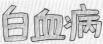

▶▷ 造血幹細胞のがん化により正常血球産生が抑制されるとともに、異常血球が骨髄や全身臓器に浸潤し、末梢血中にも出現する致死的な疾患

特徴
・急性or慢性/骨髄性orリンパ性に分けられる
・男性にやや多い
・フィラデルフィア染色体

症状
・赤血球減少 → 貧血
・白血球減少 → 発熱
・血小板減少 → 出血傾向

検査
・血液検査　・骨髄穿刺
・ミエロペルオキシダーゼ（MPO）染色
　└ 陽性（3%以上）：骨髄性

急性白血病の病態

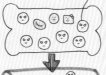

まだ未熟な状態
異常血球が増えて正常な細胞が増殖するスペースが狭くなってしまう
異常血球は全身へ

分類	骨髄性	リンパ性
急性	・急性骨髄性白血病 ・急性前骨髄球性白血病（APL） ▷ DICを併発しやすい ▷ APLは染色体転座	急性リンパ性白血病 ▷ 小児に多い ▷ 中枢神経症状
慢性	慢性骨髄性白血病 ▷ 急性転化した場合、化学療法の効果が低い	慢性リンパ性白血病 ▷ 日本人には少ない ▷ 発症平均年齢は70歳前後 ▷ 悪性度は低い

#薬力学的相互作用

▶ 薬力学的相互作用

☐ 作用部位における相互の薬理作用の協力および拮抗に起因する相互作用

▶ 薬力学的相互作用の機序

☐ ビタミンD₃製剤×カルシウム製剤
➡ 【機序】腸管におけるCa²⁺吸収促進による高Ca血症が生じる

☐ ビタミンK製剤×ワルファリン
➡ 【機序】ワルファリンはビタミンKに拮抗し作用を発揮するため併用により減弱する

☐ PDE5阻害薬×硝酸薬
➡ 【機序】作用の相加的増強による過度の血圧低下が生じる

☐ ニューキノロン系×酸性NSAIDs
➡ 【機序】ニューキノロン系の副作用（けいれん）がNSAIDsにより増強される

☐ スルピリド×ドパミン
➡ 【機序】スルピリドのD₂受容体遮断作用によりドパミンの効果が減弱する

☐ レボドパ×ビタミンB₆
➡ 【機序】ビタミンB₆が脱炭酸反応の補酵素として働き末梢でのレボドパの代謝を促進する

☐ ミトタン×スピロノラクトン
➡ 【機序】ミトタンのコルチゾール合成阻害作用をスピロノラクトンが阻害する

☐ ACE阻害薬×ARB
➡ 【機序】アルドステロン分泌抑制作用が増強しNa⁺/K⁺交換系が抑制され血清K⁺値が上昇する

☐ NSAIDs×アルコール
➡ 【機序】アルコールの胃酸分泌促進作用と血液凝固抑制作用により胃潰瘍のリスクが増大する

☐ NSAIDs×トリアムテレン
➡ 【機序】NSAIDsの腎血流量低下とトリアムテレンの利尿作用により強い腎負荷がかかる

☐ NSAIDs×ACE阻害薬orARB
➡ 【機序】腎機能障害や心不全などではアンジオテンシンⅡやPGが腎機能維持に関与しており，服用により腎機能維持が難しくなり腎毒性を示す

☐ ループ利尿薬×甘草を含む漢方薬
➡ 【機序】偽アルドステロン症による低K血症

☐ キサンチン誘導体×マオウ含有製剤（葛根湯など）
➡ 【機序】マオウの中枢興奮作用がテオフィリン併用により増強する

(MEMO)

▶ 機序不明な相互作用

☐ IFN製剤×小柴胡湯
➡ 【機序】間質性肺炎を起こす可能性が高くなる

☐ バルプロ酸×カルバペネム系
➡ 【機序】バルプロ酸の血中濃度が低下してんかん発作が再発する

☐ アシクロビル（orバラシクロビル）×テオフィリン
➡ 【機序】アシクロビルがテオフィリン代謝を阻害する

#薬物動態学的相互作用

▶ 薬物動態学的相互作用

□ 薬物の併用により血中濃度が変動することで作用の増強, 減弱が生じるもの

＊ 吸収に関する相互作用

▶ 難溶性キレート形成

□ 消化管内のAl^{3+}, Mg^{2+}, Fe^{2+}, Fe^{3+}, Ca^{2+}, Zn^{2+} などと薬物が配位結合(難溶性キレートを形成)し吸収阻害が生じる
➡【相互作用の例】
　・制酸薬×ビスホスホネート系

▶ 薬物同士の結合

□ イオン結合などにより薬物同士が消化管内で結合し吸収阻害が生じ血中濃度が低下する
➡【相互作用の例】
　・コレスチラミン×ワルファリン

▶ 腸内細菌叢の変化

□ 腸内細菌叢は薬物の代謝, 吸収に関与しており, その変化は血中濃度に影響する
➡【相互作用の例】
　・抗菌薬×ジゴキシン

▶ 胃内pHの上昇

□ 胃内pH上昇により塩基性薬物の溶解性が低下し吸収低下が生じる
➡【相互作用の例】
　・PPI×アタザナビル

＊ 分布に関する相互作用

▶ 血漿タンパク質結合置換

□ 血漿タンパク質と結合力の強い薬物が弱い薬物を追い出す結果, 弱い薬物の遊離形が増加し作用が増強する
➡【相互作用の例】
　・酸性NSAIDs×ワルファリン

＊ 排泄に関する相互作用

▶ NSAIDsによる腎血流量の減少

□ PG合成阻害作用により腎血流量が減少する結果, 糸球体ろ過速度が低下するため腎排泄抑制が生じる
➡【相互作用の例】
　・NSAID×炭酸リチウム

▶ 近位尿細管の再吸収増加

□ 近位尿細管以外が作用部位の利尿薬を長期間投与すると代償的に近位尿細管の再吸収が増加する
➡【相互作用の例】
　・ループ利尿薬×アミノグリコシド系

▶ ABC(ATP-binding cassette)トランスポーター

□ P-糖タンパク質 など
➡【相互作用の例】
　・シクロスポリン×ダビガトラン

▶ 有機イオントランスポーター

□ 有機アニオントランスポーター(OAT), 有機アニオントランスポーティングペプチド(OATP) など
➡【相互作用の例】
　・HIVプロアテーゼ阻害薬×スタチン系

#シトクロムP450(CYP)

▶CYPとは?

- ☐ ヒトでは肝臓に最も多く含まれる代謝に関与する酵素
- ☐ 薬物代謝に関与する分子種:1A2, 2C8, 2C9, 2C19, 2D6, 3A群(3A4などを含む)

▶CYPの構造のPOINT

- ☐ 活性中心にヘム鉄がある
- ☐ CYPが触媒する反応には酸素分子が必要
- ☐ 動脈血の酸素分圧が低下するCYPの代謝活性は低下する

▶CYPが触媒する反応

- ☐ O-脱アルキル化, N-水酸化などの酸化還元反応

▶CYP/代謝酵素の誘導

- ☐ 核内受容体の活性化を介してmRNAが増加することによりCYPの合成量が増加する

＞ プレグナンX受容体(PXR)

- ☐ 様々な食品や薬剤により活性化され, さまざまな薬物代謝酵素を誘導する核内受容体
- ☐ 核内受容体活性化因子:リファンピシン, リトナビル, フェニトイン, カルバマゼピン, セントジョーンズワート, 副腎皮質ホルモン など
- ☐ 誘導するもの:3A4, 2C9/19, UGT1A1, P-糖タンパク質, 有機アニオントランスポーター

＞ 構成的アンドロスタン受容体(CAR)

- ☐ PXRと相互に活性化を調節し合う可能性が示唆されており誘導する代謝酵素など似ている
- ☐ 核内受容体活性化因子:フェノバルビタール, フェニトイン など
- ☐ 誘導するもの:3A4, 2C9/19, UGT1A1, P-糖タンパク質, 有機アニオントランスポーター など

＞ アリル炭化水素受容体(AhR)

- ☐ PXRやCARとは誘導するものが少し異なり, PXRやCARでは誘導されないCYP1A2を誘導する
- ☐ 核内受容体活性化因子:タバコ(ベンゾ[a]ピレン 他), PPI など
  ※PPIは3A4も誘導するが機序不明
- ☐ 誘導するもの:CYP1A1/2, UGT1A1 など

▶CYP阻害機序

- ☐ 競合的阻害:薬物を併用した場合に代謝に関与するCYPの分子種が重複した場合 など
- ☐ 複合体形成:CYPの活性中心にあるヘム鉄と薬物が結合し複合体を形成することでCYP活性が失われる
  ①配位結合などによる可逆的阻害
     イミダゾール系(シメチジン), アゾール系, ベンゾイミダゾール系(PPI), イソニアジド など
  ②共有結合による不可逆的阻害
     14員環マクロライド系 など

··

(MEMO)

▶遺伝子多型に注意が必要な分子種

- ☐ CYP2C9, 2C19, 2D6
- ☐ 日本人のPM(Poor Metabolizer, 代謝活性が低い人)頻度:2C19→約19% 2D6→約0.5%

▶代謝酵素誘導までの時間

- ☐ 誘導物質を摂取したあと代謝活性が上昇するのにある程度の時間を要する
- ☐ 誘導物質を中止した場合にも活性がもとに戻るまでにある程度の時間を要する

▶CYP阻害機序が不明なもの

- ☐ ニューキノロン系, グレープフルーツジュース, アロプリノール, ジスルフィラム, アミオダロン, バルプロ酸, SSRI, エファビレンツ など

シトクロムP450 (CYP)

CYPとは?
生体内で代謝に関与する酵素。ヒトは様々な部位に存在するが肝臓に最も多く含まれる。基質特異性は低いと考えられている。

CYPが触媒する反応
O-脱アルキル化、N-水酸化など酸化反応を中心とした酸化還元反応

⚠️ 加水分解反応などを触媒することはない

CYPの構造のPOINT
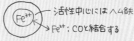
・活性中心にはヘム鉄
→ Fe^{3+}：COと結合する

CYPが触媒する反応には酸素分子が必要

→ 呼吸不全などにより動脈血の酸素分圧が低下するとCYPの活性は低下する

💡 450nmに吸収極大をもつ

CYP/代謝酵素の誘導
核内受容体の活性化を介してmRNAが増加することによりCYPの合成量が増加する。

[CYPなどを誘導する代表的な食品・薬物など]

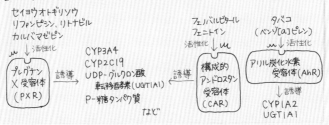

CYPの阻害
① 同じCYP分子種による代謝の競合的阻害

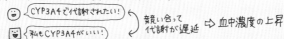
競い合って代謝が遅延 ⇨ 血中濃度の上昇

② CYPとの結合・複合体形成による阻害
→ CYPの活性中心にあるヘム鉄と薬物が配位結合（可逆的阻害）や共有結合（不可逆的阻害）することによりCYPの代謝活性が失われる

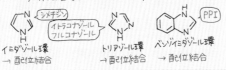

#CYPが関係する相互作用

▶CYPの競合的阻害

☐ 同一CYP分子種に対し親和性の強い薬物と弱い薬物を併用した場合, 弱い薬物の代謝が阻害される
　　※同程度の親和性の場合は, 互いに代謝が阻害される

▶CYPに対する親和性　※注意:相対的な親和性の強さ. CYP以外の要因が関与している可能性もある

☐ CYP1A2　　　親和性　　⬆　：　プロプラノロール, メキシレチン など
　　　　　　　　　　　　　　　：　チザニジン, ラメルテオン, テオフィリン など

☐ CYP2C9　　　親和性　　⬆　：　フルバスタチン, セレコキシブ など
　　　　　　　　　　　　　　　：　トラニラスト, イマチニブ, ベンズブロマロン など
　　　　　　　　　　　　　　　：　ワルファリン, SU薬, ナテグリニドなど
　　　　　　　　　　　　　　　：　フェニトイン など

☐ CYP2C19　　親和性　　　　：　イミプラミン, バルビツール酸系など

☐ CYP2D6　　　親和性　　⬆　：　プロパフェノン, キニジン, リスペリドン
　　　　　　　　　　　　　　　：　マプロチリン
　　　　　　　　　　　　　　　：　三環系抗うつ薬, フェノチアジン系, プロプラノロール, フレカイニド など
　　　　　　　　　　　　　　　：　ドネペジル, ロラタジン, マプロチリン, アリピプラゾール など
　　　　　　　　　　　　　　　：　セレギリン

☐ CYP3A4　　　親和性　　⬆　：　ベラパミル, ジルチアゼム, アプレピタント, ダナゾール, リトナビルなど
　　　　　　　　　　　　　　　：　テラプレビル, アタザナビル
　　　　　　　　　　　　　　　：　エルゴタミン製剤, ジヒドロピリジン系Ca遮断薬
　　　　　　　　　　　　　　　：　カルバマゼピン, シクロスポリン, タクロリムス, ピモジド,
　　　　　　　　　　　　　　　　　ベンゾジアゼピン系, シロスタゾール, PDE5阻害薬, スボレキサント,
　　　　　　　　　　　　　　　　　糖質コルチコイド関連薬 など
　　　　　　　　　　　　　　　：　スタチン系, ボセンタン, コルヒチン
　　　　　　　　　　　　　　　：　エチニルエストラジオール

#CYPが関係する相互作用

▶CYP1A2を阻害する主な薬物

- □ 特異的：ニューキノロン系
- □ 非特異的：シメチジン, フルボキサミン

▶CYP2C9阻害する主な薬物

- □ 特異的：サルファ剤 など
- □ 非特異的：シメチジン, アゾール系（イトラコナゾール除く）, アミオダロン, イソニアジド など

▶CYP2C19阻害する主な薬物

- □ 特異的：PPI, チクロピジン など
- □ 非特異的：アゾール系, フルボキサミン

▶CYP2D6を阻害する主な薬物

- □ 非特異的：チクロピジン, アミオダロン, パロキセチン

▶CYP3A4を阻害する主な薬物

- □ 特異的：14員環マクロライド系, グレープフルーツジュース（小腸の3A4を不可逆的に阻害）など
- □ 非特異的：シメチジン, アゾール系, エファビレンツ, イソニアジド など

(MEMO)

＊CYP以外の代謝酵素が関与する相互作用

▶キサンチンオキシダーゼ（XOD）

- □ XOD阻害薬とプリン骨格を有する薬物を併用すると後者の作用が増強する可能性がある
- □ XOD阻害薬：アロプリノール, フェブキソスタット など
- □ プリン骨格を有する薬物：メルカプトプリン, アザチオプリン, キサンチン系 など

▶UDP-グルクロン酸転移酵素（UGT）

- □ UGT阻害薬とグルクロン酸抱合を受ける薬物を併用すると後者の作用が増強する可能性がある
- □ UGT阻害薬：アタザナビル, サリチルアミド, バルプロ酸, フルコナゾール など
- □ グルクロン酸抱合を受ける薬物：イリノテカン, インドメタシンファルネシル, ラモトリギン など

#TDM対象薬物と有効血中濃度

▶ 抗てんかん薬

- □ フェノバルビタール
  有効血中濃度:10〜40μg/mL
- □ プリミドン
  有効血中濃度:5〜15μg/mL
- □ フェニトイン
  有効血中濃度
  [総濃度](新生児)8〜15μg/mL
  　　　　　(小児・成人)10〜20μg/mL
  [遊離形]1〜2μg/mL
- □ エトスクシミド
  有効血中濃度:40〜100μg/mL
- □ クロナゼパム
  有効血中濃度:20〜70ng/mL
- □ カルバマゼピン
  有効血中濃度:4〜12μg/mL
  (他剤併用時:4〜8μg/mL
  三叉神経痛:6〜8μg/mL)
- □ バルプロ酸
  有効血中濃度
  [総濃度]50〜100μg/mL
  [遊離形]5〜15μg/mL
- □ ゾニサミド
  有効血中濃度:10〜30μg/mL
- □ ガバペンチン
  有効血中濃度:12〜20μg/mL
  (部分発作に対しては2μg/mL以上)
- □ トピラマート
  有効血中濃度:5〜20μg/mL
- □ ラモトリギン
  有効血中濃度:2.5〜15μg/mL
- □ レベチラセタム
  有効血中濃度:12〜46μg/mL
- □ ニトラゼパム
  有効血中濃度:30〜180ng/mL
- □ スルチアム
  有効血中濃度:5〜8mg/mL
- □ アセタゾラミド
  有効血中濃度:8〜14μg/mL

▶ ジギタリス製剤

- □ ジゴキシン
  有効血中濃度:0.8〜2.0ng/mL

▶ テオフィリン製剤

- □ テオフィリン
  有効血中濃度:5〜20μg/mL

▶ 不整脈製剤

- □ キニジン硫酸塩水和物
  有効血中濃度:2.0〜5.0ng/mL
- □ シベンゾリンコハク酸塩
  有効血中濃度:
  [ピーク]0.3〜0.6μg/mL
  [トラフ]0.15〜0.35μg/mL
- □ ジソピラミド
  有効血中濃度
  [総濃度]2〜5μg/mL
  [心房性不整脈]2.8〜3.2μg/mL
  [心室性不整脈]3.3〜7.5μg/mL
- □ ピルメノール塩酸塩水和物
  有効血中濃度:1.0〜3.8μg/mL
- □ プロカインアミド塩酸塩
  有効血中濃度:(有効濃度域)4〜8μg/mL
- □ アプリンジン塩酸塩
  有効血中濃度:0.25〜1.25μg/mL
- □ メキシレチン塩酸塩
  有効血中濃度:0.5〜2.0μg/mL
- □ リドカイン
  有効血中濃度:1.5〜5.0μg/mL
  (新生児)1.5〜2.5μg/mL
- □ フレカイニド酢酸塩
  有効血中濃度:0.2〜0.8μg/mL
- □ プロパフェノン塩酸塩
  有効血中濃度:0.1〜1.1μg/mL
- □ ピルシカイニド塩酸塩水和物
  有効血中濃度:0.2〜0.9μg/mL
- □ アミオダロン塩酸塩
  有効血中濃度:0.5〜2.5μg/mL
- □ ソタロール塩酸塩
  有効血中濃度:1〜3μg/mL
- □ ベプリジル塩酸塩水和物
  有効血中濃度:0.2〜2.0μg/mL

#TDM対象薬物と有効血中濃度

▶ アミノ配糖体抗生物質

□ アミカシン硫酸塩
　有効血中濃度
　[ピーク] 56〜64μg/mL
　[トラフ] <1μg/mL(1日1回投与)
　　　　　　<10μg/mL(1日分割投与)

□ アルベカシン硫酸塩
　有効血中濃度
　[ピーク] 9〜20μg/mL
　[トラフ] 2μg/mL未満

□ ゲンタマイシン硫酸塩
　有効血中濃度
　[ピーク] 20(15〜25)μg/mL
　[トラフ] <2μg/mL

□ トブラマイシン
　有効血中濃度
　[ピーク] 20(15〜25)μg/mL
　[トラフ] <2μg/mL

□ カナマイシン硫酸塩
　有効血中濃度
　[ピーク] <35μg/mL
　[トラフ] <5μg/mL

□ ストレプトマイシン硫酸塩
　有効血中濃度
　[ピーク] <35μg/mL
　[トラフ] <10μg/mL

▶ グリコペプチド系抗生物質

□ テイコプラニン
　有効血中濃度
　[トラフ] 15〜30μg/mL

□ バンコマイシン塩酸塩
　有効血中濃度
　[トラフ] 10〜20μg/mL

▶ 免疫抑制薬

□ シクロスポリン
　有効血中濃度(トラフ値のみ記載)
　腎移植・膵移植
　[0-1ヵ月] 150〜250ng/mL
　[1-3ヵ月] 100〜150ng/mL
　[3ヵ月以降] <100ng/mL

肝移植
[0-3ヵ月] 200〜350ng/mL
[3-6ヵ月] 150〜250ng/mL
[6ヵ月〜3-5年]：100〜200ng/mL
[3-5年以降] 80〜100ng/mL
肺移植
[0-1ヵ月] 250〜350ng/mL
[1-3ヵ月] 200〜300ng/mL
[3ヵ月以降] 150〜250ng/mL

□ タクロリムス
　有効血中濃度(トラフ値のみ記載)
　腎移植・膵移植
　[0-1ヵ月] 6〜12ng/mL
　[1-3ヵ月] 5〜8ng/mL
　[3ヵ月以降] 5ng/mL前後
　肝移植
　[4日目まで] 平均7ng/mL以上
　または10ng/mL以上
　[7日目まで] 10〜15ng/mL
　[14日目まで] 9〜12ng/mL
　[28日目まで] 8〜10ng/mL
　[退院後] 5〜8ng/mL
　心移植
　[0-3ヵ月] 9〜12ng/mL
　[3-6ヵ月] 8〜9ng/mL
　[6ヵ月〜3-5年] 6〜8ng/mL
　[3-5年以降] 5ng/mL前後

▶ 抗悪性腫瘍薬

□ メトトレキサート
　有効血中濃度
　[投与後24時間値] $<5\times10-6$mol/L
　[投与後48時間値] $<5\times10-7$mol/L
　[投与後72時間値] $<5\times10-8$mol/L

□ イマチニブ
　有効血中濃度(最小有効濃度)：1μg/mL

▶ リチウム製剤

□ 炭酸リチウム
　有効血中濃度
　[躁病治療] 0.6〜1.2 mEq/L
　[躁うつ病予防] 0.4〜0.8 mEq/L
　[急性期治療] 1.0〜1.5 mEq/L

くるみぱん の 愛用文房具

"FAVORITE STATIONERY"

くるみぱんが
実際に使用している
お気に入りの文房具の
ポイントを紹介！

POINT

アルコールマーカーだから
色ムラになりにくく均一に塗れる
筆がやわらかくて
細かいところも塗りやすい
さらに,
アルコールマーカーにしては
値段が安くてお財布に優しい

▶ MARVY

Leplume

株式会社マービー
ルプルーム
※本書に登場するものは
著者愛用品で
旧デザインのものです

▶ PILOT

FRIXION COLORS
FRIXION BALL KNOCK

株式会社
パイロットコーポレーション
フリクションカラーズ
フリクションボールノック

POINT

消せるということに尽きる. 付箋ノート作成には欠かせない存在

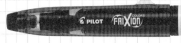

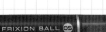

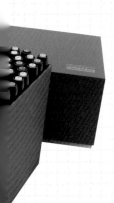

▶ MITSUBISHI PENCIL

uni-ball SIGNO 307
uni-ball SIGNO RT

三菱鉛筆株式会社
POINT　ユニボール シグノ 307／ユニボール シグノ RT

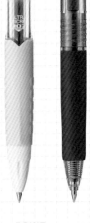

> 描きやすい
> なめらかだけど描きごたえがあって
> 字が綺麗にかける気がする(笑)
> どこにでも売っているからインク切れのときも安心
> メインで使うのは黒だけどブルーブラックも好み

POINT

> おだやか色が気に入りポイント
> 色の種類が豊富なのも良いところ
> 細い方は付箋のタイトル書くのに便利

▶ ZEBRA

MILDLINER

ゼブラ株式会社
マイルドライナー

POINT

> とにかく色がキレイ
> ココアブラウンが
> 1番のお気に入り

▶ ZEBRA

SARASA

ゼブラ株式会社
サラサドライ

POINT

> 太さにバリエーションが
> あるのでタイトルを書いたり
> イラストを書いたり色々使える
> 特にSARASA dryを愛用中
> 乾くのが早いから,
> 書いてすぐに上からマーカーを
> 引いても滲みにくい

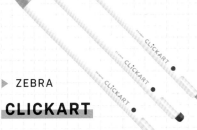

▶ ZEBRA

CLICKART

ゼブラ株式会社
クリッカート

【薬物名】索引

DRUG
INDEX

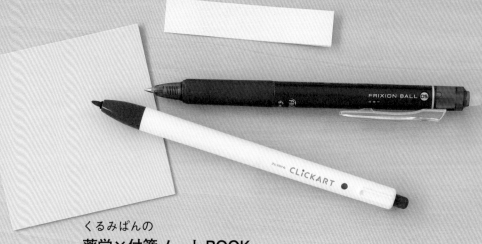

くるみぱんの

薬学×付箋ノート BOOK

定価　本体3,200円（税別）

2020年6月30日　発　行
2020年7月20日　第2刷発行

編　　　著　くるみぱん

デザイン・制作　中村　浩恵

写　　　真　高橋　絵里奈

発　行　人　武田　正一郎

発　行　所　株式会社 じほう

101-8421　東京都千代田区神田猿楽町1-5-15（猿楽町SSビル）
電話　編集　03-3233-6361　販売　03-3233-6333
振替　00190-0-900481
＜大阪支局＞
541-0044　大阪市中央区伏見町2-1-1（三井住友銀行高麗橋ビル）
電話　06-6231-7061

©2020　　　　　　　　　　　　　　　印刷　シナノ印刷（株）
Printed in Japan

ISBN 978-4-8407-5296-1